Springer-Verlag Berlin Heidelberg GmbH

H. Iro
V. Uttenweiler
J. Zenk

Kopf-Hals-Sonographie

Eine Anleitung
zur praxisbezogenen
Ultraschalluntersuchung

Unter Mitarbeit von
D. Becker · D. Dill-Müller · A. Kiefer
Ch. Liebrecht · F. Waldfahrer

Geleitwort von G. van Kaick

Mit 156 zum Teil farbigen Abbildungen
in 190 Einzeldarstellungen
und 5 Tabellen

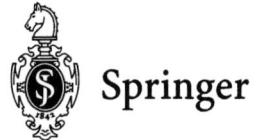

Springer

ISBN 978-3-642-62938-9   ISBN 978-3-642-57012-4 (eBook)
DOI 10.1007/978-3-642-57012-4

Die Deutsche Bibliothek - CIP-Einheitsaufnahme
Iro, Heinrich:
Kopf-Hals-Sonographie: eine Anleitung zur praxisbezogenen
Ultraschalluntersuchung / H. Iro; V. Utterweiler; J. Zenk. - Berlin;
Heidelberg; New York; Barcelona; Hongkong; London; Mailand;
Paris; Singapur; Tokio: Springer, 2000

Dieses Werk ist urheberrechtlich geschützt. Die dadurch begründeten Rechte, insbesondere die der Übersetzung, des Nachdrucks, des Vortrags, der Entnahme von Abbildungen und Tabellen, der Funksendung, der Mikroverfilmung oder der Vervielfältigung auf anderen Wegen und der Speicherung in Datenverarbeitungsanlagen, bleiben, auch bei nur auszugsweiser Verwertung, vorbehalten. Eine Vervielfältigung dieses Werkes oder von Teilen dieses Werkes ist auch im Einzelfall nur in den Grenzen der gesetzlichen Bestimmungen des Urheberrechtsgesetzes der Bundesrepublik Deutschland vom 9. September 1965 in der jeweils geltenden Fassung zulässig. Sie ist grundsätzlich vergütungspflichtig. Zuwiderhandlungen unterliegen den Strafbestimmungen des Urheberrechtsgesetzes.

© Springer-Verlag Berlin Heidelberg 2000
Ursprünglich erschienen bei Springer-Verlag Berlin Heidelberg New York 2000
Softcover reprint of the hardcover 1st edition

Die Wiedergabe von Gebrauchsnamen, Handelsnamen, Warenbezeichnungen usw. in diesem Werk berechtigt auch ohne besondere Kennzeichnung nicht zu der Annahme, daß solche Namen im Sinne der Warenzeichen- und Markenschutz-Gesetzgebung als frei zu betrachten wären und daher von jedermann benutzt werden dürften.

Produkthaftung: Für Angaben über Dosierungsanweisungen und Applikationsformen kann vom Verlag keine Gewähr übernommen werden. Derartige Angaben müssen vom jeweiligen Anwender im Einzelfall anhand anderer Literaturstellen auf ihre Richtigkeit überprüft werden.

Einbandgestaltung: Erich Kirchner, Heidelberg
Reproduktion der Abbildungen: AM-productions GmbH, Wiesloch
Satz: K+V Fotosatz GmbH, Beerfelden

Gedruckt auf säurefreiem Papier   SPIN 10494667   126/3135PF   5 4 3 2 1 0

Geleitwort

Seit den ersten Bemühungen der Gebrüder Dussik – ein Mediziner und ein Physiker – die Strukturen eines Hirnpräparates mit Ultraschallwellen aufzuzeichnen, sind inzwischen mehr als 55 Jahre vergangen. Die ersten Ultraschalluntersuchungen an Probanden und Patienten erfolgten in den frühen 50er Jahren. Die ersten klinischen Einsatzgebiete für die Ultraschalldiagnostik in den 50er- und 60er Jahren waren die Ophthalmologie, die Kardiologie und die Neurologie (Echoenzephalographie) mittels eindimensionaler Auslotung (A- bzw. M-Mode) und schließlich die Gynäkologie und Geburtshilfe mit dem zweidimensionalen B-Bild. Die aus schallphysikalischer Sicht erhebliche Komplexität der Organe des Kopf-Hals-Bereiches mag vielleicht ein Grund dafür sein, dass dieses Fachgebiet sich erst später der sonographischen Diagnostik erschloss. Abgesehen von den leicht zugänglichen Lymphknotenstationen des Halses und den verschiedenen Speicheldrüsen war der Bereich der Nasennebenhöhle, des Kehlkopfes und auch des Zungengrundes sonographisch schwer zugänglich. Rückblickend ist es beeindruckend, zu sehen, wie auch diese Körperregion mehr und mehr sonographisch durchdrungen wurde.

Die sonographische Diagnostik ist heute in das Fachgebiet der Hals-Nasen-Ohren-Heilkunde fest integriert. Einige Ansätze sind noch in der Entwicklung begriffen, und ihr bleibender klinischer Stellenwert ist noch nicht endgültig beurteilbar. Erstaunlich sind die Möglichkeiten der Funktionsdiagnostik mit dem Vorteil, Funktionsabläufe in Real-time-Technik auch über längere Zeiträume, ohne die Gefahr einer Beeinträchtigung des untersuchten Gewebes zu registrieren. Eine Objektivierung der Befunde und eine exakte Reproduzierbarkeit bereiten bei derartigen Untersuchungen grundsätzlich Schwierigkeiten.

Als Konkurrenten innerhalb der Schnittbildtechniken haben sich neben der konventionellen Röntgendiagnostik vor allem die Computertomographie und in zunehmendem Maße auch die Kernspintomographie etabliert. Bei der letzteren Untersuchungsmethode zeichnen sich in einem gewissen Umfang auch schon funktionelle Beobachtungsmethoden ab, zumindest dahingehend, dass im Abstand von einigen Sekunden Bilder aufgenommen werden können. Man muss dabei allerdings bedenken, dass dieses Verfahren vergleichsweise gerätetechnisch und finanziell wesentlich aufwendiger ist. So wird auch hier ein Wettkampf der Methoden weitergeführt werden, der Klinikern, Wissenschaftlern und Medizinphysikern ein Ansporn, letztlich zum Wohl des Patienten, sein möge.

Eine bleibende Herausforderung für die sonographische Diagnostik in allen Körperbereichen ist die Qualitätskontrolle, und dies nicht nur in Bezug auf die Geräte- und Dokumentationsqualität, sondern vor allem hinsichtlich der Kenntnis und Erfahrungen des Untersuchers. Dies wird generell sichergestellt durch die jeweilige fachbezogene Weiterbildung, Ultraschallkurse, Veröffentlichungen und hauptsächlich durch Fachbücher. Dieses vorliegende Buch, das von bekannten, sehr erfahrenen Experten geschrieben wurde, trägt somit wesentlich zur Verbreitung, Aktualisierung und Sicherung der Kenntnisse auf dem Gebiet der Ultraschalldiagnostik in der Hals-Nasen-Ohren-Heilkunde bei. Ich wünsche dem Buch eine gute Aufnahme und eine breite Leserschaft.

Prof. Dr. G. van Kaick, Heidelberg

Vorwort

Seit Etablierung der A-Bild-Sonographie zur Diagnostik im Bereich der Nasennebenhöhlen in den 70er Jahren hat sich in der Technik und Anwendung der Ultraschalluntersuchung im Kopf-Hals-Bereich Wesentliches gewandelt. So geht die Entwicklung dieser Untersuchungsmethode 2 Wege. Zum einen wird das Bewährte (A- und B-Bild) verfeinert und behält in der Routine weiterhin einen hohen Stellenwert. Zum anderen erschließt man mit neuen Technologien neue Einsatzmöglichkeiten und erfährt eine andere Dimension der Qualität.

Auf der technischen Seite sind durch Innovationen der verschiedenen Ultraschallgerätehersteller die Methoden der B-Bild-Sonographie sowie der Duplex- und Farbdopplersonographie vor allem in der Gerätebedienung und auch in der Bildqualität wesentlich verbessert worden. Darüber hinaus ermöglichen neue Techniken, die auf der Digitalisierung der Ultraschallbilder beruhen (Panoramabildverfahren, Tissue harmonic imaging), eine naturgetreue Darstellung.

Weiterhin hat die dynamische Bilddarstellung für den Operator, der die Untersuchung selbst durchführt, wesentliche Vorteile bei der Operationsplanung, somit ist die Ultraschalluntersuchung nicht nur, was das Auflösungsvermögen, sondern auch die Verfügbarkeit betrifft, der Computertomographie und der Kernspintomographie bei bestimmten Indikationen deutlich überlegen.

Über die HNO-Heilkunde hinaus werden in benachbarten Fachbereichen ebenfalls neue Anforderungen an die Anwender des Ultraschalls gestellt. Auch für diese Fachdisziplinen sind die B-Bild-Sonographie und die Farbdopplersonographie Teil der Facharztausbildung.

Das hier vorgestellte Buch soll zum einen den Einsteiger in die Grundlagen der Ultraschalldiagnostik einführen und einen Überblick über die Indikationen für die Untersuchung, deren Durchführung und die Interpretation der Ergebnisse geben. Zum anderen soll es dem erfahrenen Untersucher Gelegenheit bieten, seine Kenntnisse zu vertiefen und zu rekapitulieren. Die klinischen Kenntnisse der Autoren und ihre Erfahrungen im Rahmen der Ausbildung und Fortbildung ermöglichen eine praxisorientierte Darstellung. Im vorliegenden Buch wird das Thema Ultraschalldiagnostik aus ganzheitlicher Sicht dargestellt. Es wird fachübergreifend ein Gesamtüberblick der sonographischen Möglichkeiten im Kopf- und Halsbereich dargestellt. Dazu werden Artikel von Spezialisten benachbarter Fachgebiete (Haut, Schilddrüse) einbezogen. Damit wird eine Kenntnis der Möglichkeiten in diesem Untersuchungsbereich über ein einzelnes Fachgebiet hinaus vermittelt. Hinzu kommen neue, noch nicht weit verbreitete Techniken, wie die funktionelle Ultraschalldiagnostik, die insbesondere auch für das Gebiet Phoniatrie-Pädaudiologie von zunehmender Bedeutung werden kann.

Neben den theoretischen Grundlagen werden die klinische Anwendung der A- und B-Bild-Sonographie sowie die Farbdopplersonographie ausführlich abgehandelt. Weitere Kapitel behandeln die sonographisch unterstützte, gezielte Punktion, die 3-D-Sonographie, das Panoramabildverfahren und das Tissue harmonic imaging. Damit wird auch den neuen Möglichkeiten des Einsatzes von Ultraschall Rechnung getragen.

Ein für die Genehmigung zur Durchführung der Ultraschalluntersuchung und deren Qualitätssicherung durch die Kassenärztlichen Vereinigungen im Zulassungsbereich wichtiges Kapitel beschreibt die Zugangsvoraussetzungen, die Dokumentationspflicht und die Kontrollen im Rahmen der kassenärztlichen Zulassung oder Beteiligung. Für die Durchführung des Kurssystems und für die Facharztausbildung werden die Rahmenbedingungen übersichtlich dargestellt. Aufgrund der Tatsache, dass eine Ultraschalluntersuchung vom Bild lebt, wurde besonderer Wert darauf gelegt, Bildmaterial zu verwenden, das die heute möglichen Qualitätsstandards ausschöpft und so wesentlich zum praxisnahen Verständnis der Kapitel beiträgt.

Dieses Buch wäre nicht entstanden ohne die Unterstützung und die hervorragende Zusammenarbeit mit den Kollegen in- und außerhalb der Kliniken der Autoren. Unser Dank gilt daher besonders auch den Koautoren. Unser Dank gilt auch der Firma Siemens, Abteilung Medizintechnik Ultraschall (Herr Hopf, Herr Hetzel und Herr Dr. Haerten) für die Überlassung der Skizzen für die theoretischen Grundlagen des Ultraschalls. Ein weiterer Dank geht auch an die Johannes- und Frieda-Mahron-Stiftung in Erlangen. Von der Stiftung unterstützte Studien zur Sonographie und Farbdopplersonographie finden in diesem Buch ihren Niederschlag. Nicht zuletzt gilt der Dank natürlich auch den Mitarbeitern des Springer-Verlags in Heidelberg für die hervorragende Zusammenarbeit, ganz besonders Frau Schröder und Frau Pfaff für die wertvollen Anregungen insbesondere hinsichtlich der formalen Gestaltung des Buches als Text-Bild-Atlas sowie für die Mühe und Sorgfalt bei der Organisation und Herstellung.

Die Autoren wollen mit dem Buch auch einen interdisziplinären Beitrag leisten, die Ultraschalldiagnostik in Klinik und Praxis als wertvolles, unverzichtbares Hilfsmittel darzustellen. Mit ihm wird nicht nur der Anwender, sondern wegen der geringen Invasivität und hohen Aussagekraft auch insbesondere der Patient selbst profitieren.

Erlangen und Heidelberg, im März 2000   H. Iro, V. Uttenweiler, J. Zenk

Inhaltsverzeichnis

1	**Grundlagen der Ultraschalldiagnostik**	1
	V. Uttenweiler	
1.1	Physikalische Grundlagen der Sonographie	1
1.1.1	Schall	1
1.1.2	Erzeugung und Messung von Ultraschall: piezoelektrischer Effekt	2
1.1.3	Physikalische Grundgesetze der Ausbreitung einer Schallwelle	2
1.2	Praktische Hinweise zur Untersuchungstechnik	4
1.3	Vermeidbare Fehler und Fehlerquellen bei der Untersuchung	5
1.3.1	Standort des Gerätes	5
1.3.2	Apparatetechnische Ausstattung	5
1.3.3	Untersuchungssituation und Einstellung des Gerätes	5
1.3.4	Fehlerhafte Befundung	10
1.3.5	Dokumentation	12
1.3.6	Terminologie	12
1.4	Stellenwert der Ultraschalldiagnostik	14
2	**A-Bild-Sonographie**	15
	V. Uttenweiler	
2.1	Anwendungsbereich	15
2.2	Untersuchungstechnik	16
2.3	Echogrammtypen	17
2.3.1	Normalbefunde	17
2.3.2	Entzündungen	18
2.3.3	Zysten	19
2.3.4	Tumoren	19
2.3.5	Spezielle Befunde	22
2.4	Stellenwert der A-Bild-Sonographie	24
3	**B-Bild-Sonographie**	25
	H. Iro	
3.1	Allgemeine Gesichtspunkte	25
3.2	Sonographie der großen Kopfspeicheldrüsen	28
3.2.1	Glandula parotis	29
3.2.2	Glandula submandibularis	31
3.2.3	Glandula sublingualis	33
3.2.4	Spezielle Befunde	33
3.2.5	Zusammenfassende Wertung	41

3.3	Sonographie der Gesichtsweichteile	43
3.3.1	Lagerung des Patienten	43
3.3.2	Untersuchungstechnik	43
3.3.3	Sonoanatomie	44
3.3.4	Stellenwert der Sonographie der Gesichtsweichteile	44
3.4	Sonographie des Halses	47
3.4.1	Lagerung des Patienten	47
3.4.2	Untersuchungstechnik	47
3.4.3	Sonoanatomie	48
3.4.4	Spezielle Befunde	49
3.4.5	Zusammenfassende Wertung	55
3.5	Sonographie von Mundboden, Zunge und Oropharynx	58
3.5.1	Lagerung des Patienten	58
3.5.2	Untersuchungstechnik	59
3.5.3	Sonoanatomie	60
3.5.4	Spezielle Befunde	61
3.5.5	Zusammenfassende Wertung	67
3.6	Ultraschalluntersuchung von Larynx und Hypopharynx	68
3.7	B-Bild-Sonographie des Nasennebenhöhlensystems	70
3.7.1	Lagerung des Patienten	70
3.7.2	Untersuchungstechnik	70
3.7.3	Sonoanatomie	72
3.7.4	Spezielle Befunde	72
3.7.5	Zusammenfassende Wertung	74
4	**Doppler- und farbkodierte Duplexsonographie im Kopf-Hals-Bereich** J. Zenk und H. Iro	**75**
4.1	Einleitung	75
4.2	Dopplerverfahren	77
4.2.1	cw-Doppler	77
4.2.2	Gepulste Dopplersonographie (pw-Doppler)	77
4.2.3	Duplexsonographie und Farbdoppler	79
4.3	Anatomische Grundlagen	80
4.3.1	A. carotis communis interna und externa	80
4.3.2	Orbitalarterien	81
4.3.3	A. vertebralis und A. subclavia	81
4.4	Doppleruntersuchung im Kopf-Hals-Bereich (hirnversorgende Gefäße)	83
4.4.1	cw-Doppleruntersuchung	83
4.4.2	Duplex- und Farbdoppleruntersuchung	85
4.5	Beurteilung pathologischer Befunde	89
4.6	Fehlerquellen	92
4.7	Farbdopplersonographische Differentialdiagnostik	93
4.7.1	Solide und zystische Raumforderungen	93
4.7.2	Gefäße	94
4.7.3	Tumornachsorge	95
4.7.4	Differenzierung benigner und maligner Raumforderungen	95
4.8	Zusammenfassende Wertung	96

5	**Funktionelle Ultraschalldiagnostik** 97
	V. Uttenweiler

5.1	Sprech- und Sprachstörungen 99
5.1.1	Zunge 99
5.1.2	Untersuchungstechnik 100
5.1.3	Sonomorphologie 101
5.1.4	Untersuchungsergebnisse bei Sprech- und Sprachstörungen 102
5.2	Sprechstörungen bei myofunktioneller Dyspraxie 103
5.3	Stimmstörungen 104
5.3.1	Ultraschalldiagnostik des Larynx und der Epiglottis 104
5.3.2	Funktionelle Ultraschalldiagnostik bei Dysphonien 104
5.3.3	Doppler- und Duplexsonographie des Larynx 106
5.4	Schluckstörungen 106
5.4.1	Ultraschalldiagnostik des Schluckaktes 107
5.4.2	Funktionelle Ultraschalldiagnostik bei Dysphagien 109

6	**Sonographisch gezielte Punktionen** 111
	F. Waldfahrer
6.1	Indikationen zur sonographisch gezielten Punktion 111
6.2	Anforderungen an das Ultraschallgerät 112
6.3	Erforderliches Material 112
6.4	Feinnadelbiopsie 114
6.5	Grobnadelbiopsie 115
6.6	Komplikationen 116

7	**Sonographie der Schilddrüse** 117
	D. Becker
7.1	Einleitung 117
7.2	Diffuse Schilddrüsenveränderungen 119
7.2.1	Struma (-diffusa, -nodosa, mit Knoten) 119
7.2.2	Thyreoiditiden (Morbus Basedow) 120
7.3	Knotige Veränderungen der Schilddrüse 120
7.4	Zusammenfassung 126
7.5	Nebenschilddrüsen 126

8	**Hochauflösende Sonographie der Haut** 127
	D. Dill-Müller
8.1	Einleitung 127
8.2	Ultraschallanatomie der Haut in der 20-MHz-Sonographie 127
8.3	Untersuchung 128
8.4	Tumoren im Ultraschallbild 129
8.5	Entzündliche Dermatosen im Ultraschallbild 130
8.6	Klinischer Stellenwert und Grenzen der Methode 130

9	**Weiterentwicklung der digitalen sonographischen Verfahren** 133
	A. Kiefer, Ch. Liebrecht und J. Zenk
9.1	Dreidimensionale Sonographie im Kopf-Hals-Bereich 133
9.1.1	Prinzip des dreidimensionalen Ultraschalls 133

9.1.2	Methoden	133
9.1.3	Ausblicke	134
9.2	Panoramabildverfahren	135
9.2.1	Physikalische Grundlagen	135
9.2.2	Untersuchungsgang	135
9.2.3	Möglichkeiten und Wertung	136
9.3	Tissue harmonic imaging	137
9.3.1	Physikalische Grundlagen	137
9.3.2	Anwendung	137

10 Genehmigungs- und Qualitätssicherungsverfahren 139
V. Uttenweiler

10.1	Ultraschallrichtlinien	139
10.1.1	Genehmigungsverfahren (§ 9 WBO)	139
10.1.2	Fachliche Befähigung	140
10.1.3	Zeugnisse (§ 11)	143
10.1.4	Kolloquium	143
10.1.5	Qualifikation der Ausbilder (§ 7)	144
10.1.6	Apparative Ausstattung	145
10.2	Qualitätssicherung	145
10.2.1	Kommissionen zur Qualitätssicherung	146
10.2.2	Dokumentation: Antragsverfahren, Dokumentationspflicht, Qualitätskontrolle	146
10.3	Abrechnung von Ultraschalluntersuchungen	148
10.4	Ultraschall-Qualitätsmanagement	149
10.4.1	Strukturqualität	149
10.4.2	Prozessqualität	149
10.4.3	Ergebnisqualität	150

Literatur 151

Glossar 157

Verzeichnis der Kassenärztlichen Vereinigungen der Länder der Bundesrepublik Deutschland 163

Sachverzeichnis 165

Autorenverzeichnis

Autoren

Professor Dr. med. Heinrich Iro
Klinik und Poliklinik
für Hals-Nasen-Ohrenkranke
der Friedrich-Alexander-Universität
Erlangen-Nürnberg
Waldstraße 1
91054 Erlangen

Dr. med. Viktor Uttenweiler
Phoniatrisch-Pädaudiologisches Zentrum
der BFW-GmbH
Ludwig-Guttmann-Straße 25
69123 Heidelberg

Dr. med. Johannes Zenk
Klinik und Poliklinik
für Hals-Nasen-Ohrenkranke
der Friedrich-Alexander-Universität
Erlangen-Nürnberg
Waldstraße 1
91054 Erlangen

Coautoren

Privatdozent Dr. med. Dirk Becker
Medizinische Klinik I mit Poliklinik
der Friedrich-Alexander-Universität
Erlangen-Nürnberg
Krankenhausstraße 12
91054 Erlangen

Frau Dr. med. Dorothee Dill-Müller
Hautklinik und Poliklinik
der Universitätskliniken des Saarlandes
Gebäude 18
66421 Homburg/Saar

Dr. med. Andreas Kiefer
Klinik und Poliklinik
für Hals-Nasen-Ohrenheilkunde
der Universitätskliniken des Saarlandes
66421 Homburg/Saar

Dr. med. Christoph Liebrecht
Phoniatrisch-Pädaudiologisches Zentrum
der BFW-GmbH
Ludwig-Guttmann-Straße 25
69123 Heidelberg

Dr. med. Frank Waldfahrer
Klinik und Poliklinik
für Hals-Nasen-Ohrenkranke
der Friedrich-Alexander-Universität
Erlangen-Nürnberg
Waldstraße 1
91054 Erlangen

Abkürzungsverzeichnis

BMÄ	Bundesmanteltarif für Ärzte
EBM	einheitlicher Bewertungsmaßstab
FFT	Fourier-Transformation
FNA	fine needle aspiration (Feinnadelaspiration)
GOÄ	Gebührenordnung für Ärzte
MGG-Färbung	May-Grünwald-Giemsa-Färbung
MPI	mean pulsatility index (mittlerer Pulsatilitätsindex)
NNH	Nasennebenhöhle
NSD	Nebenschilddrüsen
PR	Pourcelot-Ratio
PRF	Pulsrepetitionsfrequenz
TCG	time compared gain (laufzeitabhängige Verstärkung)
TGC	time gain compensation (Tiefenausgleich störender Dämpfungseffekte)
TSH	thyroidal stimulating hormone (schilddrüsenstimulierendes Hormon)
WBO	Weiterbildungsordnung

KAPITEL 1

Grundlagen der Ultraschalldiagnostik

Ultraschall wird in der Natur (Fledermaus) und in technischen Bereichen (Echolot) erfolgreich zur Ortung und Messung eingesetzt. In der Medizin untersucht man seit mehr als 50 Jahren Gewebestrukturen mit Hilfe des Ultraschalls. Die Qualität des Untersuchungsablaufes (Einstellung, Schallkopfposition, Ankopplung) und der Interpretation der Befunde wird wesentlich bestimmt durch die Kenntnis und Beachtung physikalischer Gesetzmäßigkeiten und Gegebenheiten. Sie bestimmen auch die Anforderungen an die verwendeten Geräte für die Untersuchung und Dokumentation. Im folgenden Kapitel sollen die für die Ultraschalluntersuchung wichtigsten physikalischen Grundlagen dargestellt werden.

Für eine erfolgreiche Diagnostik im Ultraschallbereich sind – nicht nur auf der Basis physikalischer Grundlagen – einige Besonderheiten zu beachten. Sie beziehen sich auf:

- Gerätschaft: Auswahl, Aufstellung, Einstellung;
- Untersuchungsablauf: Vorgehen, Beurteilung, Dokumentation, Terminologie.

Kenntnisse in diesen Bereichen erleichtern das Vorgehen bei der Untersuchung, machen die Untersuchungsergebnisse reproduzierbar und steigern die Qualität des Verfahrens. In den Kapiteln 1.2 und 1.3 werden praktische Hinweise zu diesen Fragen gegeben.

1.1
Physikalische Grundlagen der Sonographie

1.1.1
Schall

Der Wiener Arzt L. Auenbrugger war der Erste, der Schall bei der Untersuchung des menschlichen Körpers einsetzte. Er empfahl die Perkussion als diagnostisches Mittel. Als älteste Schalluntersuchung lässt sie bekanntlich Rückschlüsse auf Größe und Beschaffenheit der im Körperinneren gelegenen Organe zu.

Ultraschall nutzt dieselben physikalischen Zusammenhänge in der Diagnostik, seine Anwendung ist dadurch noch erweitert, dass diese Schwingungen optisch sichtbar gemacht werden können und aufgrund ihrer kleinen Wellenlänge gut zu bündeln und damit gezielt auszurichten sind.

Die Kenntnis der physikalischen Gegebenheiten bei der Ultraschalluntersuchung ist für die Interpretation der bei der Untersuchung erhobenen Befunde von entscheidender Bedeutung. Damit ist die Diagnostik im eigentlichen Sinn nur möglich, wenn genügend physikalische Grundkenntnisse vorhanden sind. Voraussetzung für das Erkennen der diagnostischen Möglichkeiten in der Ultraschalldiagnostik, aber auch deren Grenzen, ist das Verständnis der Technik und die Kenntnis der Physik der Ultraschallvorgänge.

Schallvorgänge sind elastische Schwingungen von Materie. Im Gegensatz zur elektromagnetischen Welle (Lichtwelle) ist die Schallwelle mit longitudinaler und transversaler Ausbreitung an Materie gebunden. Sie ist eine Folge von zeitlich und räumlich sich ausbreitenden Verdichtungen und Verdünnungen in Flüssigkeiten und festen Körpern.

Die Schallerscheinungen gehören damit den Gesetzmäßigkeiten der Akustik zu. Sowohl der hörbare Schall als auch der Ultraschall

- Infraschall <16 Hz,
- Hörschall 16 Hz–16 kHz,
- Ultraschall 16 kHz–1 GHz,
- Hyperschall >1 GHz,
  (1 kHz=10^3 Hz, 1 MHz=10^6 Hz, 1 GHz=10^9 Hz.)

regen Materieteilchen zu elastischen Schwingungen um ihre Ruhelage in longitudinaler Richtung (Longitudinalwellen) an.

Aufgrund der elastischen Koppelung der Teilchen untereinander wird die Anregung zur Bewegung in Ausbreitungsrichtung weitergegeben. Die Materie selbst schwingt dabei nur, sie bewegt sich nicht fort. Die Schwingungen sind also an Materie gebunden, eine Fortleitung ohne Materie ist damit nicht möglich. Transitorische Wellen (z.B. elektromagnetische Wel-

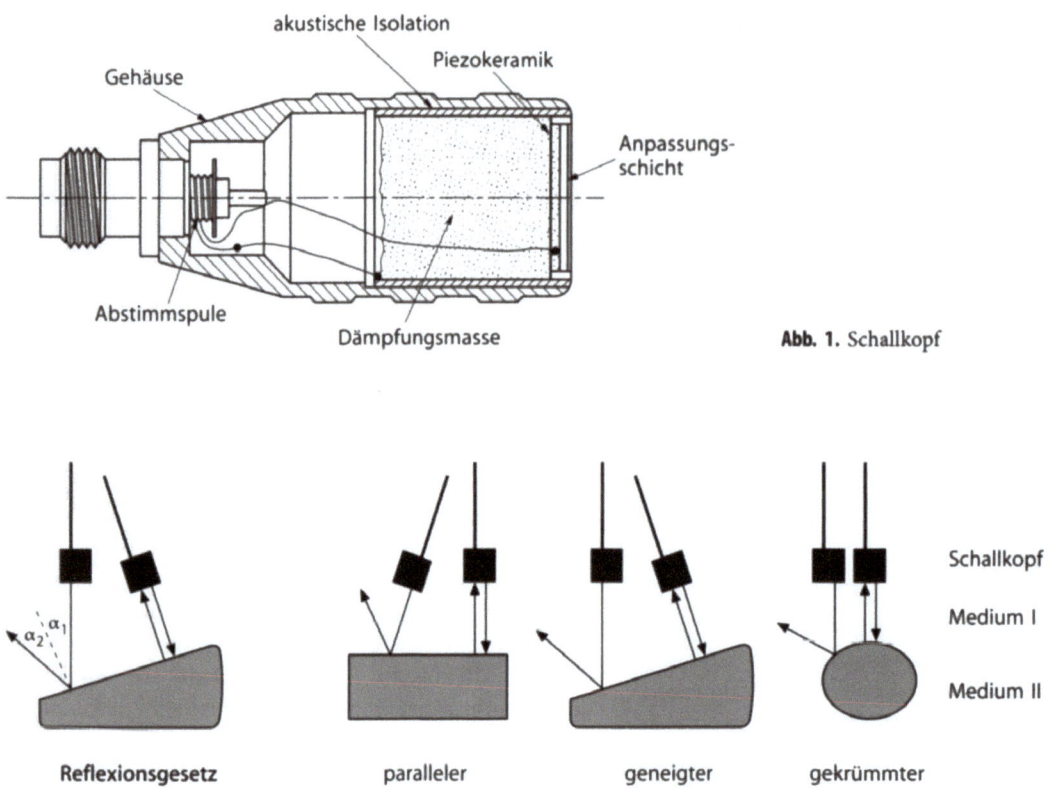

Abb. 1. Schallkopf

Abb. 2. Reflexionsgesetze; Darstellung durch veränderte Schallkopfpositionen und variable Reflektoren

len: Röntgen, Funk) können sich im Gegensatz dazu auch ohne Materie ausbreiten.

1.1.2
Erzeugung und Messung von Ultraschall: piezoelektrischer Effekt

Zur Erzeugung von Ultraschall nutzt man den piezoelektrischen Effekt. Elektrische Energie, von einem Hochfrequenzsender (Abb. 1) erzeugt, deformiert den piezoelektrischen Kristall und wird dadurch in mechanische Energie umgewandelt, die sich in dem zu untersuchenden Gewebe ausbreitet. Der Vorgang ist umkehrbar. Reflektierte mechanische Energie deformiert den Kristall ebenso und kann dadurch in elektrische Energie umgewandelt werden, die auf einem Oszillographen sichtbar oder mittels Printer dargestellt wird.

Der Schallkopf dient bei der Ultraschalluntersuchung damit als Sender und Empfänger, ihm kommt die größte Bedeutung zu. Er bestimmt neben der Eindringtiefe auch die axiale und laterale Auflösung durch seine Sendefrequenz und Fokussierung. Die Auflösung nimmt dabei mit steigender Frequenz (bzw. abnehmender Wellenlänge) zu.

1.1.3
Physikalische Grundgesetze der Ausbreitung einer Schallwelle

Die Ultraschallwelle kann in ihrer Ausbreitung an Grenzschichten verschiedener Medien

- reflektiert,
- gebrochen,
- absorbiert,
- gestreut,
- gebeugt,
- interferiert

werden.

1.1.3.1
Reflexion, Brechung

Die wichtigsten Eigenschaften bei der medizinischen Anwendung sind dabei die Reflexion und die Brechung.

Der Ultraschallstrahl wird reflektiert, wenn er auf ein Medium trifft, das eine andere Dichte besitzt als das davorliegende. Dabei tritt das Reflexionsgesetz (Abb. 2) in Kraft: der Einfallswinkel (α_1) zur Senkrechten (- - -) auf das Medium ist gleich dem Ausfallswinkel (α_2).

Tabelle 1. Schallgeschwindigkeit, Dichte und Schallwellenwiderstände in unterschiedlichen Medien

	Schallgeschwindigkeit C [m/s]	Dichte ρ [g/cm^3]	Schallwellenwiderstand Z [g/cm^2/s]
Luft	330	0,0013	0,0043×10^5
Wasser	1492	0,9982	1,49×10^5
Muskel	1545–1630	1,06	1,64–1,72×10^5
Knochen	2700–4100	1,4–1,8	3,78–7,38×10^5

Nur der Lotstrahl ist ungebrochen, nur er kehrt direkt zum Schallkopf zurück. Nach dem Brechungsgesetz (Snellius) gelten folgende Gesetzmäßigkeiten:

$$\frac{\sin a}{\sin b} = \frac{v_1}{v_2}$$

Für die praktische Anwendung bedeutet dies, daß die Lage und Position des Schallkopfes entscheidend sind für die Qualität der Diagnostik und die Erkennbarkeit zu untersuchender Strukturen. Da in der Ultraschalldiagnostik – anders als z.B. in der Elektrokardiographie – der Untersucher in der Lage ist, den Schallkopf den Gegebenheiten anzupassen, müssen die erhaltenen reflektorischen Echos den Untersuchungsgang bestimmen.

Die hohen Schallhärtesprünge an Grenzschichten (z.B. Wangenweichteile – knöcherne Kieferhöhlenvorderwand) müssen sich bei der Untersuchung zeigen. Nur so kann damit gerechnet werden, daß für die folgenden distalen Untersuchungsabschnitte noch genügend Schallenergie zur Verfügung steht.

Entsprechend muß mit dem Schallkopf eine Position gesucht werden, die diese Voraussetzungen schaffen. Der Schallkopf muß je nach Form und Neigung des zu untersuchenden Reflektors einmal gekippt, einmal geneigt oder flach aufgesetzt werden.

Der geübte Untersucher wird bald in der Lage sein, bei der Untersuchung ein „typisches Echogrammmuster" zu erhalten, ohne wichtige Dinge dabei zu übersehen oder unwichtige Dinge darzustellen.

Die Größe der Reflexion richtet sich nach den Wellenwiderständen (Z) der aufeinanderfolgenden Medien (Tabelle 1). Je größer der Schallhärtesprung zwischen den folgenden Medien, um so mehr Schallwellenenergie wird reflektiert, um so größer wird die Amplitude. So tritt zwischen flüssigen oder festen Medien einerseits und Luft andererseits aufgrund der großen Dichteunterschiede nahezu totale Reflexion auf.

$$\text{Reflexionskoeffizient } R = \frac{(Z_2 - Z_1)^2}{Z_2 + Z_1}$$

1.1.3.2
Streuung, Interferenz, Absorption

Die Energie einer Ultraschallwelle wird im Verlauf ihrer Ausbreitung durch geschichtete Medien neben der Beeinflussung durch die Reflexion und der daraus resultierenden Verluste durch *Streustrahlung* und *Interferenz* außerdem beeinflusst durch die *Wellenfrontvergrößerung* und die *Absorption*.

Die Streustrahlung und die Interferenz sind Größen, die gerade bei inhomogenen Grenzschichten, die man im Nebenhöhlenbereich häufig antrifft, eine Rolle spielen. Sie müssen durch den Untersucher möglichst klein gehalten werden, indem die Schallgeometrie berücksichtigt wird.

Die Wellenfrontvergrößerung bedeutet insbesondere bei großen Öffnungswinkeln eine stärkere Abschwächung der Energie, sie kann die Darstellung tiefer liegender Strukturen verhindern. Dabei sind sowohl eine breite Ausstrahlung als auch eine große Wellenfront Ursache für eine abnehmende Energiedichte. Ihr wird begegnet, indem der ausgestrahlte Schall gebündelt und für den Untersuchungsbereich optimal fokussiert wird. Die heute handelsüblichen Geräte werden diesen Forderungen in der Regel gerecht.

Die *Absorption* ist für die Darstellung pathologischer Befunde ebenfalls von besonderer Bedeutung. Beim Durchtritt einer Ultraschallwelle durch ein Medium entsteht eine „innere Reibung", dadurch nimmt die Schallintensität ab.

$$\text{Dämpfung } A \text{ (dB)} = 8{,}7 \cdot \alpha \cdot X$$

$\alpha =$ Absorptionskoeffizient (Schwächungskoeffizient) des Mediums.
  Beispiel: α (Wasser) = 0,002 dB/cm
    α (Knochen) = 10 dB/cm
$X =$ Dicke der Materialschicht.

Der Energieverlust, der im Verlaufe der Schallwellenausbreitung in einem Medium eintritt, kann durch die laufzeitabhängige Verstärkung (TCG) des Empfangssignals teilweise kompensiert werden. Damit können auch „spätere Echos" noch abgebildet werden. Bei starker zusätzlicher *Brechung* und *Streuung* kann das reflektierte Signal jedoch so geschwächt werden, daß es schlecht oder nicht mehr darstellbar ist.

1.2
Praktische Hinweise zur Untersuchungstechnik

Keidel berichtete 1947 über orientierende experimentelle Untersuchungen unter Verwendung von Ultraschall in der klinischen Diagnostik. Er bemerkte: „So lässt sich also zweifellos durch Steigerung der Perkussionsfrequenz ins Ultraschallgebiet hinein mit gebündeltem Strahl eine objektive Perkussion durchführen, bei der die verschiedene Gewebsdämpfung gemessen wird. Diese Dämpfungsmessmethode im Ultraschallgebiet ist also, nach dem derzeitigen Stand der Ultraschallforschung, offenbar die zweckmäßigste."

Ultraschall unterliegt, wie andere Schallfrequenzbereiche, in der Diagnostik denselben physikalischen Zusammenhängen. Seine Anwendung ist dadurch erweitert, dass diese Schwingungen optisch sichtbar gemacht werden können und aufgrund ihrer kleinen Wellenlänge gut zu bündeln und damit gezielt auszurichten sind.

A-Mode. Historisch das erste Ultraschallverfahren in der medizinischen Diagnostik und heutzutage klinisch ausschließlich bei der Nasennebenhöhlendiagnostik und in der Augenheilkunde verwendet, stellt der A-Mode (A-Scan, A-Bild) gewissermaßen eine Grundlage für alle anderen Verfahren der medizinischen Anwendung des Ultraschalls dar. Wie der Name andeutet, handelt es sich um eine Zeit-Amplituden-Funktion, wobei die Echos laufzeitabhängig und entsprechend der reflektierten Energie als unterschiedlich große Amplituden eindimensional dargestellt werden.

B-Mode. Die Grundlagen des B-Modes (brightness) stellen die verschiedenen Grauwerte entsprechend der Höhe der Energie der Echos als eigentliche Information dar. Die Zuordnung der Objekttiefe erfolgt dabei über die Messung der Laufzeit der Ultraschallwellen im Gewebe.

M-Mode. Zur Veranschaulichung und Analyse von periodischen Bewegungsabläufen dient der M-Mode (Motion) oder TM-Mode (Time-Motion). Prinzipiell besteht dieses Verfahren aus einer einzelnen Zeile eines B-Bildes, die stationär bleibt. Man erhält so ein Bewegungs-Zeit-Diagramm, aus dem die Bewegungen direkt hervorgehen. Einsatz findet dieses Verfahren in der Echokardiographie und Stimmbanddiagnostik.

Im *A-Bild-Verfahren* (Amplituden-Zeit-Verfahren) folgt die Ausbreitung der Ultraschallsignale dem Reflexionsgesetz und dem Brechungsgesetz (Snellius). Das heißt, nur der Lotstrahl tritt ungebrochen durch die Grenzschicht. Zur Echodarstellung sollte also der Schallkopf so auf die Hautoberfläche gesetzt werden, dass das Wellenstrahlbündel senkrecht auf den Reflektor trifft.

Im Kieferhöhlenbereich steht die knöcherne Vorderwand nicht selten in einem Winkel zur Hautoberfläche, sie ist auch selten plan und weist damit eine „ungünstige Schallphysik" auf. Gut imprimierbare Wangenweichteile ermöglichen allerdings günstige Untersuchungsvoraussetzungen. Dadurch gelingt bei entsprechender Handhabung die Darstellung des Kieferhöhleninhaltes (s. Kap. 1.1.3.1, Abb. 2).

Im Stirnhöhlenbereich sind die anatomischen Verhältnisse günstiger. Die knöcherne Vorderwand liegt nahe der Hautoberfläche und ist als Reflektor parallel angeordnet. Die Komprimierbarkeit der Haut ist zwar eingeschränkt, insgesamt herrschen allerdings so günstige Reflexionsverhältnisse, dass mit Wiederholungsechos gerechnet werden muss (Erkennung von Wiederholungsechos s. Kap. 1.3.4).

Die Größe des „Vorderwandechos" während der Untersuchung ist ein Maß dafür, wieviel Energie reflektiert wird. Nur wenn es groß genug ist, steht für die nachfolgenden Strukturen im Untersuchungsbereich noch genügend Schallenergie zur Verfügung, um sie darstellen zu können. Die Größe des Echos sollte nicht ausschließlich durch Erhöhung der Verstärkung erreicht werden, sondern es sollte zunächst versucht werden, durch Änderung der Schallkopfposition eine optimale Anordnung vom Applikator zum Reflektor zu erhalten. Der Erfolg zeigt sich in einer Vergrößerung der Echoamplitude. Als Richtmaß kann gelten, dass das Vorderwandecho bei der A-Bild-Untersuchung mindestens 75% der Abszisse des Abbildungsmaßstabes betragen sollte.

Im Gegensatz zu anderen diagnostischen Verfahren in der Medizin (EKG, Dopplersonographie etc.) muss der Untersucher während des Untersuchungsvorgangs den Rezeptor bewegen, um so das gesamte Areal „abtasten" zu können. Durch die sektorenförmige Abtastung der Nasennebenhöhlen ist eine vollständige Beurteilung möglich. Nur so können medial, lateral und basal gelegene Veränderungen entdeckt werden.

Andererseits besteht auch die Möglichkeit, den Patienten zu bewegen und den Rezeptor zu belassen. So lässt sich beispielsweise wenig Ergussflüssigkeit durch Vorbeugen des Kopfes bei fortbestehender Schallkopfapplikation hinter dem Kieferhöhlenvorderwandecho darstellen. Gerade Veränderungen der mittleren und hinteren Nebenhöhlenabschnitte bilden klinisch früh ein Drainagehindernis, der resultierende Sekretstau kann so diagnostisch genutzt werden.

Die Ausbreitung von Ultraschall ist an Grenzflächen zu lufthaltigen Räumen nicht möglich. So ist z. B. ein kapillardünner Luftspalt zwischen Schallkopf und Wange ein nicht passierbares Hindernis. Bei schlechter Ankopplung des Schallkopfes muss die Untersuchung misslingen.

Dasselbe gilt für eine teilweise lufthaltige Nebenhöhle. Trifft der Schall nach der vorderen Kieferhöhlenwand auf eine Luftschicht, können Veränderungen dorsal davon nicht mehr dargestellt werden. Die gesamte Schallenergie wird an der Grenze zwischen den Medien Kieferhöhlenwand und Luft reflektiert.

Im *B-Bild-Verfahren* werden die Echos als verschiedene Grauwertbilder (brightness) dargestellt. Mittlerweile hat sich bei der HNO-ärztlichen Diagnostik die Sonographie im B-Bild als zusätzliches Instrument fest etabliert. Von allen Schnittbildverfahren hat sie das höchste Auflösungsvermögen, was sie für die Untersuchung der Halsweichteile und Speicheldrüsen empfiehlt. Dem Erfahrenen liefert sie ein maßstabsgetreues, zweidimensionales Schnittbild mit hohem Informationsgehalt, wobei durch „Abscannen" einer Region sich im Verlauf der dynamischen Untersuchung ein räumlicher Eindruck ergibt. Inzwischen sind computergestützte 3D-Rekonstruktionen sonographisch untersuchter Bezirke möglich. Inwieweit dieses Verfahren Einzug in die klinische Routine erhält, wird die weitere Entwicklung dieser technisch aufwendigen Geräte zeigen.

Für die Untersuchung ist, neben profunden anatomischen Kenntnissen, auch ein gutes räumliches Vorstellungsvermögen wichtig. Neben den technischen und praktischen Voraussetzungen (s. o.) bestimmen sie die Qualität und Treffsicherheit der Untersuchungsmethode.

1.3
Vermeidbare Fehler und Fehlerquellen bei der Untersuchung

Die Untersuchung mit Ultraschall erlaubt eine Verbesserung der Diagnostik und Differentialdiagnostik. Dieser Vorteil kann jedoch nur erreicht werden, wenn Kenntnisse der physikalischen Grundlagen beim Untersucher vorhanden sind und wenn ein Grundwissen über Einstellung und Handhabung der Geräte vorausgesetzt werden kann. Störfaktoren, die beim Aufstellen der Geräte in der Praxis auftreten können, sind dabei zu beachten, Fehler bei der Untersuchung sind zu vermeiden.

1.3.1
Standort des Gerätes

Bei der Standortauswahl des Gerätes ist zu beachten, dass der piezoelektrische Sender und Empfänger (Schallkopf) durch Einwirken verschiedener Störfaktoren beeinflusst werden kann. In Frage kommen dabei Hochfrequenzstörungen über das Netz. Sie können z. B. an defekten elektrischen Verbindungen (Netzstecker, Steckdose) auftreten. Die Wärmetherapie (Ultrakurzwelle, Mikro- und Dezimeterwelle) und die Elektrochirurgie (Elektrokaustik) sollten nicht in räumlicher Nähe durchgeführt werden. Artefakte bei der Ultraschalluntersuchung (Streifen, Flimmern, Störechos) sind bei Nichtbeachtung vorprogrammiert.

1.3.2
Apparatetechnische Ausstattung

Die apparatetechnische Ausstattung muss die Mindestvoraussetzungen erfüllen, die in den gültigen Richtlinien der Kassenärztlichen Vereinigung für die jeweilige Anwendungsklasse festgelegt sind (s. Kap. 10). Die Einhaltung dieser Forderungen werden vom Hersteller der Geräte gewährleistet und auf Anforderung dem Eigner schriftlich bestätigt. Diese Bestätigung ist Voraussetzung für die Genehmigung zur Durchführung sonographischer Leistungen in der kassenärztlichen Praxis. Sie muss mit dem Antrag auf Genehmigung bei der Landes-KV mit eingereicht werden (s. Kap. 10.1.1).

1.3.3
Untersuchungssituation und Einstellung des Gerätes

Bei der Ultraschalldiagnostik mit dem *A-Bild* im Nasennebenhöhlenbereich sollte der Patient aufrecht sitzen. Der Untersucher sitzt frontal zum Patienten und fixiert die Untersuchungshand, z. B. mit einem Finger, am Kopf des Patienten, um ein Abgleiten des Schallkopfes z. B. zum Auge zu vermeiden. Der Schallkopf wird nach Erhalt eines „organtypischen Echos" (Grenzecho Schallkopf/Haut, Echos der Weichteile, Grenzecho Nebenhöhlenwand/Nebenhöhleninhalt) unter Beachtung der Darstellbarkeit und der Amplituden sektorförmig über den gesamten Untersuchungsbereich geführt. So wird vermieden, dass randständige Befunde übersehen werden und kleine Luftbrücken das Eindringen des Ultraschalls zum Nebenhöhleninhalt verhindern.

Die Grundeinstellung der Geräte sollte täglich neu durchgeführt werden. Zu beachten ist dabei die Grundverstärkung (gain), die laufzeitgerechte Abbildung (Untersuchungsstrecke/Abszissenmaßstab auf dem Oszillograph) und die laufzeitabhängige Verstärkung (TCG). Letztere ist bei den meisten Geräten in einer festen Beziehung an den einzustellenden Untersuchungsbereich (Stirnhöhle, Kieferhöhle, Siebbein) gekoppelt. Sie ist besonders wichtig für die Erkennung später Echos (s. Kap. 1.1). Sie muss außerdem beim vermeintlichen Auftreten von Wiederholungsechos beachtet werden.

Mit der Grundverstärkung sollte ein noch vorhandenes Rückwandecho im Nebenhöhlenbereich um 30 dB zu verstärken sein. Der Schwellwertregler muss zu

Beginn der Untersuchung so eingestellt werden, dass kleine störende Echos unterdrückt sind. Die initiale Impulszacke, die den Beginn der Messstrecke markiert, muss sich deutlich darstellen. Die laufzeitabhängige Verstärkung sollte den Ausgleich einer Schallabschwächung entlang des gesamten Ausbreitungsweges erlauben.

Der Tiefenausgleich wird von der Homogenität bzw. Inhomogenität des Gewebes bestimmt, er sollte deshalb auch variabel anpassbar sein. So kann sowohl in der A-Bild- als auch in der B-Bild-Sonographie erreicht werden, dass gleiche Strukturen gleiche Echos ergeben, unabhängig von deren Entfernung vom Schallapplikator. Voraussetzung für die Nutzung einer solchen Regelung, die qualitativ optimale Darstellungen erlaubt, ist allerdings eine große Erfahrung in der Ultraschalldiagnostik. Für den weniger Erfahrenen birgt sie die Gefahr, unbedeutende Echos zu verstärken, Wiederholungsechos zu provozieren oder wichtige Echos zu unterdrücken. Die Untersuchungsdauer mit flexibler Einstellung des Tiefenausgleichs verlängert sich deutlich, auch bei großer Erfahrung des Untersuchers.

In der *B-Bild*-Sonographie gilt es dabei insbesondere folgende Zusammenhänge zu beachten:

- Auflösung, Eindringtiefe,
- Schallfeldcharakteristik,
- elektronische Fokussierung,
- time gain compensation (TGC),
- processing,
- Artefakte,
- distaler Schallschatten,
- Wiederholungsechos,
- lateral shadowing.

Auflösung und Eindringtiefe. Die Zusammenhänge zwischen Frequenz des Senders und den daraus resultierenden diagnostischen Möglichkeiten sind vorgegeben. Je höher die Frequenz, um so besser ist die Auflösung, die Eindringtiefe andererseits wird geringer. Diese Tatsache muss berücksichtigt werden bei der Auswahl des Schallkopfes beim jeweiligen Untersuchungsobjekt. Eventuell müssen Vorlaufstrecken hilfreich eingesetzt werden.

Schallfeldcharakteristik. Im Gegensatz zum Ideal einer wirklich linearen Ausbreitung der Schallwellen besteht in der Realität eine räumliche Ausbreitung (Schallkeule) (Abb. 3a), die durch den Begriff der „Schallfeldcharakteristik" näher beschrieben wird. Senkrecht zur Ausbreitungsrichtung ändert sich die Breite des Schallfeldes erheblich, wobei insgesamt 3 Bereiche unterschieden werden:

- Nahfeld,
- Fokusbereich,
- Fernfeld.

Durch unterschiedliche Laufzeiten kommt es schallkopfnah zu starken Interferenzen derart, dass sich verschiedene Impulse auslöschen können. In diesem Nahfeld gelegene Strukturen können besser dargestellt werden, wenn die Breite des Schallkopfes (Apertur) und die Sendefrequenz zunehmen. Praktisch kann dieses wichtige Problem durch Verwendung einer Vorlaufstrecke umgangen werden, in der das Nahfeld gewissermaßen „versteckt" wird.

Mit wachsender Distanz vom Schallkopf kommen die Impulswellen immer mehr in Phase durch eine Abnahme der Laufwegdifferenzen. In dieser Zone liegt die optimale Auflösung, wobei die Apertur umgekehrt proportional zur Fokusbreite steht. Außerdem liegt der Fokusbereich um so tiefer, je größer die Schallkopfbreite ist. Ultraschallgeräte haben häufig die Option, die Fokustiefe zu verändern bzw. in mehreren Tiefen eine Bündelung des Schallfeldes durch einen Mehrfachfokus zu erreichen. Dies wird z. T. durch Zusammenschaltung einzelner Piezoelemente des Wandlers zu einer Gruppe und damit einer anderen Apertur technisch realisiert.

Im Bereich des Fernfeldes kommt es zu einer zunehmenden Verbreiterung des Schallfeldes, wobei der Öffnungswinkel um so kleiner, je höher die Frequenz des Schallkopfs ist.

Elektronische Fokussierung (Abb. 3b). Das Schallfeld eines ebenen Schallwandlers besitzt einen *natürlichen Fokus*, dessen Lage in der Tiefe von der Apertur und der Wellenlänge abhängt. In der Scanebene wird der Fokus durch zusätzliche elektronische Fokussierung (*Beam Former*) vorgezogen und schärfer. Dadurch wird die laterale Auflösung deutlich besser. Die elektronische Fokussierung wird bei allen Array-Typen angewendet.

Beim Senden mit einer Gruppe von Arrayelementen hat der vom mittleren Element ausgehende Puls den kürzesten Laufweg, und die beiden äußeren Elemente den längsten. Der Unterschied im Laufweg beträgt s. Der Laufzeitunterschied ist

$$\tau_0 = s/c$$

Die Fokussierung wird erreicht, wenn die von den Einzelelementen ausgehenden Sendepulse den Zielpunkt gleichzeitig (gleichphasig) erreichen. Dazu muss der Sendezeitpunkt des mittleren Elementes gegenüber dem Sendezeitpunkt für die beiden äußeren Elemente um τ_0 verzögert werden. Für die dazwischen liegenden Elemente gelten entsprechend kürzere Verzögerungszeiten. Je feinstufiger die Verzö-

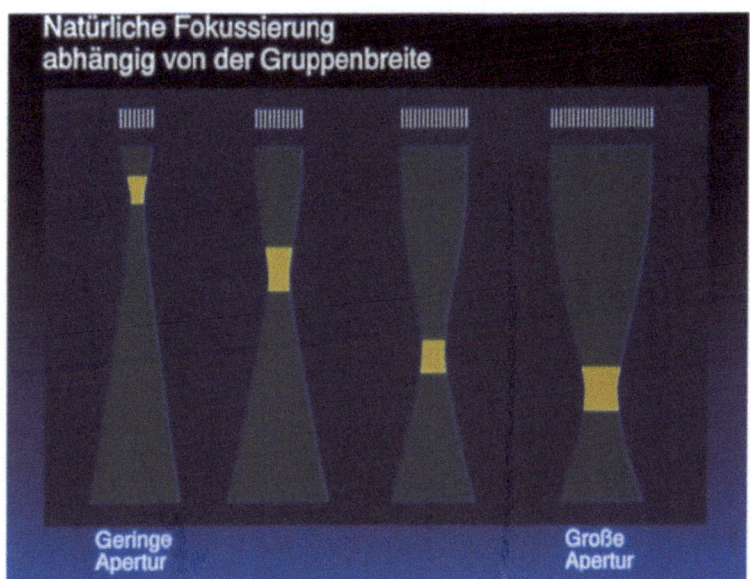

Abb. 3a. Schallkeule (Auflösung) (Abdruck der Abb. 3a,b, 4a, 5a, 6a, 7a mit freundlicher Genehmigung der Firma Siemens)

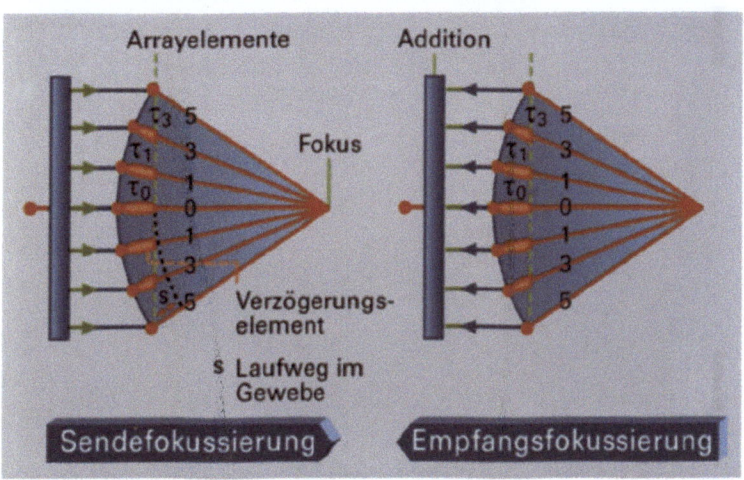

Abb. 3b. Elektronische Fokussierung

gerungszeiten τ_i programmiert werden können, desto höher ist die Phasenauflösung der einzelnen Echosignale, und desto höher ist die Präzision der Fokussierung. Mit digitalen Hochleistungs-Systemen können Phasenunterschiede von wenigen Nano-Sekunden (1 ns = 10^{-9} s) aufgelöst werden.

Beim Echoempfang gilt dieselbe Betrachtung. Da das Echo vom Zielpunkt das zentrale Element zuerst erreicht, muss das Signal solange verzögert (gespeichert) werden, bis alle Elemente der Gruppe erreicht sind, bevor die Einzelsignale zeitgleich und phasenrichtig zum Summensignal addiert werden können.

Außerhalb der Scanebene (*Schichtdicke*) kann die Fokussierung mit einzeiligen Arrays nicht variiert werden. Sie ist mit Hilfe einer akustischen Linse auf eine feste Tiefe eingestellt.

TGC. Die Schallwellen erfahren auf ihrem Weg durch das Gewebe eine Dämpfung durch eine „innere Reibung", was sich u. a. durch eine Aufwärmung des Gewebes durch Ultraschall bei Verwendung entsprechender Energien und Einwirkzeiten bemerkbar macht. Damit werden Echos tiefer liegender Objekte auf ihrem Weg zur Sonde zurück mehr abgeschwächt als schallkopfnahe. Da die Energie der Echos durch entsprechende Grauwerte dargestellt wird, hätte dies auf dem Bildschirm eine völlig inhomogene Bildhelligkeit zur Folge. Dies auszugleichen, ist Aufgabe des laufzeitabhängigen Tiefenausgleichs, der time gain compensation. Es ist deshalb in der praktischen Ausführung außerordentlich wichtig, die TGC-Regler den individuellen Untersuchungsbedürfnissen anzupassen.

Processing. Während die Echosignale jeden beliebigen Wert annehmen konnten, werden sie beim Einlesen in den Speicher des Ultraschallgerätes digitalisiert. Dies bedingt zwangsläufig einen Verlust von Information. Die Reduktion der analogen Werte auf die digitale Form des Speichers wird anhand einer manipulierbaren Kennlinie durchgeführt. Dieser Vorgang

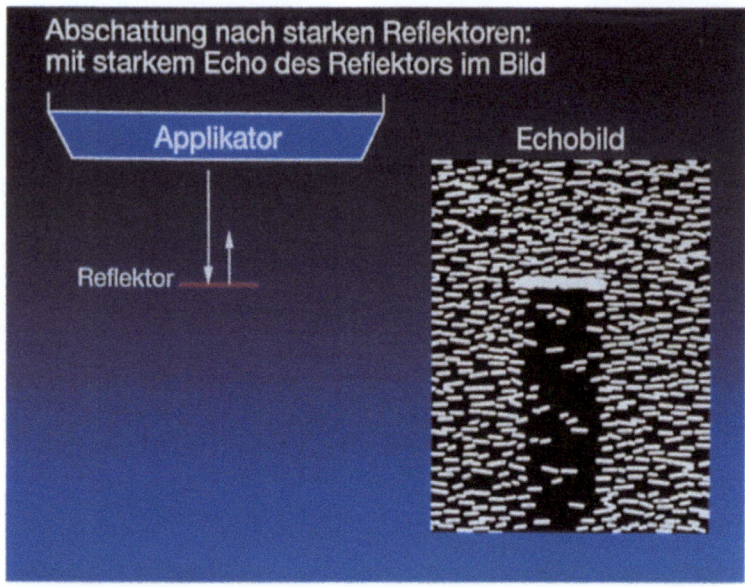

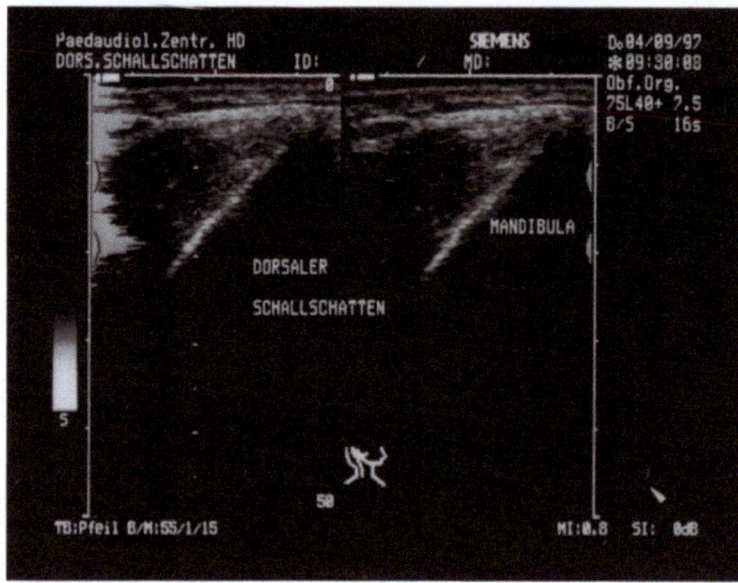

Abb. 4a,b. Schallschatten

wird als Preprocessing bezeichnet. Bei diesem mathematischen Prozess ist es möglich, die Differenzierung schwächerer Echosignale auf Kosten der stärkeren durch eine Kantenanhebung zu betonen.

Die graphische Umsetzung der in den Speicher eingelesenen Daten auf dem Bildschirm kann über das sog. Postprocessing noch moduliert werden, wobei allerdings kein wesentlicher Informationsgewinn zu erzielen ist.

Artefakte. Bei der sonographischen Untersuchung können Bildartefakte entstehen, die bei der Interpretation erkannt werden müssen, um Fehler zu vermeiden. Bildartefakte treten dadurch auf, dass die Schallwellen in ihrer Ausbreitung (konstante Geschwindigkeit, Dämpfung, Beschaffenheit des Reflektors, Interferenz etc.) wesentlich beeinflusst werden. Dadurch treten teilweise erhebliche Abweichungen von einer idealisierten Schallgeometrie auf, die als Bildfehler (Artefakte) imponieren. So ist es keinesfalls so, dass der Impuls nur in einer Richtung das Gewebe durchläuft. Vielmehr werden die Schallwellen mehrfach durch Reflexion und/oder Brechung in ihrer Richtung abgelenkt. Bei starken Reflektoren (großer Schallhärtesprung) kann es zu Mehrfachreflexionen kommen. Der Ultraschallanwender kann Artefakte durch eine falsche Geräteeinstellung begünstigen, indem er z.B. die Sendeleistung, TGC usw. nicht adäquat justiert. Artefakte können aber auch bei der Diagnostik hilfreich sein und die Interpretation mancher Strukturen erleichtern (z.B. Zyste: distale Schallverstärkung).

Distaler Schallschatten. Dieses Phänomen kommt bei großen Schallhärtesprüngen, z.B. Knochen, Speichel-

1.3 Vermeidbare Fehler und Fehlerquellen bei der Untersuchung

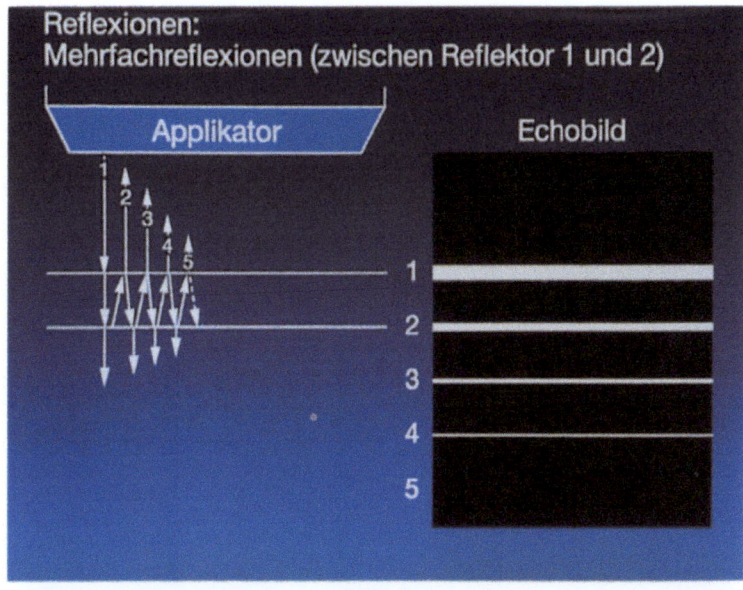

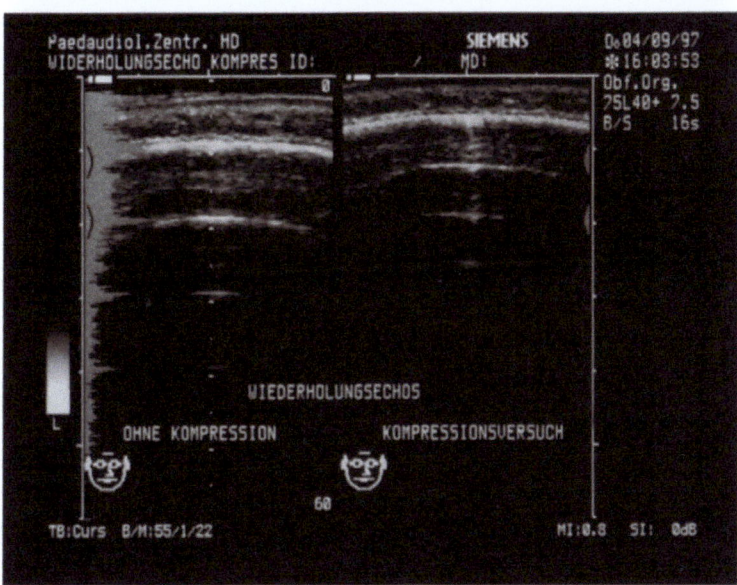

Abb. 5 a, b. Mehrfachreflexionen

steinen, vor. Der überwiegende Anteil des Impulses wird an der Struktur reflektiert, sodass diese entsprechend echoreich (hell) zur Darstellung gelangt, während dorsal der Struktur keine Impulse mehr im Gewebe ankommen. Deshalb wird diese Zone echoleer, also dunkel auf dem Monitor angezeigt (Abb. 4).

Wiederholungsechos. Mehrfachreflexionen zwischen Grenzflächen mit verschiedenen akustischen Widerständen können auf dem Bildschirm parallele Linien erzeugen, die charakteristischerweise in ihrer Amplitude zunehmend schwächer werden und immer denselben Abstand zueinander haben. Zur Erkennung dieses Phänomens kann man die Tatsache nutzen, dass bei Verringerung der Distanz Schallkopf-Grenzfläche durch Kompression des Gewebes der Abstand der Wiederholungsechos entsprechend reduziert wird (Abb. 5).

Distale Schallverstärkung. Dieser Artefakt ist charakteristisch für zystische Gebilde mit einem homogenen Inhalt geringer akustischer Impedanz (Flüssigkeit). Beim Durchtritt der Ultraschallwellen durch das die Zyste umgebende Gewebe werden diese mehr abgeschwächt, so dass dorsal der echoleeren Raumforderung die Impulse mehr Energie aufweisen als die der Umgebung. Entsprechend echoreicher erfolgt die Darstellung dieser Zone auf dem Monitor (Abb. 6).

Lateraler Schallschatten. Bei nicht parallel zum Schallkopf orientierten Grenzflächen werden die Schallwellen, die auf den gekrümmten Anteil dieser Fläche seitlich auftreffen, vom Wandler weg reflektiert und gehen damit auch nicht beim Bildaufbau ein. Folge ist eine scheinbar unregelmäßige Randstruktur, z. B. eines kugeligen Tumoren. Dies sollte

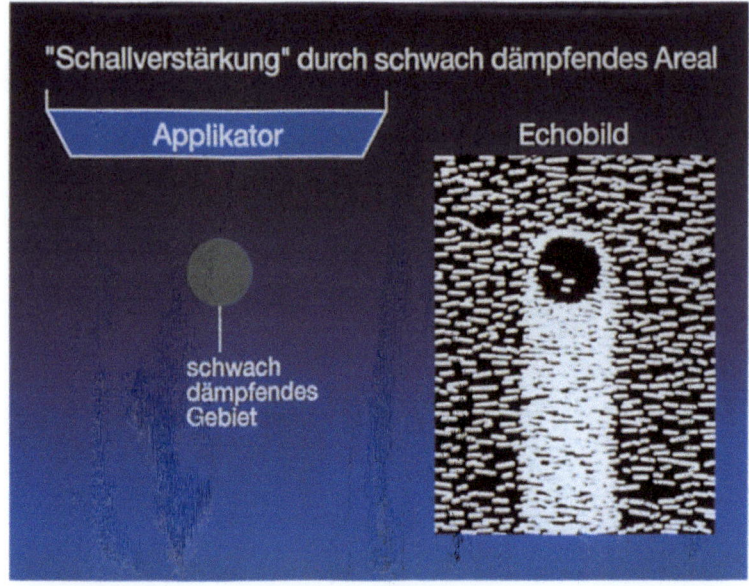

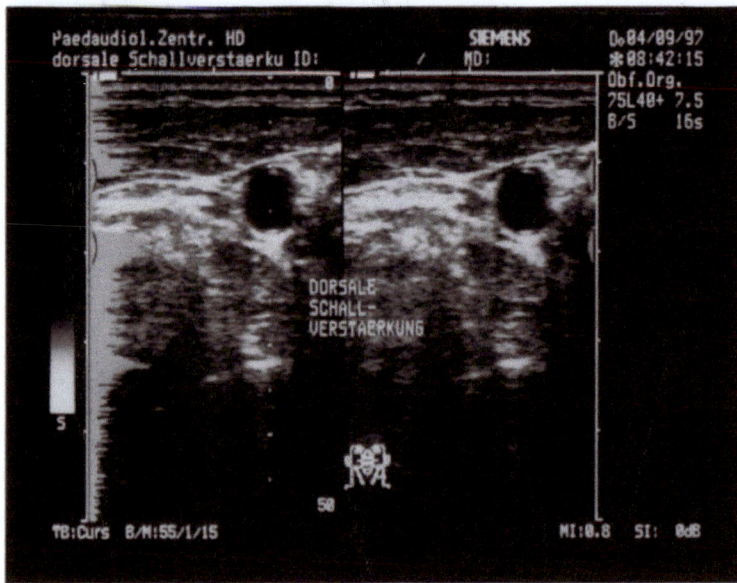

Abb. 6a, b. Schallverstärkung

nicht mit einer unscharfen Begrenzung und damit als Zeichen möglicher Malignität verwechselt werden (Abb. 7).

1.3.4
Fehlerhafte Befundung

1.3.4.1
A-Bild-Verfahren

Falsch-positive Befunde müssen erwartet werden, wenn bei der Untersuchung die Grenzen des untersuchten Organs mit dem Schallkopf verlassen werden. Dies gilt im Kieferhöhlenbereich bei allen angrenzenden Strukturen. Fehlinterpretationen sind bei der Beschallung des Unterkiefers, des Orbitabodens, der medialen Kieferhöhlenwand oder der lateralen Wangenweichteile möglich. Im Stirnhöhlenbereich führt die Beschallung des Septum interfrontalium sinuum zu schwer interpretierbaren Echos. Auch hier gilt es, wie bei der Kieferhöhle, die Organgrenzen einzuhalten. Aplasien müssen erkannt oder vermutet werden, um andere bildgebende Verfahren für die Diagnostik einsetzen zu können.

Wiederholungsechos sind in der Regel problemlos als solche zu identifizieren. Sie folgen in gleichmäßigem Abstand dem Primärecho und haben abnehmende Amplituden. Bei Kompression der Weichteile mit dem Schallkopf nähert sich das Wiederholungsecho aufgrund der Laufzeit der Schallwelle um den doppelten Betrag gegenüber dem Primärecho.

Falsch-negative Befunde können bei Erkrankungen mittlerer und dorsaler Nebenhöhlenabschnitte erhoben werden, wenn eine lufthaltige Struktur vorgela-

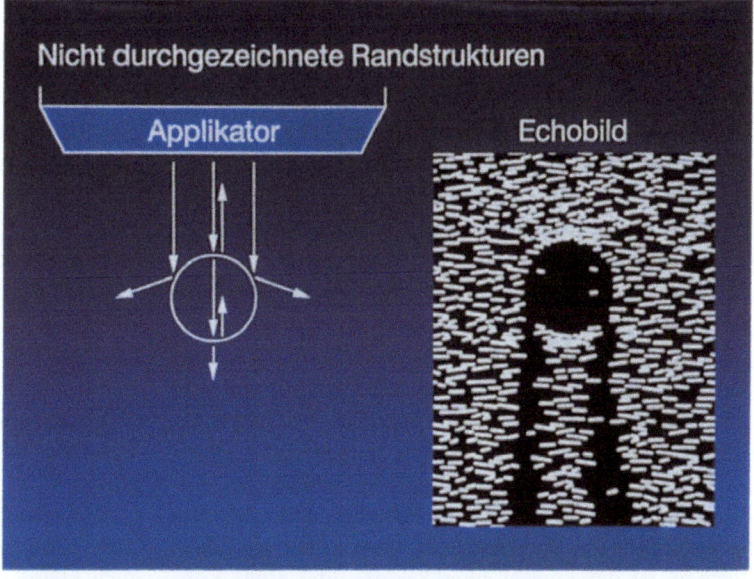
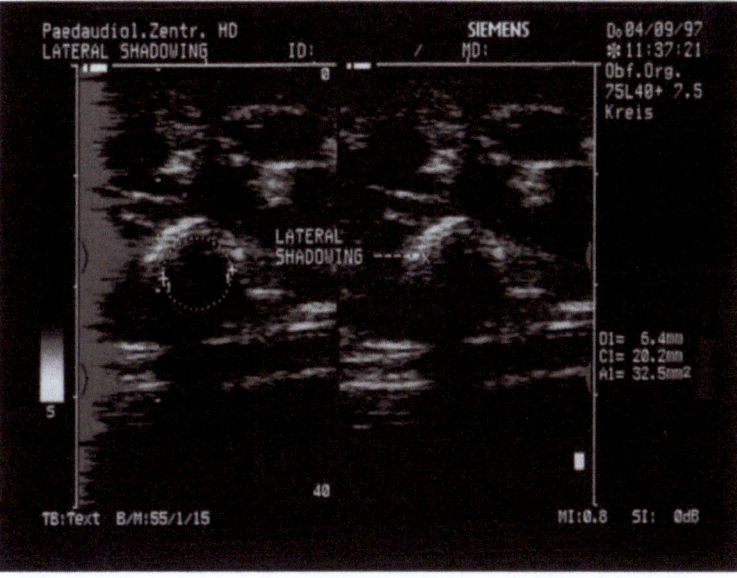

Abb. 7 a, b. Lateral shadowing

gert ist. Dies gilt auch für solitäre Befunde wie Nebenhöhlenzysten oder -polypen, wenn es konsekutiv nicht zu Belüftungsstörungen und Sekretstau gekommen ist. Aufgrund der anatomischen Situation muss dieses Problem am ehesten bei der Untersuchung der Siebbeine mit dem A-Bild erwartet werden.

1.3.4.2
B-Bild-Verfahren

Ein besonderes Problem stellt die Umsetzung der konventionellen Anatomie in die „Sonoanatomie" insofern dar, als es gerade im Kopf-Hals-Bereich Schwierigkeiten bereitet, diese Region aus zunächst ungewohnten Winkeln zu betrachten. Wie bei der Computertomographie gibt es zwar bestimmte Standardschnitte, aber bereits durch eine minimale Veränderung der Schallkopfposition lassen sich theoretisch unendlich viele Schnittebenen konstruieren, die hohe Ansprüche an das räumliche und anatomische Vorstellungsvermögen des Untersuchers stellen. Die sonographische Untersuchung gerade des Kopf-Hals-Bereiches setzt mit seiner Vielzahl von Strukturen große Erfahrung des Anwenders voraus, der allein die Qualität seiner Befunde limitiert.

Als Parameter für die Geräteeinstellung ist, neben dem Tiefenausgleich (TGC), die Sendeleistung am wichtigsten, um bei verschiedenen Patienten mit unterschiedlichen anatomischen Verhältnissen vergleichbare Befunde zu erhalten. Diese Größen sind zu Beginn jeder Untersuchung für jeden Patienten individuell zu optimieren. Zweckmäßig ist außerdem eine der Untersuchungstiefe angepasste Auswahl der Fokussierung. Bei manchen Geräten besteht die Möglichkeit der Mehrfachfokussierung, was aber einen langsameren Bildaufbau zur Folge hat und teilweise die Kriterien der Real-time-Sonographie dann nicht mehr erfüllt. Durch Veränderung der Kennlinien des Preprocessings läßt sich der subjektive Eindruck des Bildes auf dem Monitor variieren: Es kann „härter" oder „weicher" dargestellt werden. Dies stellt eine Gefahr für den ungeübten Untersucher dar, Befunde different zu interpretieren.

Frequenzen von 5–7,5 MHz erlauben es, insbesondere Speicheldrüsen gut darzustellen, die Auflösung ist damit gut. Für bestimmte, oberflächennahe Veränderungen sind noch höherfrequente Wandler sinnvoll. Als Abtastverfahren sollte der kleindimensionierte Linearapplikator bevorzugt werden, der bei guter Übersicht eine problemlose Ankopplung ermöglicht. Zur Untersuchung der Fossa retromandibularis, der Nasennebenhöhlen, aber auch bei stark konvexen Oberflächen, ist der Einsatz eines Sektor- oder eines Konvexschallkopfes zu empfehlen. Allerdings ist die differente Bildgeometrie beim Sektorschallkopf, aufgrund eines scheinbaren Verzerrungseffektes, zunächst für den Betrachter gewöhnungsbedürftig. Die Aussagekraft im Nahfeld ist zusätzlich sehr eingeschränkt. In diesen Situationen, oder auch bei schlechter Ankopplung, ist die Verwendung von Vorlaufstrecken zweckmäßig.

Die Untersuchung des Larynx mit seinen Binnenstrukturen ist schwierig, und die Aussagekraft der Sonographie an diesem Organ bei der Routinediagnostik begrenzt. Prinzipiell ist eine Darstellung der Epiglottis, Taschenfalten und Stimmlippen möglich, eine diagnostische Wertung ist aber in der Regel nur dem sehr Erfahrenen vorbehalten. Zur Klärung der Frage der Stimmlippenbeweglichkeit kann eine Achse des M-Mode – in manchen Geräten optional – durch das im B-Mode dargestellte Stimmband gelegt werden. Praktisch steht als „akustisches Fenster" das Lig. cricothyroideum zur Verfügung, da es bei direkter Beschallung des Schild- oder Ringknorpels zur Totalreflexion kommen würde. Häufig gelingt es, die Stimmbänder und echoreicheren Aryknorpel beim Wechsel zwischen der Respirations- und Phonationsstellung der Stimmlippen durch Artikulation einer Konsonanten-Vokal-Verbindung (z. B. „Hi-Hi") darzustellen. Während diskrete Befunde häufiger der sonographischen Diagnostik im Bereich des Larynx entgehen, gelingt der Nachweis der Weichteilinfiltration fortgeschrittener Larynx- und Hypopharynxkarzinome recht zuverlässig.

Bösartige Tumoren können in jeder Größe, Form und Textur auftreten; wichtigstes Kriterium, als Hinweis auf einen malignen Prozess, ist die schlechtere Abgrenzbarkeit zur Umgebung, die aber gerade bei den kleinen Neoplasien – selbst bei dem histologisch ausgesprochen infiltrativ wachsenden adenoidzystischen Speicheldrüsenkarzinom – initial sehr scharf sein kann, und damit ein gutartiges Geschehen vortäuscht. Man hüte sich dabei vor der Versuchung, histologische Diagnosen mit der Sonographie zu stellen. Der Ultraschallbefund ist in der Zusammenschau von Anamnese und klinischem Befund zu werten.

1.3.5
Dokumentation

Die Qualität einer Untersuchung (s. Kap. 10.2) wird besonders durch die Erstellung einer technisch einwandfreien bildlichen und einer präzisen schriftlichen Dokumentation ausgewiesen. Auch wenn kein pathologischer Befund vorliegt, besteht Dokumentationspflicht.

Die technischen Möglichkeiten der heute verwendeten Dokumentationssysteme sind so groß, dass auch kleine pathologische Strukturen sowie – bei geringen Schallhärtesprüngen zwischen den Reflektoren – kleine Amplituden auf dem Monitor dargestellt werden können.

Bei der Dokumentation muss darauf geachtet werden, dass eine organ- und befundspezifische Darstellung gewählt wird und dass anhand dieser Aufzeichnung auch die Befundbeschreibung nachvollziehbar ist (s. Kap. 1.3.6). Nur so ist es möglich, Kontrolluntersuchungen zu bewerten und den Befund über die Zeit zu kontrollieren. Außerdem ist dies eine unabdingbare Voraussetzung für die Bewertung durch einen Befundbetrachter, der bei der Untersuchung nicht zugegen war (s. Kap. 10.2.2.3).

1.3.6
Terminologie

Die Gestaltung der Befunddokumentation obliegt dem Vertragsarzt, er ist in der Wahl der Dokumentation frei. Diese generelle Freiheit wird im Bereich der Ultraschalldiagnostik allerdings durch die Erfordernisse der Qualitätskontrollen eingeschränkt (s. Kap. 10.2.2). Die Befunddokumentation hat neben der Bilddokumentation so zu erfolgen, dass eine Qualitätskontrolle durch einen Dritten jederzeit möglich ist.

Die Dokumentationspflicht im Rahmen der Ultraschalldiagnostik umfasst die Bilddokumentation (s. Kap. 10.2.2.1–10.2.2.3) und die schriftliche Befundung. Die Kenntnis vermeidbarer Fehler und Fehlerquellen (s. Kap. 1.3.1–1.3.4) im A- und B-Bild-Verfahren ist für eine gute Bilddokumentation unabdingbare Voraussetzung. Für eine präzise und allgemein verständliche Beschreibung ist eine logische Terminologie in der schriftlichen Befundung erforderlich. Eine solche Terminologie muss auf physikalischen Grundkenntnissen (s. Kap. 1.1) basieren und zugleich auf die Phänomenologie der Sonogramme abgestimmt sein. Sie sollte praktische und klinische Belange berücksichtigen und nicht zuletzt den Forderungen entsprechen, die für die Gestaltung der für den kassenärztlichen Bereich gültigen Dokumentationen von Ultraschalluntersuchungen (s. Kap. 10.2.2) gelten.

Die schriftliche Dokumentation einer sonographischen Untersuchung muss enthalten:
- Angaben zu Patient und Institution,
- Untersuchungsdatum,
- Indikation zur Untersuchung,
- Angaben zu Gerät und Schallkopf,
- Untersuchungsablauf (Position des Patienten, Geräteeinstellung, Maßstab, B-Bild: Schnittebene, Bildränder, optionale Bilddetails),
- Befundumfang, untersuchte Region (alle untersuchten Organe müssen benannt sein),
- Befundbeschreibung (Mindestanforderungen)
  - NNH: Schallcharakteristik und Beschreibung des Objektes,
  - Hals- und Halsorgane: Halsweichteile und Gefäßscheide, Lymphknoten,
  - Muskulatur, Mundboden, Zungengrund,
  - ggf. bei positivem Befund: Zuordnung oder Abgrenzung von parenchymatösen Organen, Kompressibilität und Verschieblichkeit,
  - Ausbreitung zu Gefäßen und Organen, Differenzierung,
  - Speicheldrüsen: Volumen und Konsistenz (Grauwert, Homogenität).

Dies bedeutet für die unterschiedlichen Untersuchungsverfahren:
- A-Bild: Stärke (Amplitude), Größe (zeitliche Dauer), Dichte (Abstand der Echos), Gleichmäßigkeit (Uniformität);
- B-Bild: Stärke, Größe, Abstände, Grenzechos, Nachbarschaftsechos (relative Schallverstärkung, Schallauslöschung), Binnenechogenität (Intensität, Homogenität), ggf. Artefakte, Topographie des Befundes unter besonderer Berücksichtigung therapierelevanter Strukturen;
- Befundinterpretation (Berücksichtigung der prinzipiellen Grenzen der sonographischen Untersuchungsmöglichkeiten).

Die Qualität der Befundbeschreibung bestimmt nicht nur die Befundinterpretation durch den ausführenden Arzt, sondern auch die Bewertung der Qualität der Untersuchung durch Dritte, z. B. bei einer Qualitätskontrolle (s. Kap. 10.2.2.3) durch die Sonographiekommission der KV.

Mit dem **A-Mode-Verfahren** untersucht der Arzt im Nebenhöhlenbereich. Die Umsetzung der piezoelektrischen Signale geschieht dabei in der Amplitudendarstellung (A-Mode). Zur Beschreibung einzelner Echos dienen die Parameter Stärke und Größe. Ein Echomuster ist durch den Abstand der Echos voneinander (Dichte) und deren Gleichmäßigkeit in der Verteilung (Uniformität) gekennzeichnet. Die Stärke eines Echos ist durch seine Amplitude (stark-mittelschwach) definiert, die Größe durch dessen zeitliche Dauer (grob-fein). Die Anordnung der Echos zueinander kann dicht, mitteldicht oder locker sein, sie können auch vereinzelt auftreten (z. B. Zyste). Schließlich kann eine gleichmäßige von einer ungleichmäßigen Verteilung unterschieden werden (Abb. 8).

Die gefundenen Echomuster können mit 5 verschiedenen Echogrammen typisiert werden (s. Abb. 9, Kap. 2.3). Da es sich bei der Sonographie um ein dynamisches Untersuchungsverfahren handelt, muss darauf geachtet werden, dass ein befundspezifisches Bild für die Dokumentation festgehalten wird. Für die Beurteilung durch Dritte (Qualitätskontrolle) sind sonst Fehlinterpretationen und damit vermeidbare Missverständnisse vorprogrammiert.

Die piezoelektrischen Signale werden im *B-Mode*-Verfahren durch Helligkeitsmodulation (brightness) dargestellt. Die abgebildeten Echos (Bildechos) sind nicht mehr identisch mit den ursprünglichen Echosignalen (Ultraschall). Sie stellen aber eine repräsentative Projektion der reflektierten akustischen Echosignale dar. Sie haben eine große Menge an Informationsgehalt, den es bei der Beschreibung und Interpretation zu erkennen und zu nennen gilt.

Die Echos im B-Bild-Verfahren können sein:
- mehr oder weniger hell,
- schwach bis stark,
- verschieden groß,
- fein bis grob.

Die Stärke (Helligkeit), die Größe (Flächengröße), der Abstand (Dichte) und die Gleichmäßigkeit der Verteilung (Uniformität) der dargestellten Echos beschreiben das Reflexionsverhalten der beschallten Struktu-

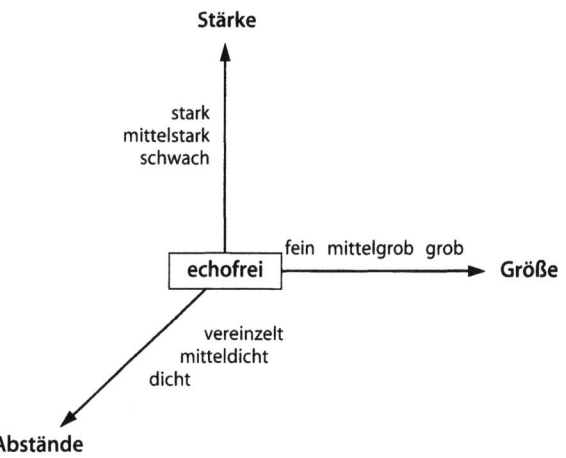

Abb. 8. Echocharakteristika

ren. Die Beschreibung dieser Größen geschieht analog zu denen im A-Mode-Verfahren. Die Skala endet jeweils bei echofrei, wenn kein Echo nachweisbar ist. Daneben bedient man sich bei der Beschreibung der Lage der Echos der anatomischen Lagebezeichnungen. Wichtig ist dabei eine gut erkennbare Darstellung der Grenzechos, der Nachbarschaftsechos und der Binnenechos.

Echos entstehen sowohl an sog. Spiegelreflektoren als auch an streuenden Elementen. Eine Schallabschwächung kann durch Reflexion, Absorption, Streuung, Brechung und Beugung (s. Kap. 1.1.3) im untersuchten Medium und an den Grenzflächen stattfinden. Sie muß durch einen entsprechend eingeregelten Tiefenausgleich kompensiert werden. Schwach reflektierende oder echofreie Zonen nach abschwächendem Gewebe werden als kompletter Schatten (z. B. nach Unterkiefer, Trachea) bezeichnet. Als Verstärkung bezeichnet man die Echostruktur in Arealen hinter weniger abschwächenden Untersuchungsobjekten (z. B. distale Verstärkung nach Zysten, Lymphomen).

Umschriebene Veränderungen müssen im schriftlichen Befund genau definiert werden:

- Lage (anatomische Termini),
- Form (Bezug: einfache geometrische Körper),
- Größe (reproduzierbar in metrischem Maßstab),
- Oberfläche kann bei Organen beschrieben werden (eben/uneben),
- Echomuster (s. o.),
- Abgrenzbarkeit gegenüber dem umgebenden Gewebe (gut/schwer),
- Begrenzung (regelmäßig/glatt/unregelmäßig).

Zusätzliche Anmerkungen in der Ultraschallbefundbeschreibung sind bei einer eingeschränkten oder fehlenden Bewegung bei gleichzeitiger Palpation, bei Pulsationen oder bei Formveränderungen anzufügen. Die Kompressibilität von untersuchten Strukturen durch Andrücken des Schallkopfes und die Verschieblichkeit zweier Schallstrukturen gegeneinander sind wichtige zusätzliche Hinweise für die Beurteilung, sie verbessern somit die Ergebnisqualität.

Die Dokumentation einer sonographischen Untersuchung besteht aus Wort und Bild. Für eine präzise und allgemein verständliche Beschreibung der Befunde ist eine logische Terminologie erforderlich. Nur sie macht es möglich, zu einem späteren Zeitpunkt Untersuchungsbefunde am selben Patienten vergleichbar zu machen mit früher erhobenen Befunden. Wie schwer dies werden kann, muß u. U. derjenige erfahren, der eine Untersuchung bei einem Patienten vornimmt, welcher die Institution für die Folgediagnostik gewechselt hat und dabei als einzigen Befund ein Bild und eine Befundbeschreibung einer Ultraschalluntersuchung vorlegt, die zuvor von einem anderen Arzt durchgeführt wurde. Allein aufgrund der schwer nachvollziehbaren Schnittebene ist die Folgediagnostik erheblich erschwert. Nur ein normiertes Vorgehen (Strukturqualität) und eine hohe Prozeß- und Ergebnisqualität (s. Kap. 10.4) erlauben es, Probleme für den Untersucher und letztendlich auch resultierende Folgen für den Patienten zu minimieren.

1.4
Stellenwert der Ultraschalldiagnostik

Gegenüber anderen diagnostischen Verfahren liegt der Vorteil bei der Ultraschalluntersuchung einerseits in einer geringen Invasivität, andererseits in einer guten Validität.

Nach eigenen Erfahrungen beläuft sich die Fehlerquote beim Vergleich der Ergebnisse radiologischer und endoskopischer Untersuchungen in der Nasennebenhöhlendiagnostik auf 17%. Bei 846 untersuchten Patienten mußte in 142 Fällen das Ergebnis der radiologischen Diagnostik nach dem Einsatz anderer bildgebender und endoskopischer Untersuchungen korrigiert werden. Bei erkrankten Patienten reduziert sich die Fehlbeurteilungsquote durch Hinzunahme von Ultraschall in der Diagnostik um 6%.

Die Ultraschalluntersuchung ist biologisch inert. Damit erlangt sie bei Patienten, denen man eine Strahlenbelastung nicht zumuten kann, besondere Bedeutung.

Auf Patientinnen in der Schwangerschaft trifft dies genauso zu wie auf Patienten, die im Verlaufe der konservativen Behandlung oder postoperativ kontrolliert werden.

KAPITEL 2

A-Bild-Sonographie

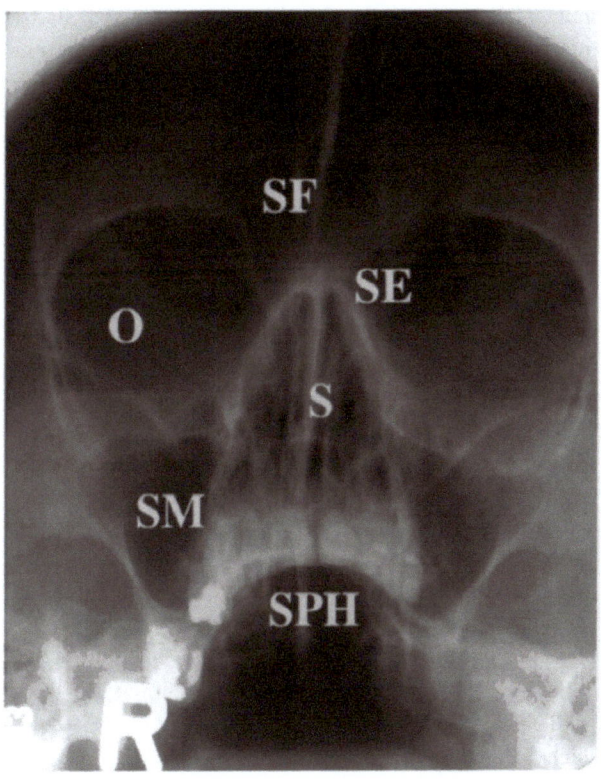

Anatomische Darstellung
O = Orbita
SPH = Sinus sphenoidalis
S = Septum
SE = Sinus ethmoidalis
SF = Sinus frontalis
SM = Sinus maxillaris

Insbesondere in der Diagnostik beim Kind, bei Schwangeren und postoperativ zur Verlaufskontrolle hat die A-Bild-Sonographie Bedeutung. Im Folgenden werden die Indikationen zur Untersuchung und die dabei zu erwartenden Untersuchungsergebnisse dargestellt.

Bei der A-Bild-Sonographie wird ein einzelner piezoelektrischer Kristall durch elektrische Energie deformiert, wodurch mechanische Energie entsteht. Das Verfahren ist umkehrbar. Der Schallkopf fungiert also als Sender und Empfänger gleichermaßen. Durch die punktartige Ausstrahlung der Schallenergie kann nur ein sehr schmaler Bereich, gleichsam wie beim Echolot in der Schiffahrt, untersucht werden. Um einen Organbereich, wie z. B. die Kieferhöhle, zu erfassen, muss der Untersucher aktiv sein. Im Vergleich zu anderen Untersuchungsverfahren (EEG, EKG, ENG), bei denen die Elektroden unbeweglich fixiert sind, muss der Schallkopf bei der Ultraschalluntersuchung im A-Bild als erfassende Struktur bewegt werden. Das zu untersuchende Objekt muss gleichsam sektorförmig abgetastet werden. Dadurch sind zusätzlich störende Einflüsse möglich (Bewegungsartefakte, Organgrenzen, Ankopplung, Grenzschichten).

Die A-Bild-Sonographie wird seit nahezu 50 Jahren als hilfreiche Methode in der Nasennebenhöhlendiagnostik diskutiert. In den letzten 3 Jahrzehnten fand dieses Diagnostikum weite Verbreitung, es ist heute für den Facharzt zu einer Standarduntersuchung bei Erkrankungen im Stirn- und Kieferhöhlenbereich geworden. Es gilt als bewährtes, nichtinvasives, personell wenig aufwendiges und nicht belastendes Untersuchungsverfahren, das die Fehlerquote durch die Beurteilung mit anderen Diagnostika (Röntgen, Diaphanoskopie, Inspektion, Palpation) um 6% reduzieren kann.

2.1
Anwendungsbereich

Geeignet für die Ultraschalldiagnostik im A-Bild-Verfahren sind gut abgrenzbare Organsysteme und Bereiche mit hohen Schallhärtesprüngen. Im Nasennebenhöhlensystem findet man diese Voraussetzungen bei den Kieferhöhlen und der Stirnhöhle. Im Siebbeinbereich sind die Bedingungen allerdings selten optimal. Gekammerte Bereiche sind im A-Bild nicht zu beurteilen, wenn z. B. die schallkopfnahen Zellen lufthaltig sind. Der Ultraschall trifft dabei auf eine Luftschicht, es erfolgt eine Totalreflexion. Tiefer liegende Strukturen entziehen sich so der Beurteilung. Das A-Bild-Verfahren ist damit am besten geeignet für die Untersuchung im Bereiche der Kieferhöhlen und der Stirnhöhle.

Zur metrischen Bestimmung von Ultraschallmessstrecken bei der B-Bild-Untersuchung kann das A-Bild bei Bedarf eingesetzt werden. Der Informationsgehalt ist allerdings eingeschränkt. Der eingeblendete Maßstab auf dem Bildschirm erlaubt eine Beurteilung der Größe pathologischer Strukturen auch im B-Bild ohne zusätzlichen Einsatz der A-Bild-Sonographie.

In der klinischen Routinediagnostik bei Nasennebenhöhlenerkrankungen haben sich insbesondere die Röntgenuntersuchung, und dabei die halbaxialen Projektionsrichtungen bewährt. Erschwert wird bei diesen Darstellungen die Beurteilung nicht selten durch:

- Form- und Volumenasymmetrie der Stirn- und Kieferhöhlen,
- Überlagerungen benachbarter oder tiefer liegender Schädelknochenanteile und Weichteile,
- Verzerrung des Röntgenbildes mit zunehmendem Abstand vom Zielstrahl,
- Schädelasymmetrien oder Probleme bei der Einstellung des zu Untersuchenden,
- Transparenzminderung der Kieferhöhlen postoperativ,
- verminderte Transparenz kindlicher Nebenhöhlen,
- Bewegungsunschärfen (insbesondere bei Kindern),
- erschwerter Sekretnachweis bei akuter Sinusitis.

Vergleichende Arbeiten zwischen Röntgen- und Spülbefunden zeigten eine Übereinstimmung in nur 60–80%. Eigene Untersuchungen zeigten bei radiologisch randständig oder homogen verschatteten Kieferhöhlen eine Fehlbeurteilung durch Röntgen allein in ca. 20% der Fälle. Durch den zusätzlichen Einsatz von Ultraschall in der Diagnostik bei Nasennebenhöhlenerkrankungen kann die Rate der Fehlbeurteilungen um insgesamt 6% reduziert werden.

Weitere Vorteile der Ultraschalldiagnostik im A-Bild-Verfahren liegen darin, dass diese Untersuchung beliebig oft wiederholt werden kann, da sie für den Patienten keine gesundheitliche Belastung darstellt. Insbesondere bewährt hat sich der Einsatz von Ultraschall in der Diagnostik bei:

- Schwangerschaften (Sinusitis),
- Kindern,
- Kontrolluntersuchungen (konservative Therapie),
- Kontrolluntersuchungen (postoperativ).

2.2 Untersuchungstechnik

Bei der A-Bild-Sonographie sitzt der Patient vor dem Untersucher. Der Vorteil dieser Untersuchungsposition ist die freie Beweglichkeit des Kopfes. Dadurch sind auch kleine Sekretansammlungen am Boden der Nasennebenhöhle durch Vorkippen des Kopfes bei positioniertem Schallkopf zu erfassen.

Die Sonde wird für die Untersuchung der *Kieferhöhlen* zunächst, mit genügend Kontaktgel versehen, auf die Wange im Bereich der Fossa canina waagerecht aufgesetzt. Um ein unkontrolliertes Bewegen (z.B. gegen das Auge) oder ein Verkanten des Schallkopfes zu vermeiden, wird der kleine Finger gegen den Unterkiefer abgestützt und so die Handbewegung und -lage kontrolliert. Der Kopf des Patienten kann mit der freien Hand fixiert werden, um auch hier zunächst statische Verhältnisse zu schaffen.

Die Untersuchung des Kieferhöhleninhaltes kann nur erfolgen, wenn der Schallkopf bewegt wird. Es ist hierfür notwendig, genügend Schallenergie in diesem Bereich zur Verfügung zu haben. Dies ist gewährleistet, wenn die Einstellung des Gerätes (s. Kap. 1.3) und die Handhabung während der Untersuchung stimmen.

Wenn es gelingt, das Echo, das den Schallwellenwiderstand zwischen Wangenweichteilen und knöcherner Kieferhöhlenvorderwand kennzeichnet, mit großer Amplitude und den Wangenweichteilkomplex richtig abzubilden (s. Kap. 2.3), kann man davon ausgehen, dass der Nebenhöhleninhalt dargestellt werden kann und dass die Gefahr falsch interpretierbarer Wiederholungsechos gering ist.

Die ersten Schallkopfbewegungen bei der Untersuchung dienen dem Untersucher, diese „Idealsituation" (typisches Echogramm) zu finden. Die folgenden Aktivitäten sind darauf ausgelegt, die Organgrenzen zu suchen. Damit können auch die Recessus erfasst werden. Mit dem Erkennen der Nebenhöhlengrenzen verhindert man eine Fehlinterpretation scheinbar pathologischer Binnenechos, die in Wirklichkeit Echos physiologischer Strukturen außerhalb der Nebenhöhlengrenzen entsprechen:

- Muskulatur,
- Wangenweichteile (insbesondere lateral der Kieferhöhle),
- Oberkiefer,
- Orbitaboden,
- Jochbogen,
- mediale Kieferhöhlenwand.

Danach erst werden pathologische Echos erfasst und vermessen, und es wird ihre Lage und Struktur dargestellt (Darstellung und Befundbeschreibung s. Kap. 2.3).

Für die Untersuchung der *Stirnhöhle* müssen die laufzeitabhängige Verstärkung und die Verstärkung insgesamt verändert werden. Da die Untersuchung sozusagen im Nahbereich erfolgt, muss die optimale Abbildung auf 2–3 cm Untersuchungstiefe eingestellt werden. Die „optimale Einstellung" bezüglich der Abbildung physiologischer Befunde und das Aufsuchen der Organgrenzen geschieht wie bei der Untersuchung der Kieferhöhlen (s.o.). Da geringe Sekretansammlungen im Infundibulum frontale am ehesten zu erwarten sind, sollte für die Untersuchung der Stirnhöhle auch eine Schallkopfposition etwas unterhalb der Linie Glabella/medialer Augenbrauenrand mit Projektion auf das Infundibulum zu gewählt werden.

Die Untersuchung der Siebbeinzellen beinhaltet viele mögliche Fehlerquellen. Die Eindringtiefe bei der Ultraschalluntersuchung steigt in dem Maße, in dem der Strahlengang wenig gestört wird. Dies bezieht sich insbesondere auf schrägstehende Reflektoren, Interferenzstrahlung, starke Schallabschwächung und das Vorkommen lufthaltiger Strukturen im Strahlengang. Diese „Störfaktoren" findet man im Untersuchungsgebiet der Siebbeine vorzugsweise. Die anatomischen Gegebenheiten und die Tatsache, dass z. B. die vorderen Siebbeinzellen lufthaltig und die mittleren verschleimt sein können, ermöglichen keine sichere Diagnostik mit dem Ultraschall im A-Bild-Verfahren. Mit dem B-Bild-Verfahren hat man hier eine bessere Möglichkeit der Diagnostik (s. Kap. 3). In der Folgediagnostik bei Siebbeinerkrankungen kann das A-Bild-Verfahren nur verwendet werden, wenn die vorderen Siebbeinzellen mitbetroffen sind und wenn zuvor die Diagnostik durch andere Verfahren (z. B. radiologisch) abgesichert wurde.

2.3
Echogrammtypen

Bei der Ultraschalluntersuchung mit dem A-Bild-Verfahren sind im Nasennebenhöhlenbereich bestimmte Echomuster immer wieder vorzufinden. Uttenweiler teilte 1979 diese Muster in 5 „Echogrammtypen" ein

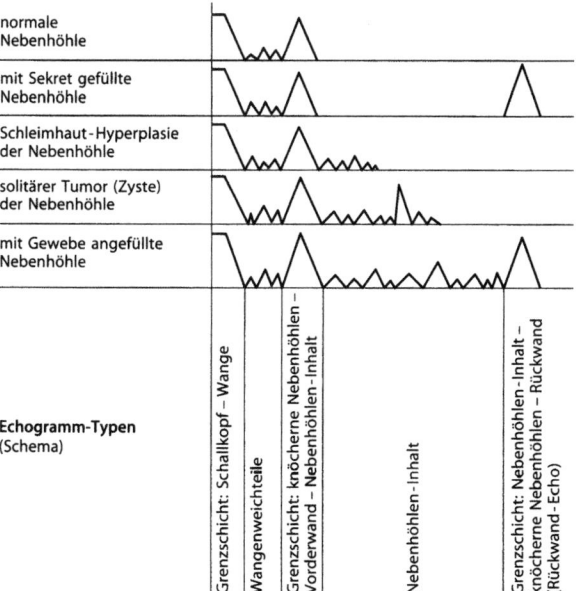

Abb. 9. Echogrammtypen. Schema möglicher Ultraschallbefunde (A-Bild) im Nasennebenhöhlenbereich

(Abb. 9). Gemeinsam ist allen Befunden der Komplex der Wangenweichteile, ventral begrenzt durch die Grenzschicht Schallkopf/Wangenhaut, dorsal durch die Grenzschicht knöcherne Nebenhöhlenvorderwand/Nebenhöhleninhalt. Diese beiden Grenzschichten stellen sich bei richtiger Applikation des Schallkopfes, genügend Kontaktgel und richtigem Winkel (s. Kap. 1.1.3.1, Abb. 2) zwischen Schallkopf und Reflektor (Grenzschicht) als Echo großer Amplitude dar. Als Richtwert kann angenommen werden, dass das erste Grenzschichtecho mindestens 3/4 der maximal darstellbaren Ordinate auf dem Oszillographenbildschirm betragen sollte. So ist gewährleistet, dass genügend Schallenergie zur Untersuchung dorsaler Strukturen (Binnenechos) vorhanden ist. Es sollte außerdem darauf geachtet werden, dass der 2. Reflektor (knöcherne Nebenhöhlenvorderwand) noch mit genügender Amplitude darstellbar ist (s. Kap. 2.2).

2.3.1
Normalbefunde

Findet man nach diesem Wangenweichteilkomplex und der Grenzschicht Vorderwand kein Echo oder ein Echo von nur geringer Amplitude und maximal 3 mm Breite, kann man von einer lufthaltigen Nebenhöhle, von einem Normalbefund (Abb. 10) ausgehen. Abbildung 11 zeigt das Röntgenbild, Abb. 12 den endoskopischen Befund einer gesunden Kieferhöhle, die, gut belüftet über das Ostium maxillare, reizlose Schleimhautverhältnisse aufzeigt. Einen falsch-negativen Befund kann man bei der Ultraschalluntersuchung erhalten, wenn zwischen der Nebenhöhlenvorderwand und einem pathologischen Bereich eine Luftschicht vorliegt. Sie ist für den Ultraschall ein unüberwindbares Hindernis, es kommt zu einer Totalreflexion und damit zu einem scheinbar

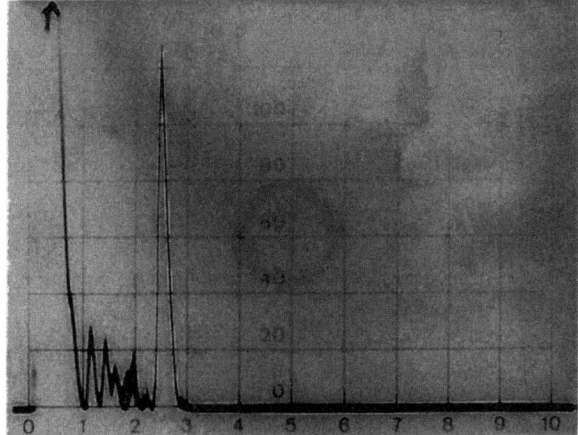

Abb. 10. Ultraschallbefund (A-Bild) der Kieferhöhle: Normalbefund

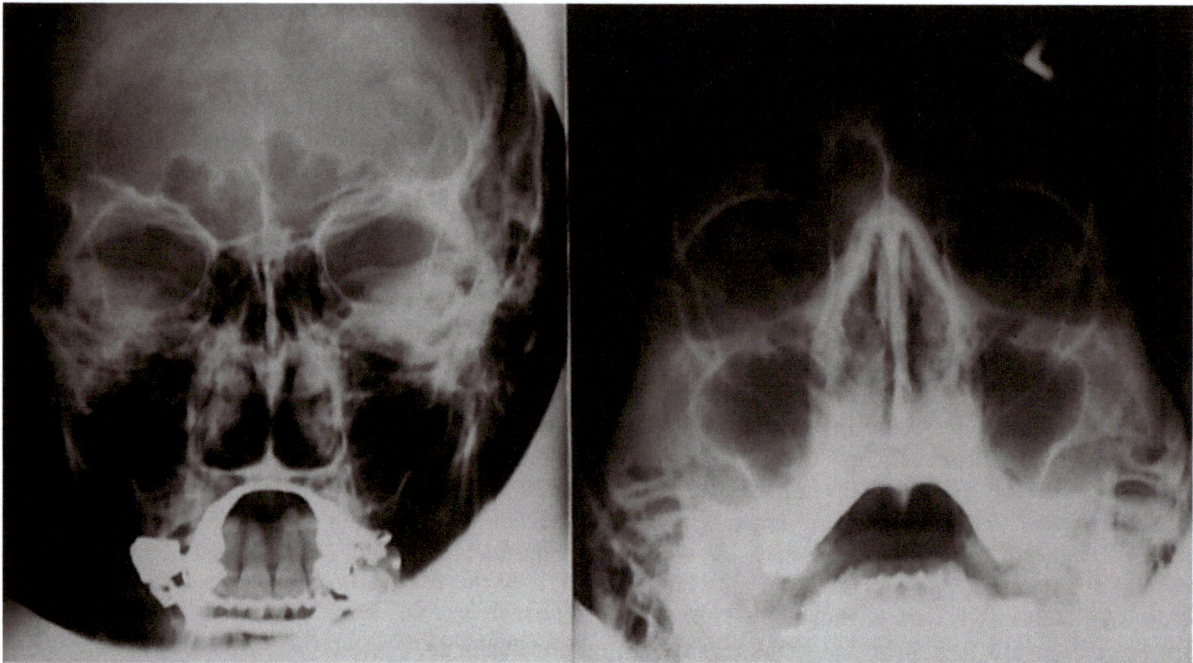

Abb. 11. Röntgenbefund der Kieferhöhle: Normalbefund

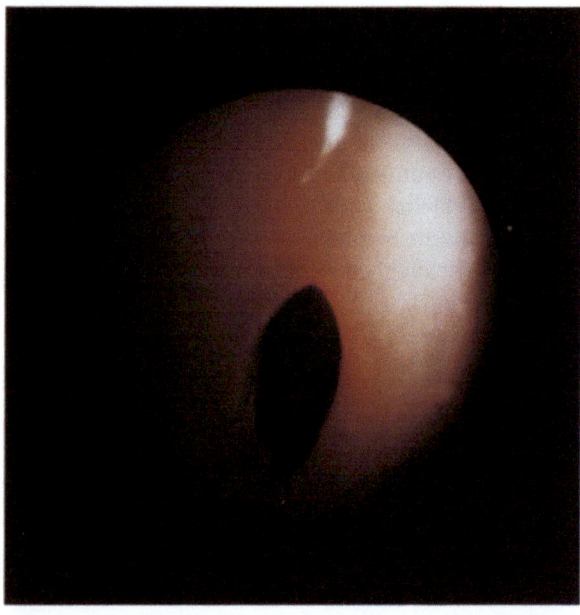

Abb. 12. Endoskopiebefund der Kieferhöhle: reizlose Schleimhaut und freies Ostium maxillare

normalen, physiologischen Befund (s. auch Kap. 2.3.3). Findet man nach der Grenzschicht knöcherne Nebenhöhlenvorderwand weitere Echos über die o. g. Strecke von 3 mm hinaus reproduzierbar vor, so muss von einem pathologischen Befund ausgegangen werden.

2.3.2
Entzündungen

Bei der entzündlich veränderten Nasennebenhöhle findet man Binnenechos, die dem Grenzschichtecho der knöchernen Nebenhöhlenvorderwand in unterschiedlicher Ausprägung folgen.

Bei Sekretansammlung in der Kieferhöhle findet man ein solitäres Binnenecho nach etwa 4–5, bei der Stirnhöhle nach ca. 2 cm. Dieses Echo stellt die Grenzschicht Sekret/knöcherne Nebenhöhlenhinterwand dar. Ist das Sekret zähflüssig, so sind kleine Binnenechos über die gesamte Tiefe der Nebenhöhle darstellbar. Handelt es sich um dünnflüssiges Sekret oder um verbliebene Spülfüssigkeit, können keine Binnenechos dargestellt werden (Abb. 13). Die Differenzierung zwischen einer großen Zyste und einer sekretgefüllten Kieferhöhle ist nicht selten schwer (s. Kap. 2.3.3). Manchmal gelingt der Nachweis von Sekret mit dem Vorkippen des Kopfes. Der Abstand des Echos, das das Ende der Sekretansammlung darstellt, verändert sich, während die Zystenhülle ihre Form und damit Ausdehnung eher beibehält. Der Abstand des dorsalen Zystenechos ändert sich damit nicht merklich. Eine kleine Menge an Erguss lässt sich bei der normalen Untersuchungssituation gegenüber den Nebenhöhlengrenzen nicht erkennen. Beim Vorbeugen des Kopfes und unveränderter Schallkopfposition erhält man plötzlich ein reproduzierbares Binnenecho mit größerer Amplitude am Schallhärtesprung zwischen dem Erguss und der lufthaltigen restlichen Nebenhöhle. Die größere Amplitude kommt durch die

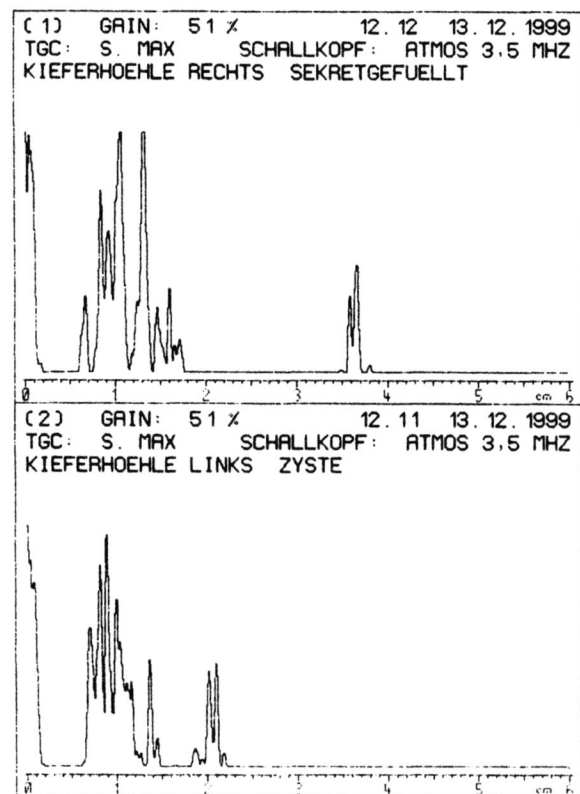

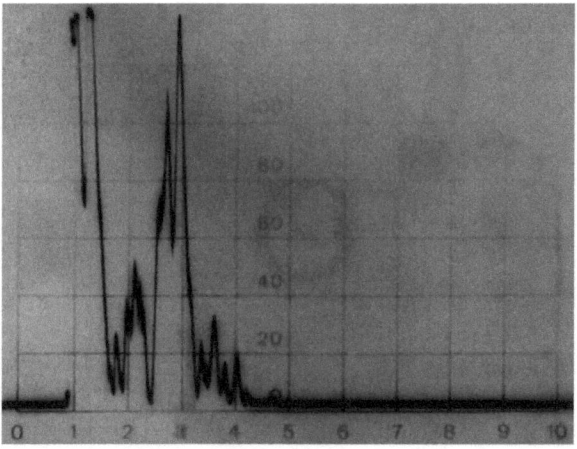

Abb. 14. Ultraschallbefund (A-Bild): Sinusitis maxillaris mit geringgradiger Schleimhauthyperplasie (Dekrescendoecho)

Abb. 13. Ultraschallbefund (A-Bild) der sekretgefüllten Kieferhöhle; *rechts* homogenes Sekret ohne darstellbare Schallhärtesprünge (keine Binnenechos), *links* Kieferhöhlenzyste

totale Reflexion des Ultraschalls an dieser Grenzschicht zustande.

Bei der Schleimhauthyperplasie der Nebenhöhle folgen dem Vorderwandecho Reflexionsechos mit kleineren Amplituden. Ihre Ausprägung und Ausdehnung können sehr unterschiedlich sein. Bei der akuten Sinusitis führt die Reizung der Schleimhaut häufig dazu, dass man nach dem Vorderwandkomplex ein sog. „Dekrescendoecho" findet (Abb. 14). Das heißt, es treten mehrere kleine Echos mit abnehmender Amplitude auf einer Strecke von 5–12 mm auf.

Befinden sich in den Binnenechos reproduzierbar einzelne Echos mit großer Amplitude, kann davon ausgegangen werden, dass die Schleimhauthyperplasie zystisch verändert ist. Sehr unterschiedliche Amplituden findet man bei der polypös veränderten Nebenhöhlenschleimhaut, die bei rezidivierenden Entzündungen und bei chronischer Behinderung der Ventilation gefunden wird (Abb. 15–17). Bei der Röntgendarstellung findet man „wolkige" Verschattungen der Nebenhöhle, bei der endoskopischen Untersuchung eine entsprechende Verdickung und Schwellung der Schleimhaut.

Bei einzelnen größeren Polypen in der Kieferhöhlenschleimhaut findet man im Ultraschall ein begrenztes Binnenecho von gleichmäßiger Struktur mit einem Echo größerer Amplitude am Ende des Echobandes als Zeichen eines hohen Schallhärtesprungs an der Grenzfläche Gewebe/lufthaltige restliche Nebenhöhle (Abb. 18). Im CT zeigt sich die kleine polypöse Schleimhautschwellung am Dach der linken Kieferhöhle (Abb. 19).

2.3.3 Zysten

Als Ausdruck eines chronischen Reizzustandes der Nebenhöhle findet man flüssigkeitsgefüllte Zysten. Sie treten häufig solitär auf. Ihr Nachweis gelingt nur, wenn die Zystenhaut Kontakt zur Nebenhöhlenvorderwand oder zur lateralen Kieferhöhlenwand (Schallkopfposition dabei Wangenweichteile lateral der Kieferhöhle) hat, oder aber eine Sekretbrücke die Zyste bei der Ultraschalluntersuchung zur Darstellung bringt. Der Zystennachweis ist dann allerdings leicht möglich. Der Zysteninhalt ist in der Regel so homogen, dass er keine nachweisbaren Reflexionen (Binnenechos) zulässt. So ist die typische Darstellung einer Zyste im Nasennebenhöhlenbereich dadurch gekennzeichnet, dass nach dem „Vorderwandechokomplex" eine echofreie Zone folgt und danach sich ein solitäres Echo größerer Amplitude zeigt, das den Schallhärtesprung an der Rückwand der Zyste darstellt (Abb. 20–22).

2.3.4 Tumoren

Die Tumordiagnostik mittels Ultraschall im Nasennebenhöhlenbereich ist Domäne des B-Bild-Verfahrens. Im A-Bild-Verfahren stellt sich ein Tumor in diesen anatomischen Strukturen durch sehr variable Binnenechos dar. Es werden neben kleinsten Echos auch Echos mit großer Amplitude gefunden, ihre An-

20 Kapitel 2 A-Bild-Sonographie

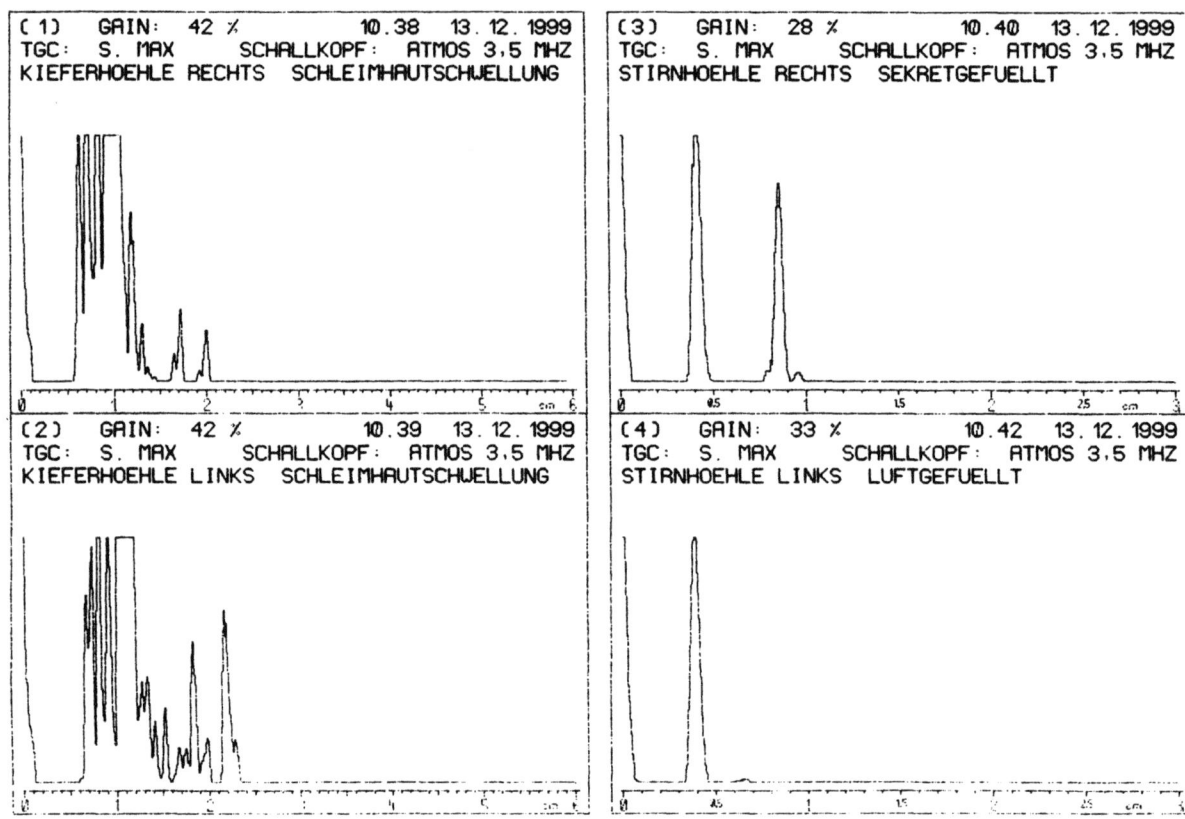

Abb. 15. Ultraschallbefund (A-Bild): Sinusitis maxillaris mit polypöser Schleimhauthyperplasie beidseits, Sekretspiegel in rechter Stirnhöhle (Rückwandecho, keine Binnenechos)

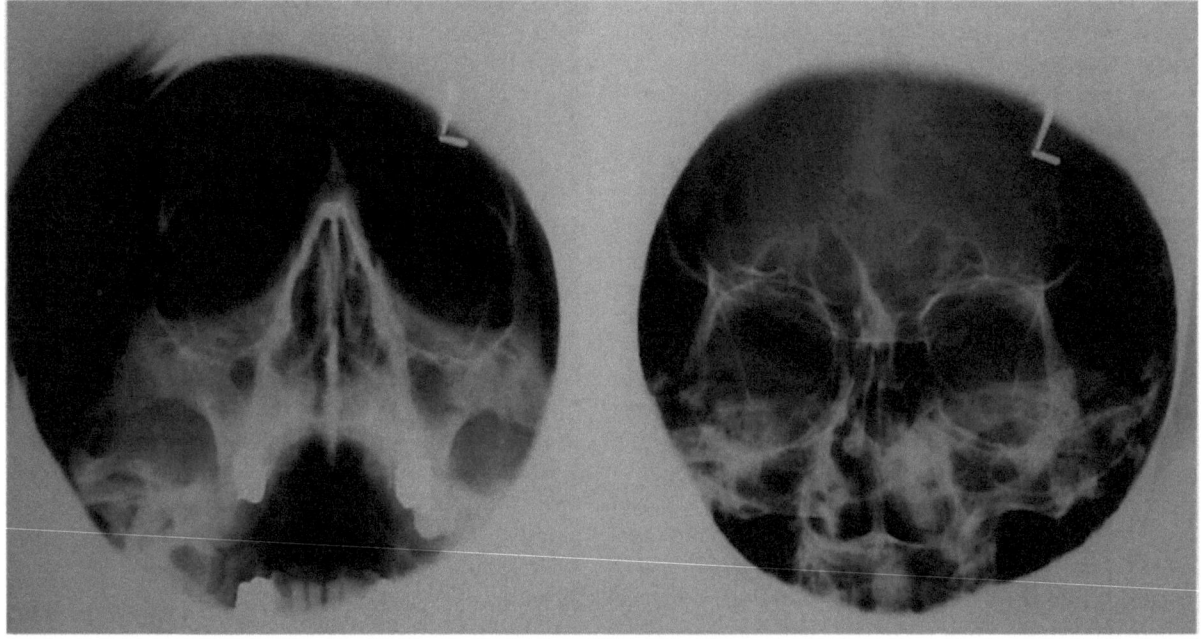

Abb. 16. Röntgenbefund: Schleimhauthyperplasie der Kieferhöhle

2.3 Echogrammtypen

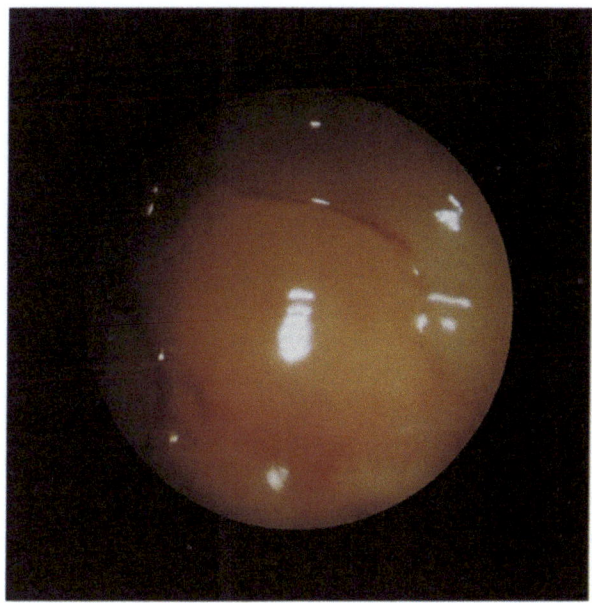

Abb. 17. Endoskopiebefund einer chronischen Sinusitis maxillaris

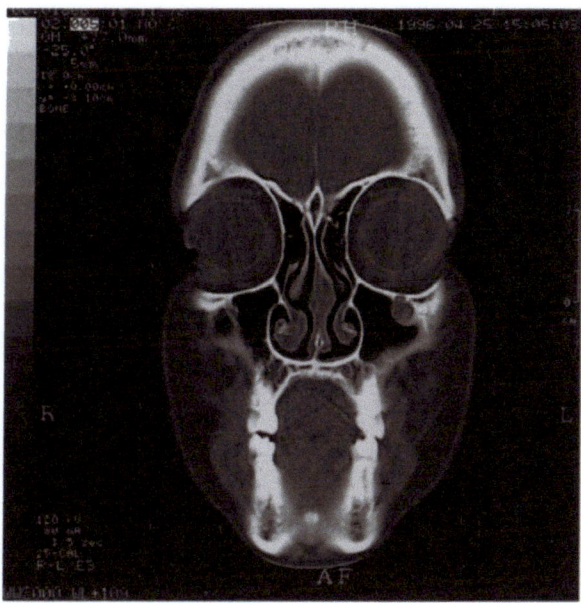

Abb. 19. Computertomographische Darstellung einer polypösen Veränderung im Schleimhautbereich am Dach des linken Sinus maxillaris

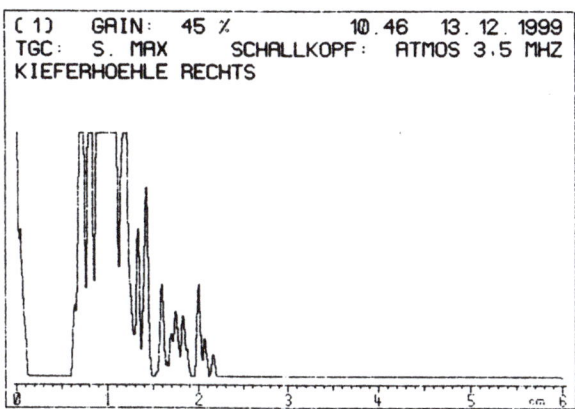

Abb. 18. Ultraschallbefund (A-Bild) einer echoreichen begrenzten Veränderung im oberen Bereich der Kieferhöhle mit homogenen gleichmäßigen Binnenechos größerer Amplitude

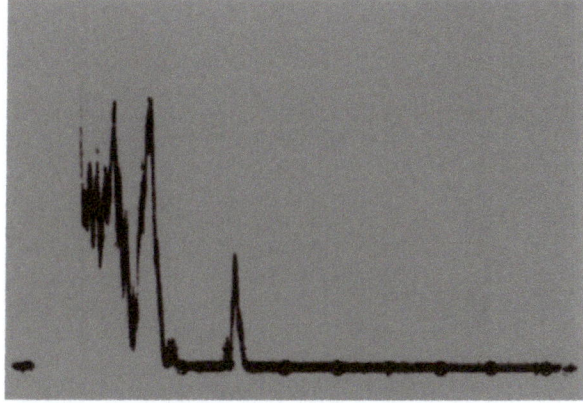

Abb. 20. Ultraschallbefund (A-Bild): Kieferhöhlenzyste

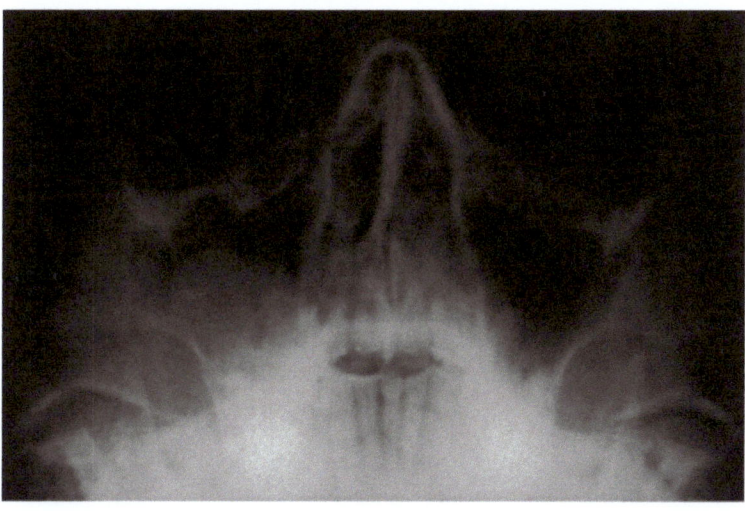

Abb. 21. Röntgenbefund: Kieferhöhlenzyste

22 Kapitel 2 A-Bild-Sonographie

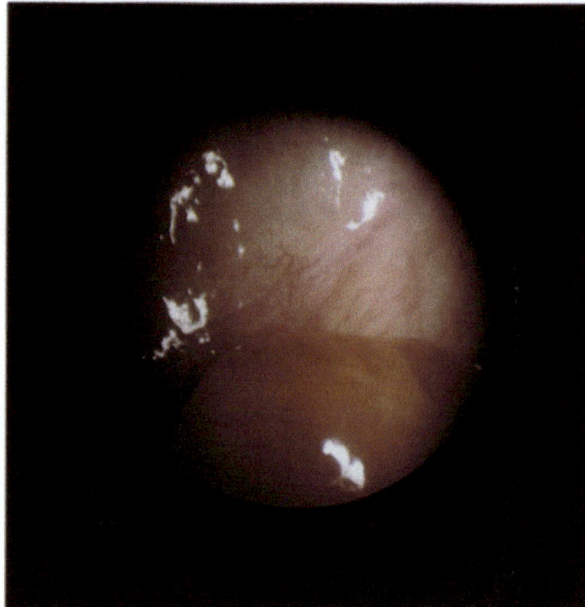

Abb. 22. Endoskopiebefund: Kieferhöhlenzyste

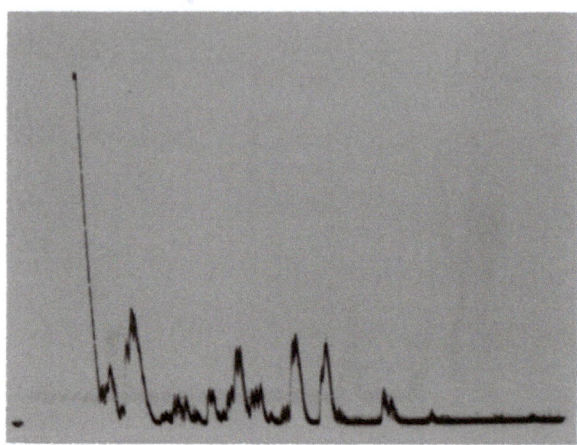

Abb. 23. Ultraschallbefund (A-Bild): Tumor der Kieferhöhle

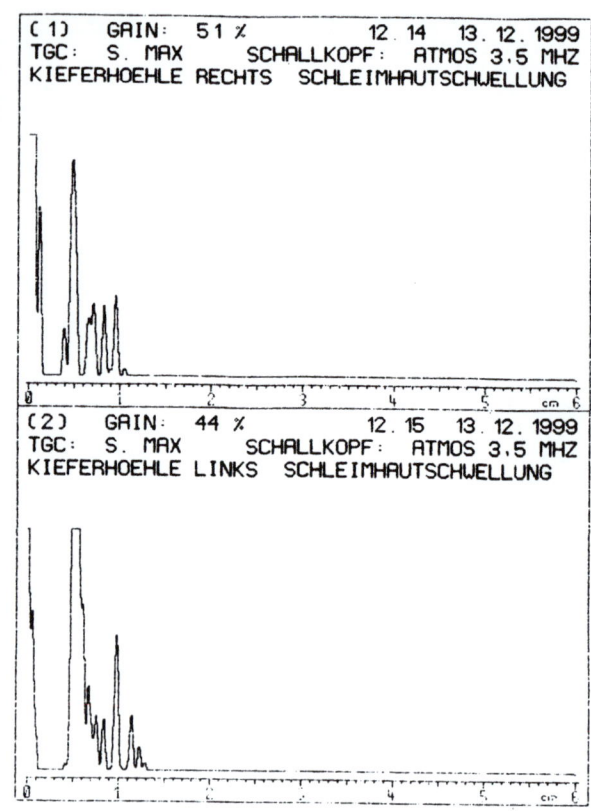

Abb. 24. Ultraschallbefund (A-Bild): Sinusitis maxillaris beim Kind

2.3.5
Spezielle Befunde

Im Rahmen eines Infektes im oberen Respirationstrakt sind beim Kind nicht selten auch die schon angelegten Nasennebenhöhlen beteiligt. Bei Kindern erschweren einige Besonderheiten die Diagnostik dieser Erkrankungen.

Bei den in der Anlage noch kleinen Nebenhöhlen lässt sich deren Inhalt radiologisch oft nicht sicher differenzieren, es wird eine homogene Verschattung angenommen. Die Zahnanlagen überblenden außerdem den basalen Nebenhöhlenbereich und es treten häufiger Bewegungsunschärfen bei der Untersuchung auf. Außerdem stellen die Eltern zunehmend die Notwendigkeit einer radiologischen Diagnostik in Frage und verweisen auf vermeintliche Folgen solcher Untersuchungen.

Mit der Ultraschalluntersuchung gelingt es in der Regel gut, erkrankte kindliche Nebenhöhlen von nichterkrankten zu unterscheiden (Abb. 24-26). Die Schleimhautschwellung ist wie auch häufig der Sekretnachweis gut darzustellen. Die Kinder machen bei der Untersuchung gut mit und verfolgen die Bildschirmdarstellungen interessiert.

Orbitale Mukozelen entstehen nach Obliteration des Ausführungsganges meist im Bereich der

ordnung erscheint rein zufällig. Besteht die dorsale Wand der Nebenhöhle noch, erkennt man reproduzierbar in jeder Höhe bei der sektorförmigen Untersuchung ein solitäres Echo von größerer Amplitude. Ist die dorsale Nebenhöhlenwand destruiert, setzt sich das unregelmäßige Echo (z. B. retromaxillärer Raum) weiter fort (Abb. 23). Da Tumoren, die in die Kieferhöhle vordringen, nicht selten im maxilloethmoidalen Winkel entstehen, ist die sorgfältige Untersuchung gerade in diesem Grenzbereich angezeigt. Das A-Bild-Verfahren allein kann dem Standard der Diagnostik bei dieser Fragestellung in keiner Weise gerecht werden.

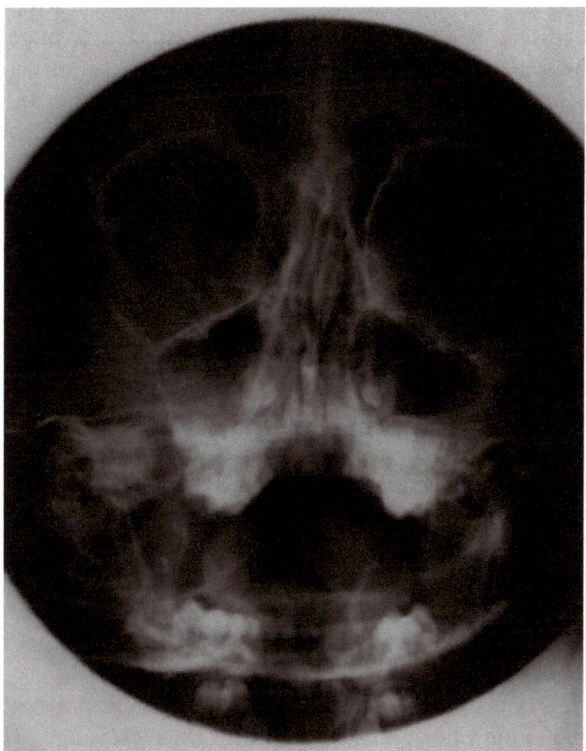

Abb. 25. Röntgenbefund: kindliche Nebenhöhlen mit Verschattung der Kieferhöhle

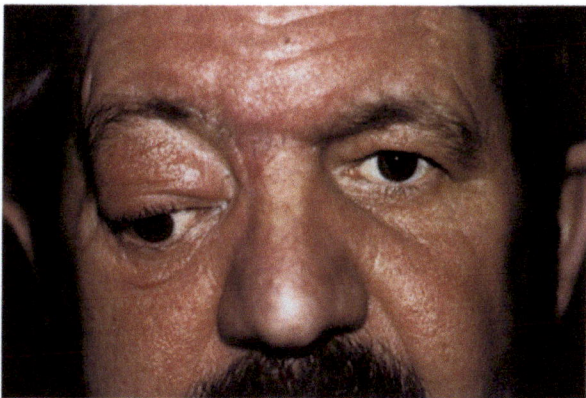

Abb. 27. Dislokation des Bulbus oculi bei einer Mukozele im Bereich des Ausführungsgangs der Stirnhöhle

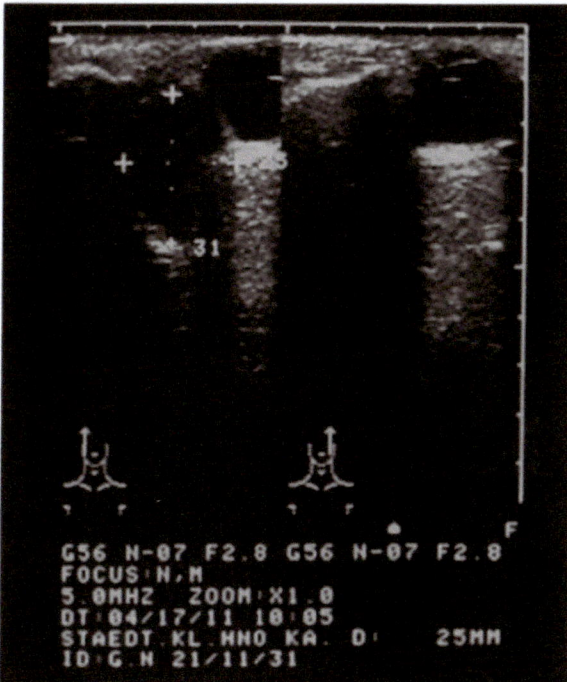

Abb. 28. Ultraschallbefund (B-Bild): Mukozele im Bereich des Ausführungsgangs der Stirnhöhle

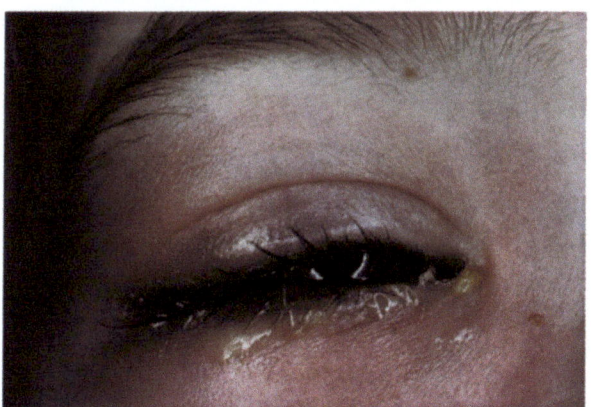

Abb. 26. Orbitale Komplikation einer Sinusitis maxillaris beim Kind

Stirnhöhle nach Entzündungen oder Traumen. Es kann zu einer Dislokation des Bulbus kommen (Abb. 27). Die radiologische Darstellung zeigt einen scharf begrenzten Knochendefekt. Die Ultraschalldiagnostik gelingt am besten im B-Bild-Verfahren (Abb. 28). Im A-Bild kann die Ausdehnung des Prozesses bestimmt werden. Es zeigt sich eine scharfe Begrenzung der Mukozele durch je ein solitäres Echo mit großer Amplitude an der Grenzschicht Mukozelenvorderwand und -hinterwand. Binnenechos von kleiner Amplitude, meist homogen, findet man bei dickflüssigem Zeleninhalt, da bei der Standardeinstellung (Stirnhöhle) im Untersuchungsfeld noch viel Schallenergie zur Verfügung steht. Die Darstellung unterscheidet sich von der eines soliden Tumors eindeutig durch die klare Begrenzung und die Art der Binnenechos. Allerdings muss eindeutig darauf hingewiesen werden, dass sonomorphologisch keine Differentialdiagnose bei raumfordernden Erkrankungen möglich und zulässig ist, höchstenfalls sich Verdachtsmomente ergeben. Zusätzliche Untersuchungen sind unabdingbar.

Frakturen treten im Mittelgesichtsbereich und im Stirnhöhlenbereich nach spitzen und stumpfen Traumen auf. Das Ausmaß der äußeren Verletzung lässt keinen Rückschluss auf die tatsächlich vorliegenden inneren Läsionen zu. Mit dem B-Bild-Verfahren lassen sich oft weitere Informationen erhalten über das Ausmaß der Verletzung und das zu wählende therapeutische Vorgehen. Mit dem A-Bild-Verfahren ist diese Aussagekraft reduziert. Man erhält evtl. einen Aufschluss über Einblutungen; Hinweise auf das Ausmaß der Verletzungen können von dieser Diagnostik nicht erwartet werden.

2.4
Stellenwert der A-Bild-Sonographie

Mit der A-Bild-Sonographie steht ein nichtinvasives Untersuchungsverfahren zur Verfügung, das bei Erkrankungen der Nasennebenhöhlen, und dabei insbesondere im Stirn- und Kieferhöhlenbereich, eingesetzt wird. Es ist apparatetechnisch, personell und zeitlich wenig aufwendig und erspart hohe Untersuchungskosten. Besonders bewährt hat sich dieses Diagnostikum bei der Kontrolluntersuchung behandelter oder zuvor operierter Nebenhöhlen, für die Untersuchung kindlicher Nebenhöhlenerkrankungen (s. Kap. 2.3.5) und bei Nebenhöhlenerkrankungen in der Schwangerschaft.

Bei der nichterkrankten Nasennebenhöhle ist die Sicherheit in der Diagnostik mittels Röntgen geringfügig (2%) besser als mit dem Ultraschall. Bei pathologischen Befunden führt die Hinzunahme von Ultraschall zu einer Reduktion der Fehlerquote in der Beurteilung von 6%. Am sichersten ist eine richtige Beurteilung mittels Ultraschall zu erhalten, wenn ein Sekretspiegel oder eine randständige Verdickung der Schleimhaut vorliegen. Hier liegt die Treffsicherheit besser als 90%. Falsch-positive Ergebnisse werden mit 1,2% angegeben. Als Grund dafür wird eine fehlerhafte Position des Schallkopfes oder eine abnorme Konfiguration des Oberkiefers angesehen. Die Schleimhauthyperplasie wird in 86% mit dem Ultraschall richtig erkannt, ab 3–5 mm Dicke ist sie nachweisbar. Kieferhöhlenzysten können in den meisten Fällen nachgewiesen werden, da häufig eine Ventilationsstörung und nachfolgend ein Sekretstau die Darstellbarkeit ermöglichen. In nahezu 10% misslingt der Nachweis einer dorsal gelegenen Zyste bei freiem Ostium maxillare mit guter Belüftung der Kieferhöhle. Der Tumornachweis ist keine Domäne des A-Bild-Verfahrens. Der bevorzugte Sitz im sinuethmoidalen Winkel, die zunächst geringen Auswirkungen auf den Sinus (Sekret, Schwellung) verhindern eine Früherkennung mit diesem Untersuchungsverfahren.

Das A-Bild-Verfahren bewährt sich damit neben der Kontrolldiagnostik und der Untersuchung bei Schwangeren und Kindern insbesondere in der Routinediagnostik akut und chronisch entzündlich veränderter Nebenhöhlen. Es ist ein wertvolles Diagnostikum in der Praxis des Hals-Nasen-Ohren-Arztes.

KAPITEL 3

B-Bild-Sonographie

3.1 Allgemeine Gesichtspunkte

Die Aussagekraft der Ultraschalldiagnostik wird ganz wesentlich von der klinischen und sonographischen Erfahrung des Untersuchers beeinflusst.

Einer jeden sonographischen Untersuchung im Kopf-Hals-Bereich müssen Inspektion und Palpation der zu untersuchenden Region vorangestellt werden. Im Verlauf einer Ultraschalluntersuchung können verschiedene Fragestellungen durch eine zusätzliche Palpation, die sog. Sonopalpation, geklärt werden. Ein zystischer Prozess kann z.B. von einem nach sonomorphologischen Kriterien möglicherweise gleich erscheinenden soliden Tumor durch seine Verformbarkeit differenziert werden.

Die Führung des Schallkopfes muss genau definiert sein. Bei einer Untersuchung im Querschnitt entspricht die linke Seite des Monitorbildes der rechten Patientenseite, und bei einer Untersuchung im Längsschnitt die linke Monitorseite den kranial gelegenen Strukturen.

Zu Beginn jeder Ultraschalluntersuchung sollte die Bildeinstellung des Gerätes für den jeweiligen Patienten vorgenommen werden, da die Echogenität des Gewebes sich interindividuell unterscheidet, z.B. aufgrund unterschiedlich dicker subkutaner Fettschichten und/oder wegen eines wenn auch nur gering variierenden Flüssigkeitsgehalts des Gewebes.

Bei dieser Bildeinstellung muss darauf geachtet werden, dass Gefäßlumina nahezu echoleer (auf dem Monitor schwarz) erscheinen, die Halsmuskulatur sollte echoarm mit linearen echodichteren Streifen (auf dem Monitor grau-schwarz mit Fiederung) und die Speicheldrüsen sowie die Schilddrüse homogen echodicht (auf dem Monitor hellgrau) erscheinen (Abb. 29).

Ein Vorteil der sonographischen Untersuchung besteht darin, dass die Schnittebenen willkürlich und befundadaptiert gewählt werden können. Dennoch sollte bei jeder Untersuchung ein bestimmter Ablauf prinzipiell, d.h. ungeachtet der zu erwartenden Pathologie, eingehalten werden. Bewährt hat sich der Untersuchungsbeginn mit einem Querschnitt in Höhe der Schilddrüse (s. Abb. 29). Die Hals- und Gesichtsweichteile werden sodann von kaudal nach kranial begutachtet, gefolgt von der sonographischen Untersuchung im Längsschnitt. Hierbei sollte insbesondere darauf geachtet werden, dass pathologische Befunde in eindeutiger Beziehung zu den umgebenden Struk-

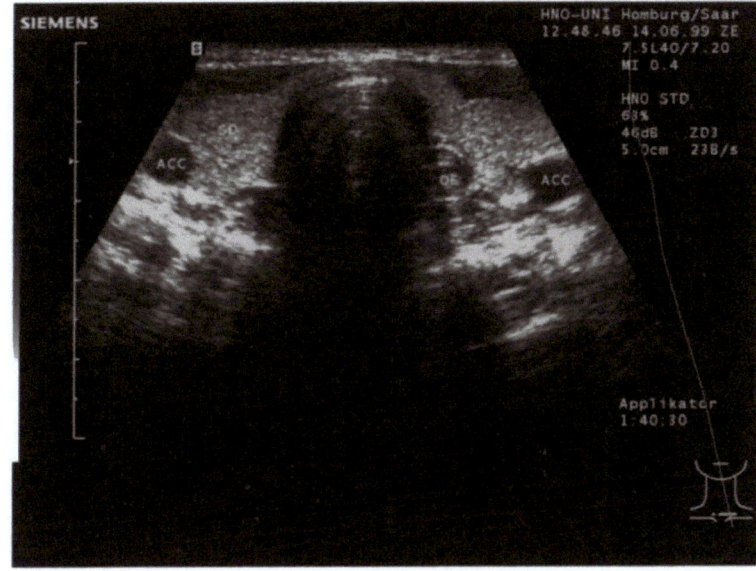

Abb. 29. Sonographischer Querschnitt in Höhe des Schilddrüsenisthmus: Einstellung des Ultraschallbildes. *ACC* A. carotis communis, *OE* Ösophagus, *SD* Schilddrüse, *T* Trachea (im Bereich der Trachea Wiederholungsechos in regelmäßigen Abständen erkennbar)

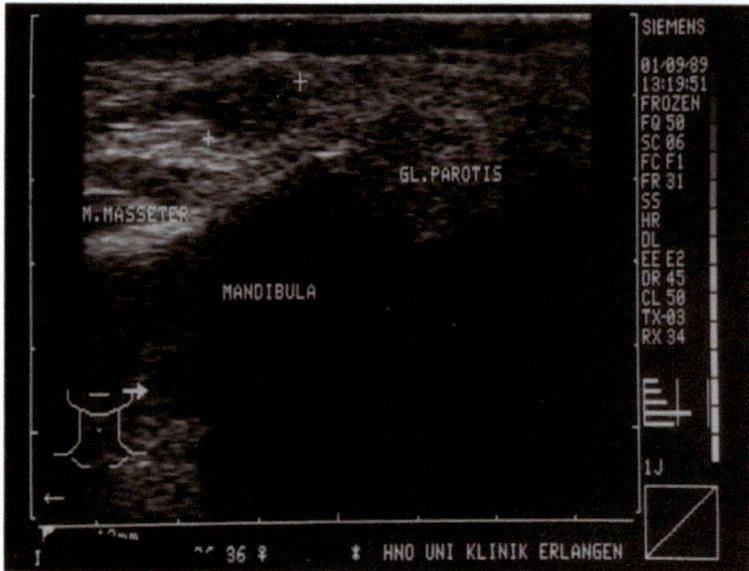

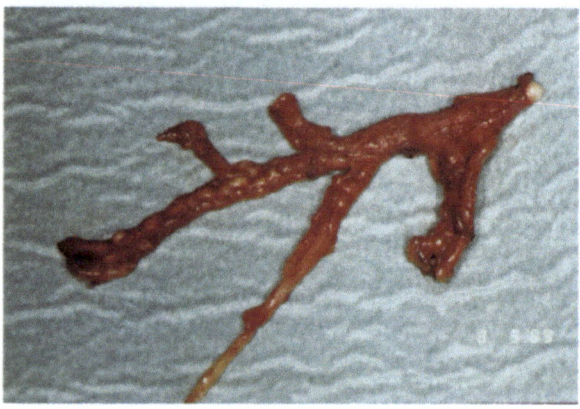

Abb. 30 a, b. Adenoidzystisches Karzinom der Glandula parotis. **a** Echoarme Raumforderung im Bereich des Vorderrandes einer linken Glandula parotis (+) mit fingerförmigem Ausläufer. **b** Dieser Befund entspricht einer Infiltration des N. facialis durch das adenoidzystische Karzinom, wie im Operationspräparat zu erkennen ist

Tabelle 2. Auflistung der Nomenklatur sonographisch nachweisbarer Raumforderungen (s. auch Abb. 31)

Begrenzung	Scharf, unscharf, regulär, irregulär
Binnentextur	Echoleer, echoarm, echoreich, echodicht
Konfiguration	Rund, oval, polyzyklisch, septiert, kokardenförmig
Sonopalpation	Verformbar, nicht verformbar, verschieblich, nicht verschieblich

turen dargestellt werden. Die sonographische Begutachtung erfolgt immer im Seitenvergleich.

Obwohl Knochen sowie Knorpel sich einer genauen sonographischen Beurteilung entziehen (starkes Echo mit distaler Schallauslöschung) und auch lufthaltige Hohlräume zu einer vollständigen Schallreflexion führen, sind die entsprechenden charakteristischen Echomuster häufig als Landmarken verwendbar. Andererseits ist aufgrund des großen Impedanzsprunges und der damit verbundenen großen Schallreflexion die Ultraschalluntersuchung knöcherner oder lufthaltiger Strukturen nicht oder nur mit Einschränkungen möglich.

Bei der sonographischen Untersuchung mit hochauflösenden Schallköpfen (5–7,5 MHz) sind umschriebene Gewebeveränderungen ab einem Durchmesser von 3–5 mm darstellbar. Wegen des großen Impedanzsprunges sind Konkremente schon ab einer Größe von 1,5–2 mm sonographisch nachweisbar.

Nervale Strukturen können aufgrund des geringen Impedanzunterschiedes zum umgebenden Gewebe nur in Ausnahmefällen (z. B. tumoröse Infiltration bei adenoidzystischem Karzinom, Abb. 30 a, b) dargestellt werden.

Die sonographische Beurteilung pathologischer Veränderungen muss immer in 2 Ebenen erfolgen. Hierdurch ist auch eine dreidimensionale Ausdehnungsbestimmung möglich.

Bei der Beschreibung sonographischer Befunde muss eine einheitliche Nomenklatur eingehalten werden (Tabelle 2, Abb. 31).

Trotz sonomorphologischer Kriterien zur Unterscheidung solider (echodicht) und zystischer (echoarm, verformbar, distale Schallverstärkung) Tumoren kann die Ultraschalluntersuchung eine histologische

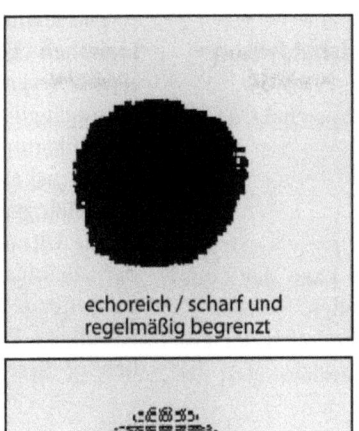
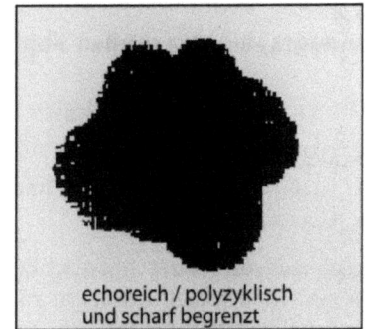
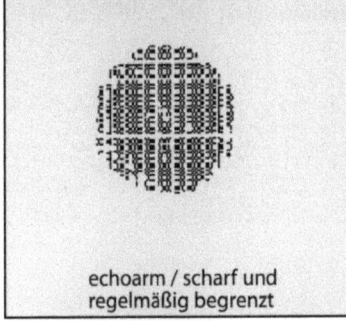
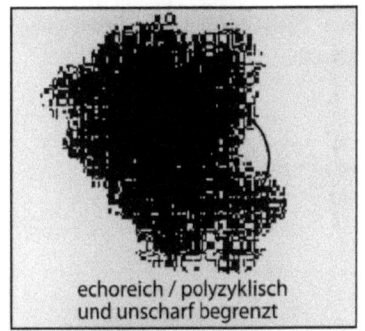
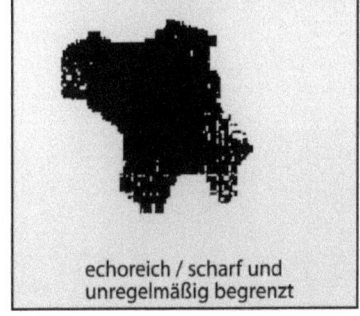
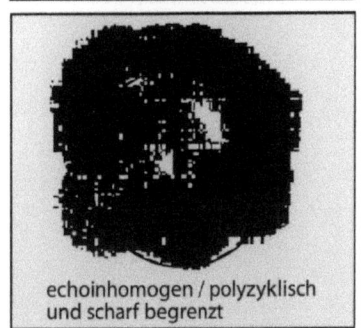

Abb. 31. Schematische „Negativdarstellung" sonographisch nachweisbarer Raumforderungen mit ihrer entsprechenden Nomenklatur (s. auch Tabelle 2)

Diagnose nicht ersetzen. Mit Hilfe der ultraschallgesteuerten Fein- oder Grobnadelbiopsie ist auch bei nichtpalpablen Raumforderungen eine zytologische und/oder histologische Abklärung unter Umgehung einer offenen Biopsie möglich (s. Kap. 6).

Große, organüberschreitende und knöcherne Strukturen infiltrierende (z. B. Mandibula, Schädelbasis) Raumforderungen entziehen sich häufig der übersichtlichen sonographischen Darstellung und erfordern weitere diagnostische Verfahren (CT, MRI).

Die Real-time-Sonographie ist ein dynamischer Untersuchungsvorgang. Dies hat den Vorteil, dass der Untersucher unmittelbar einen Eindruck von Anatomie und Funktion der untersuchten Region erhält. Gefäße, die bei stehendem Bild im Querschnitt gelegentlich nicht von Raumforderungen, z. B. Lymphknoten, differenziert werden können, sind im Untersuchungsablauf durch ihre Pulsationen und durch Veränderung der Untersuchungsebene häufig eindeutig zu identifizieren. Ob eine zervikale Raumforderung die V. jugularis vollständig verschließt oder nur partiell komprimiert, kann bei der dynamischen Untersuchung mittels des Valsalva-Manövers eindeutig unterschieden werden.

Das ideale Dokumentationsmittel ist deshalb das Videoband, da ein stehendes Bild immer nur eine Momentaufnahme der Gesamtuntersuchung darstellt. Die Videodokumentation ist allerdings im Rahmen von Routineuntersuchungen häufig aus verschiedenen Gründen (organisatorische Probleme, Verfügbarkeit, Archivierung) nur schwer praktikabel.

Die demgegenüber einfach durchzuführende Befunddokumentation im stehenden Bild (Dia, Printbild) muss, um einen ausreichenden Informationsgehalt zu erzielen, besonders exakt und genau praktiziert werden: Im Piktogramm muss die Lage des Schallkopfes genau dokumentiert werden; neben der interessierenden Pathologie (z. B. Lymphknotenschwellung) sollten auch umgebende Strukturen identifizierbar sein, die im Nachhinein eine anatomische Zuordnung der Raumforderung ermöglichen. Bei sorgfältiger Beachtung dieser Leitlinien und guter Bildqualität gelingt auch mit Hilfe eines stehenden Bildes eine aussagekräftige und reproduzierbare Befunddokumentation.

3.2
Sonographie der großen Kopfspeicheldrüsen

Die 3 großen, paarig angelegten Kopfspeicheldrüsen

- Glandula parotis,
- Glandula submandibularis und
- Glandula sublingualis

sind aufgrund ihrer oberflächlichen Lage der sonographischen Diagnostik leicht zugänglich.

Im Normalfall gleicht sich die Echotextur der großen Speicheldrüsen: homogen, echoreich, glatt begrenzt.

Die kleinen Speicheldrüsen werden nur bei pathologischen Veränderungen (tumoröse bzw. neoplastische Vergrößerung) der sonographischen Diagnostik zugänglich.

Indikationen für die sonographische Untersuchung sind insbesondere Xerostomie, Schmerzen und Schwellungen im Bereich der Kopfspeicheldrüsen.

Die Ultraschalluntersuchung ermöglicht die mittels der alleinigen klinischen Untersuchung häufig nicht zu treffende Feststellung, ob Raumforderungen in der jeweiligen Speicheldrüse lokalisiert sind oder lediglich an diese angrenzen.

3.2.1
Glandula parotis

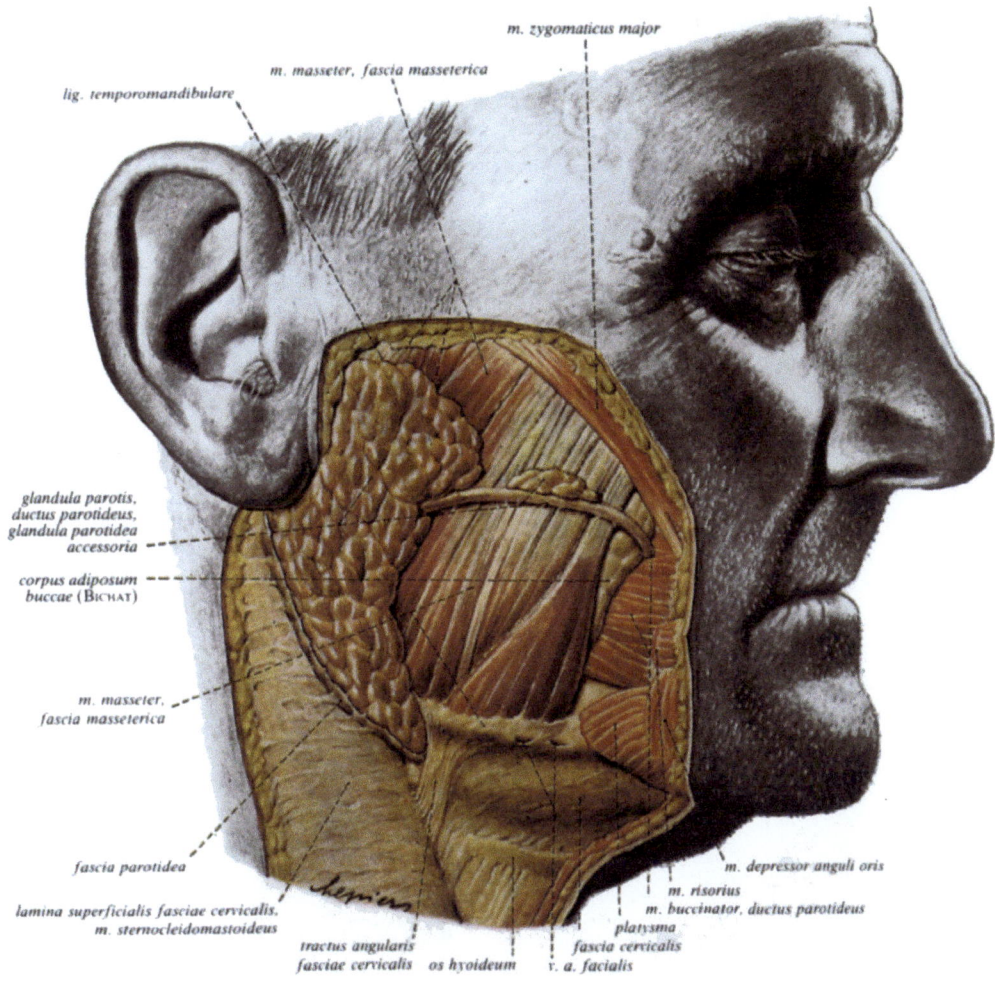

Anatomische Darstellung (aus: Sobotta, Atlas der Anatomie des Menschen. Urban & Schwarzenberg 1982)

3.2.1.1
Lagerung des Patienten

Bei seitwärts abgewandtem und gering überstrecktem Kopf ist die Ohrspeicheldrüse einer sonographischen Untersuchung leicht zugänglich.

3.2.1.2
Untersuchungstechnik

Zunächst erfolgt die sonographische Untersuchung im Querschnitt vom Kieferwinkel ausgehend bis oberhalb des Tragus (Abb. 32a). Es schließt sich sodann die Begutachtung im Längsschnitt an (Abb. 32b). Es ist insbesondere im Bereich des Kieferwinkels auf eine ausreichende Adaptation des Schallkopfes mit Gel an die Hautoberfläche zu achten. Falls die Glandula parotis weit nach retromandibulär reicht, so ist gelegentlich die Untersuchung dieses Anteils der Ohrspeicheldrüse mit einem Sektorschallkopf erforderlich. In der Regel gewinnt man jedoch mit Hilfe eines Linearschallkopfes einen ausreichenden Überblick über das gesamte Organ. Die Untersuchung wird mit einem Scanner mit einer Frequenz von 7,5 MHz durchgeführt.

3.2.1.3
Sonoanatomie

Im Querschnitt stellt die Glandula parotis ein glattbegrenztes, homogenes, echoreiches Organ dar. Vom subkutanen Fettgewebe lässt sich die Drüse gut abgrenzen. Die vorderen Drüsenanteile liegen dem M. masseter auf und können durch Kontraktion und Relaxation der Kaumuskulatur von dem echoärmeren bukkalen Fettgewebe unterschieden werden. Vom aufsteigenden Unterkieferast anterior sowie vom Mastoid

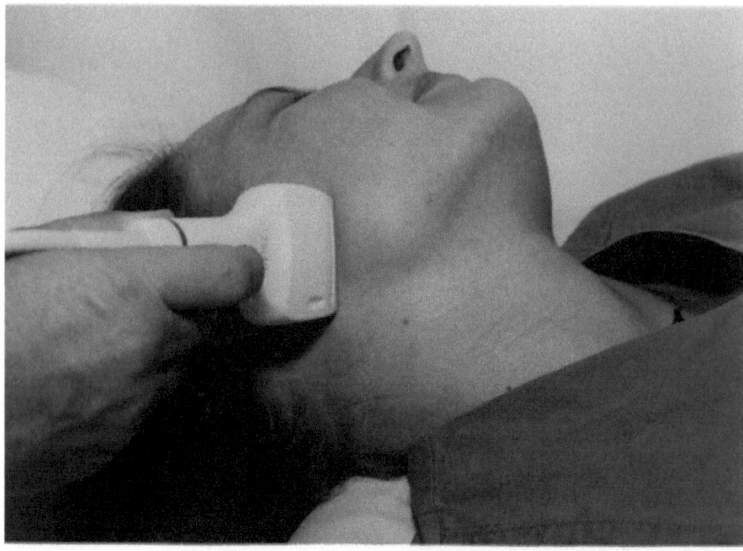

Abb. 32
a Schallkopfposition zur Untersuchung der Glandula parotis im Querschnitt

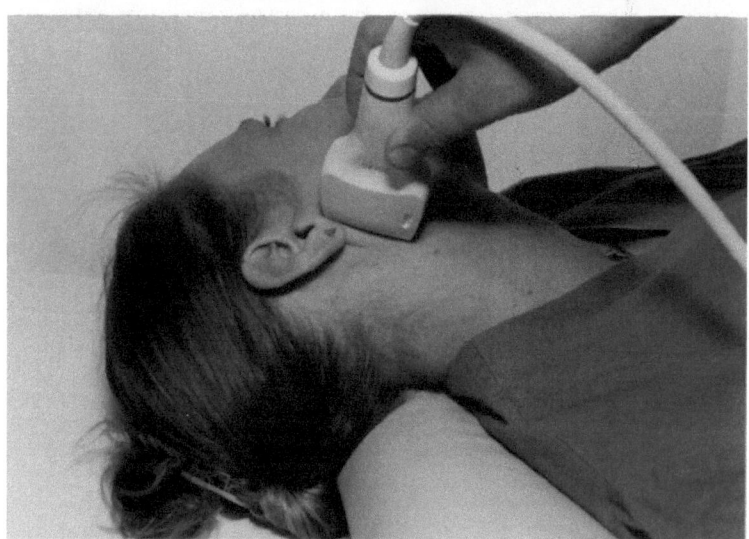

b Schallkopfposition zur Untersuchung der Glandula parotis im Längsschnitt

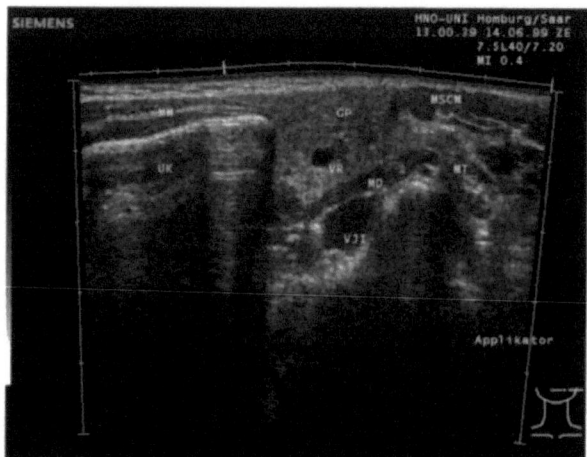

Abb. 33. Sonographischer Normalbefund einer linken Glandula parotis im Querschnitt Panoramabild. *GP* Glandula parotis, *MD* M. digastricus (venter posterior), *MM* M. masseter, *MSCM* M. sternocleidomastoideus, *MT* M. trapezius, *UK* Unterkiefer, *VR* V. retromandibularis, *VJI* V. jugularis interna

und vom M. sternocleidomastoideus posterior abgegrenzt, liegt der hintere Drüsenanteil in der Fossa retromandibularis. Mediokaudal vom unteren Parotispol kann man den Venter posterior des M. digastricus sowie die A. carotis interna und V. jugularis interna erkennen (Abb. 33). Insbesondere im Längsschnitt kommen die V. jugularis interna sowie die im Drüsenparenchym gelegene V. retromandibularis zur Darstellung. Im Querschnitt projiziert sich häufig unterhalb der V. retromandibularis der Processus styloideus in das Drüsenparenchym und darf nicht mit einem Sialolithen verwechselt werden. Der N. facialis und nicht vergrößerte intraglanduläre Lymphknoten sind normalerweise nicht sichtbar.

Mit den hochauflösenden Schallköpfen (7,5 MHz) ist es teilweise möglich, den Hauptausführungsgang (Stenon-Gang) sonographisch darzustellen.

3.2.2
Glandula submandibularis

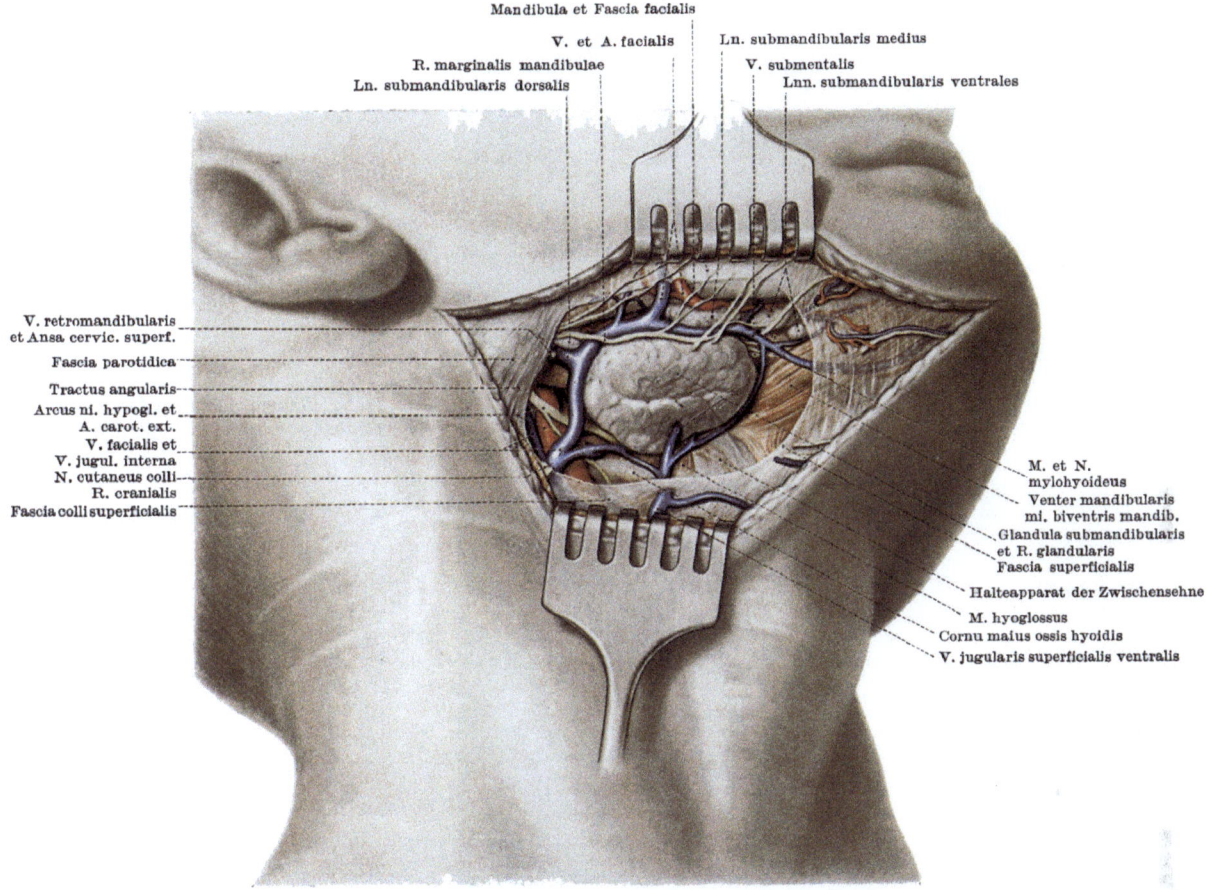

Anatomische Darstellung (aus: Lanz/Wachsmuth, Praktische Anatomie, Bd. I, Teil 2, Hals, Springer 1955)

3.2.2.1
Lagerung des Patienten

Bei leicht überstrecktem Kopf kann die Glandula submandibularis sonographisch problemlos begutachtet werden.

3.2.2.2
Untersuchungstechnik

In der Mittellinie des Halses wird der Schallkopf im Querschnitt vom Zungenbein bis zum horizontalen Unterkieferast nach kranial geführt. Es können so gelegentlich beide Glandulae submandibulares zusammen dargestellt werden. Eine Verschiebung des Schallkopfes zu einer Seite, parallel zum horizontalen Unterkieferast, ermöglicht die übersichtliche Darstellung der jeweiligen Drüse (Abb. 34). Es muss hierbei auf eine gute Geladaptation des Schallkopfes an die Haut geachtet werden. Bei der Untersuchung im Längsschnitt ist es manchmal schwierig, einen Linearschallkopf sicher zu adaptieren, so dass in Einzelfällen der Einsatz eines Sektorschallkopfes nützlich sein kann. In der Regel ist jedoch die Untersuchung mit einem Linearschallkopf mit einer Frequenz von 7,5 MHz aussagekräftig.

3.2.2.3
Sonoanatomie

Über die Drüse kreuzen die sonographisch gut darstellbaren V. und A. facialis. Die Glandula submandibularis liegt im Trigonum submandibulare, reicht nach kranial an den Unterkiefer und den M. mylohyoideus und hat eine enge Beziehung zum vorderen Bauch des M. digastricus. Die Glandula submandibularis umzieht bogenförmig den Hinterrand des M. mylohyoideus und reicht ventromedial häufig bis zur Glandula sublingualis (Abb. 35, s. Abb. 71).

In den Hilusbereich der Glandula submandibularis projiziert sich gelegentlich eine echodichte Struktur mit dorsaler Schallauslöschung. Hier muss differenziert werden zwischen Anteilen des Zungenbeines

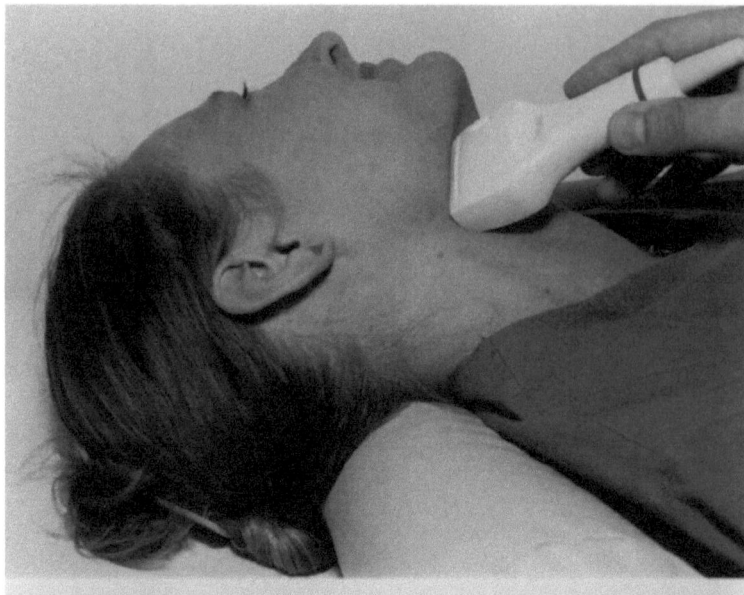

Abb. 34. Schallkopfposition zur Untersuchung der Glandula submandibularis im Längsschnitt

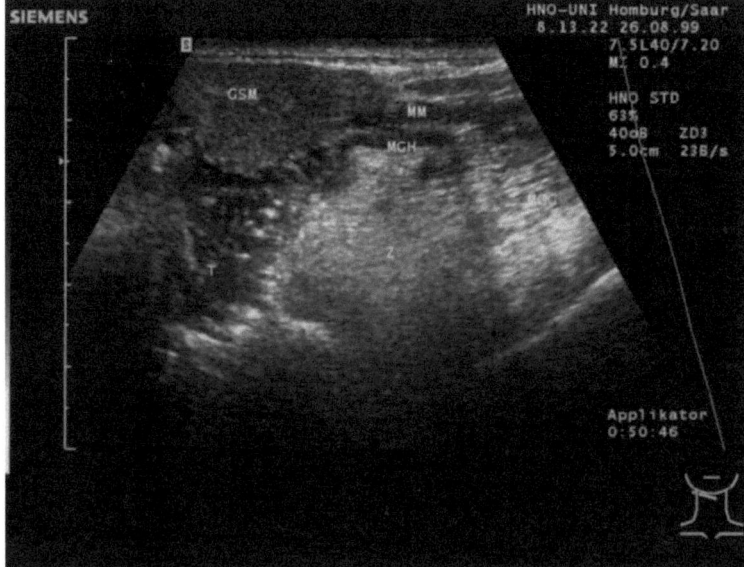

Abb. 35. Sonographischer Normalbefund einer rechten Glandula submandibularis im Längsschnitt. *GSM* Glandula submandibularis, *MGH* M. geniohyoideus, *MM* M. mylohyoideus, *Z* Zunge, *T* Tonsillenregion

und Sialolithen, die ein vergleichbares Erscheinungsbild haben können. Handelt es sich um Anteile des Zungenbeines, so sind Verschiebungen beim Schluckakt feststellbar.

Das sonographische Bild der Glandula submandibularis ist echodicht mit gleichmäßigem Reflexmuster, entsprechend dem Parenchymmuster der Glandula parotis. Der Drüsenausführungsgang (Wharton-Gang) ist mit Hilfe von hochauflösenden Schallköpfen gelegentlich auch ohne Abflusshindernis in seinem Verlauf darstellbar.

3.2.3
Glandula sublingualis

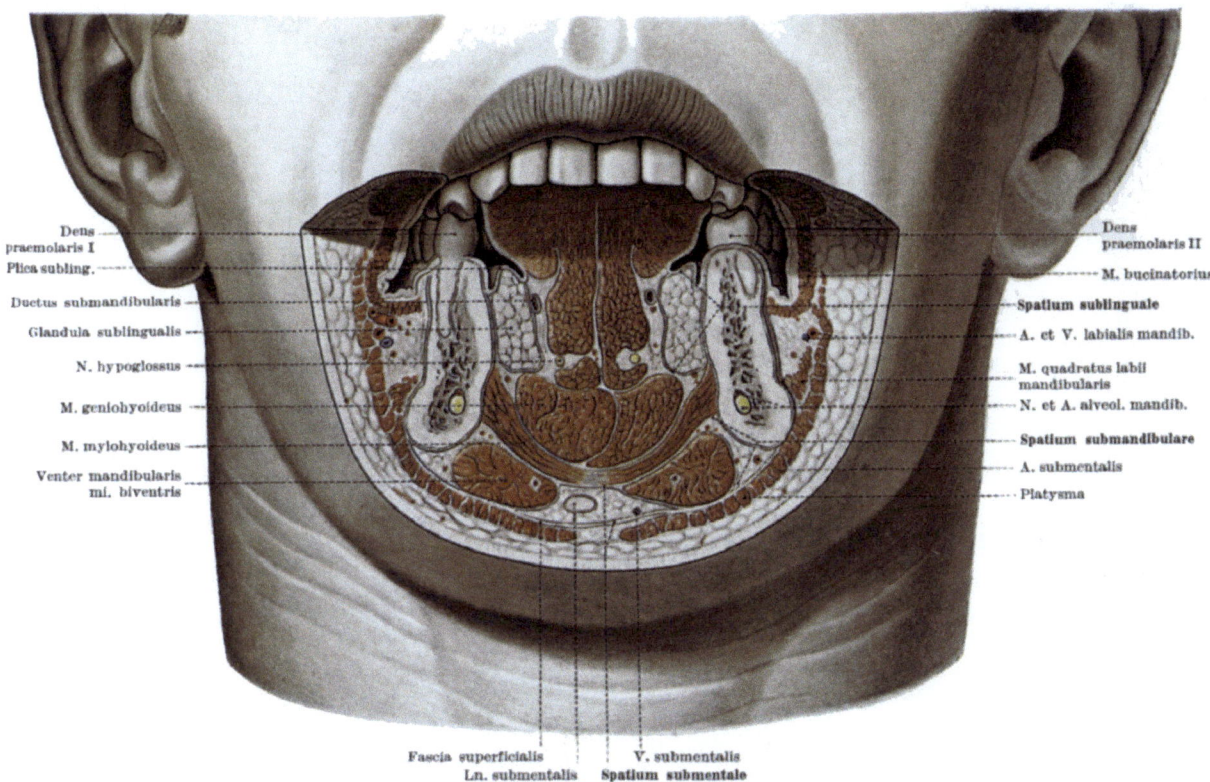

Anatomische Darstellung (aus: Lanz/Wachsmuth, Praktische Anatomie, Bd. I, Teil 2, Hals, Springer 1955)

3.2.3.1
Lagerung des Patienten, Untersuchungstechnik

Im Untersuchungsablauf ergeben sich gegenüber der Befundung der Glandula submandibularis keine wesentlichen Unterschiede. Der im Querschnitt auf die Hautoberfläche in der Medianlinie unmittelbar unterhalb des Unterkiefers aufgesetzte Schallkopf ermöglicht die Darstellung beider Glandulae sublinguales (s. Abb. 70).

3.2.3.2
Sonoanatomie

Die Darstellung der Glandula sublingualis kann sich gelegentlich schwierig gestalten. Sie liegt unter der Mundbodenschleimhaut und der darüberliegenden Zungenspitze nahe dem Frenulum linguae. Diese kleinste der drei großen Kopfspeicheldrüsen berührt mit ihrem dorsalen Teil häufig die Glandula submandibularis (s. Abb. 71). Die Begrenzung der Drüse erfolgt ventral und medial durch die Mm. geniohyoideus und genioglossus, kaudolateral durch die Mandibula. Der kurze Ausführungsgang ist normalerweise nicht darstellbar.

3.2.4
Spezielle Befunde

3.2.4.1
Akute Sialadenitis

Im Rahmen einer akuten Sialadenitis ist sonographisch eine diffuse Vergrößerung der gesamten erkrankten Drüse erkennbar (Abb. 36). Das Organ kann dabei gegen die Nachbarstrukturen gut abgegrenzt werden. Das Parenchymmuster erscheint aufgelockert, inhomogen, vergröbert und echoärmer. Dieser Befund wird auf die ödematöse Schwellung des Organs, also den vermehrten Flüssigkeitsgehalt des entzündlich veränderten Parenchyms zurückgeführt. Gelegentlich können umschriebene echoarme Raumforderungen als Hinweis auf eine entzündliche Mitreaktion intraglandulärer Lymphknoten nachgewiesen werden. Das mit Pus gefüllte Ausführungsgangsystem ist bei der eitrigen Sialadenitis oft gut darstellbar (Abb. 36, s. Abb. 37). Einschmelzungszonen erscheinen echoarm bis echofrei mit einem echoreichen Randwall und einer deutlichen dorsalen Schallverstärkung. Grobschollige Echos im Zentrum dieser Einschmelzungsherde können nekrotischen Gewebsanteilen entsprechen (Abb. 38).

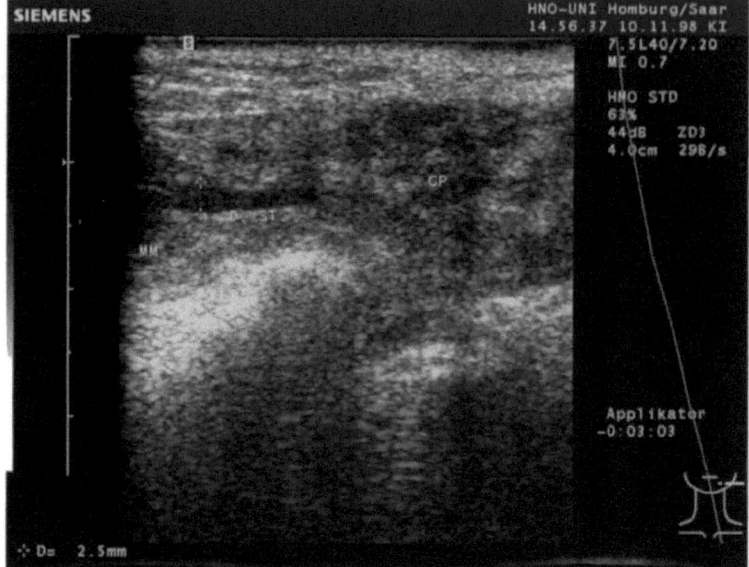

Abb. 36. Querschnitt linke Glandula parotis: akute Parotitis mit Darstellung des aufgestauten Ausführungsganges. *GP* Glandula parotis, *MM* M. masseter, *D. ST.* (+...+) Stenon-Gang

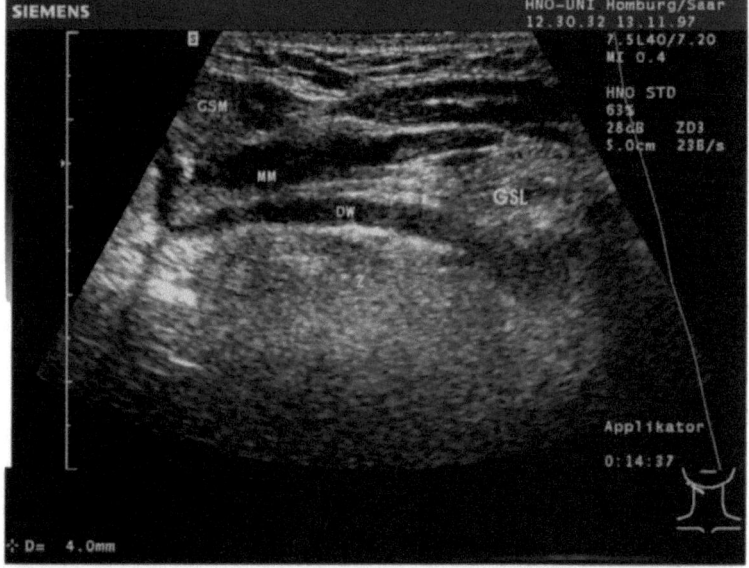

Abb. 37. Akute eitrige Sialadenitis der Glandulae submandibularis und sublingualis rechts. *DW* (+...+) aufgestauter Ausführungsgang der Glandula submandibularis im gesamten Verlauf über den Mundboden bis in die Drüse zu verfolgen. *GSL* Glandula sublingualis, *GSM* Glandula submandibularis, *MM* M. mylohyoideus

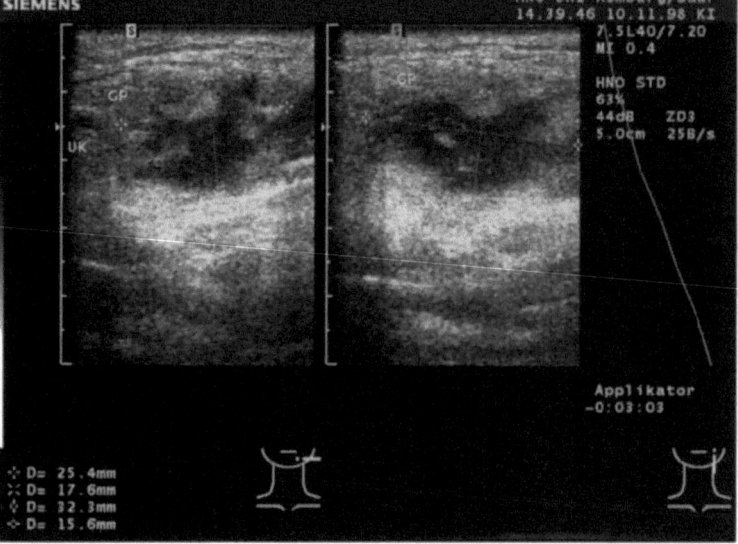

Abb. 38. Abszedierende Parotitis (+) links im Längs- und Querschnitt. *GP* Glandula parotis, *UK* Mandibula

3.2.4.2
Chronische Sialadenitis

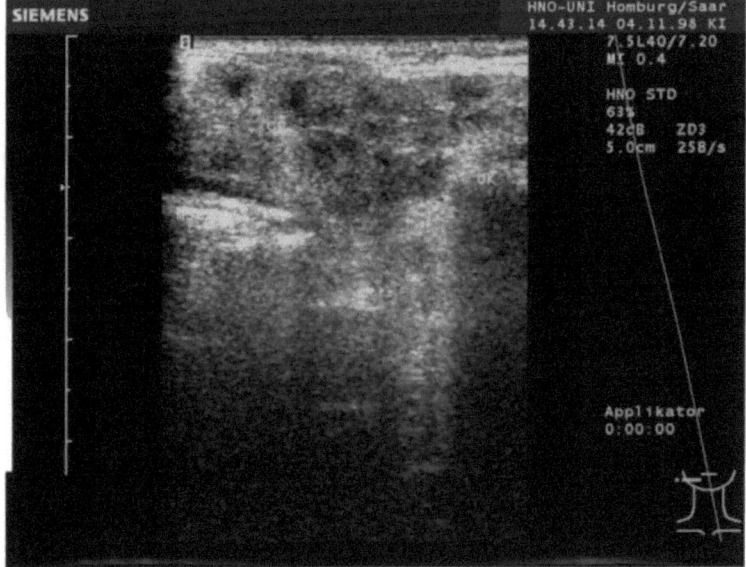

Abb. 39
a Chronische Parotitis rechts. *GP* Glandula parotis

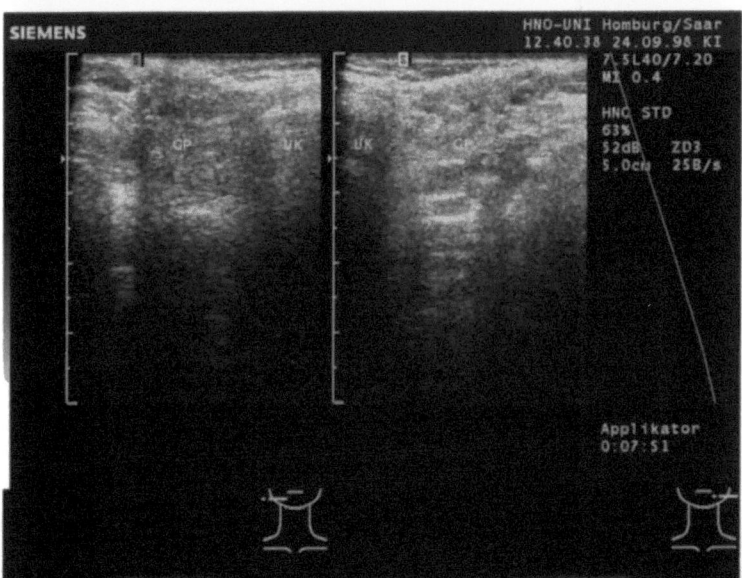

b Chronisch rezidivierende Parotitis beidseits. *GP* Glandula parotis, *UK* Mandibula

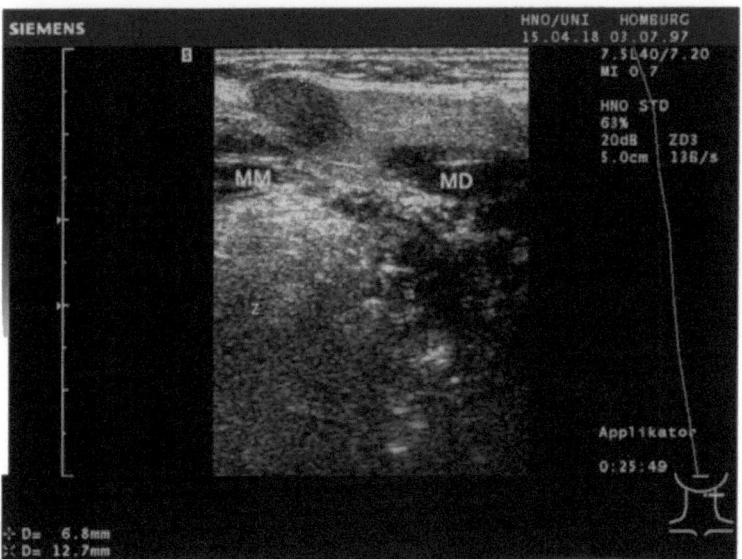

c Abgegrenzte chronische Entzündung der Glandula submandibularis links. *GSM* Glandula submandibularis, *MD* M. digastricus, *MM* M. mylohoideus, *Z* Zunge

Das sonographische Erscheinungsbild ist in hohem Maße abhängig von Dauer und Ausmaß der Entzündung des Drüsenparenchyms. Insgesamt zeigt sich eine deutliche Vergröberung der Echotextur, die Binnenstruktur erscheint inhomogen, wahrscheinlich als Folge narbiger Parenchymfibrosierungen. Zusätzlich kommt es zum Auftreten kleiner zystischer Areale, die umschriebenen Duktektasien entsprechen (Abb. 39 a, b). Gelegentlich werden intraglanduläre Konkremente als echodichte Strukturen mit dorsaler Schallauslöschung sichtbar. Sonographisch kann – ebenso wie bei der akuten Sialadenitis – nicht sicher zwischen den verschiedenen pathogenetischen Formen einer chronischen Sialadenitis differenziert werden. Auch umschriebene, echoarme, gut abgrenzbare Areale des Drüsemparenchyms können histologisch Entzündungsherden entsprechen (Abb. 39 c)

Beim Morbus Sjögren und beim Sjögren-Syndrom erscheinen die erkrankten Speicheldrüsen sonographisch vergrößert, inhomogen strukturiert und echoarm. Es zeigen sich zahlreiche umschriebene, echoarme Raumforderungen, die einerseits zystischen Gangerweiterungen, andererseits vergrößerten intraglandulären Lymphknoten entsprechen können. Es ergibt sich insgesamt eine „wolkige" Struktur (Abb. 40 a, b).

Die epitheloidzellige Sialadenitis (Heerfordt-Syndrom) ist sonographisch gekennzeichnet durch eine echoreiche Binnenstruktur, die durchsetzt ist von zahlreichen, vergrößerten Lymphknoten entsprechenden echoarmen Arealen (Abb. 41).

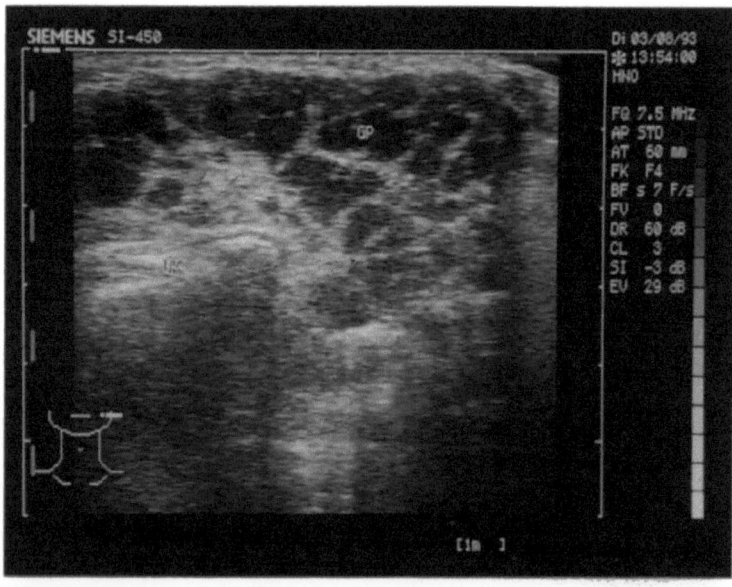

Abb. 40
a Morbus Sjögren im Bereich der linken Glandula parotis. *GP* Glandula parotis

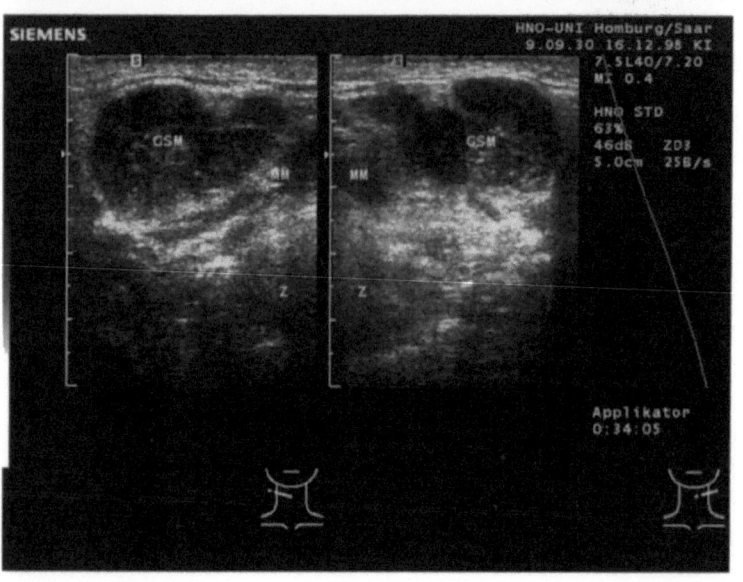

b Morbus Sjögren der Glandulae submandibulares beidseits. *GSM* Glandula submandibularis, *MM* M. mylohoideus, *Z* Zunge

3.2 Sonographie der großen Kopfspeicheldrüsen

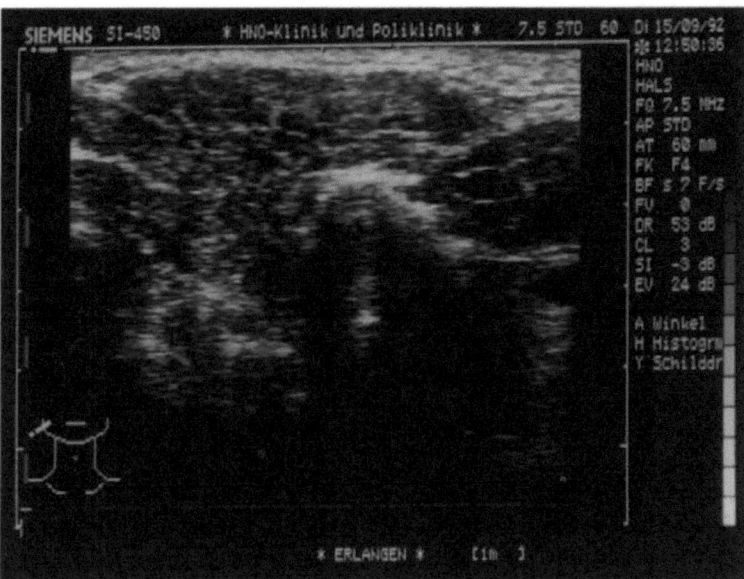

Abb. 41. Epitheloidzellige Sialadenitis im Bereich einer rechten Glandula parotis

3.2.4.3
Lymphknotenvergrößerungen

Bei sonographisch unauffälligem Drüsenparenchym sind meist multiple echoarme Raumforderungen ohne wesentliche dorsale Schallverstärkung erkennbar. Sonographisch ergeben sich keine sicheren Hinweise für die Differentialdiagnose zwischen benignen oder malignen Lymphknotenvergrößerungen. Vom sonographischen Aspekt her ist darüber hinaus eine sichere Differenzierung zwischen reaktiver Lymphadenitis, Non-Hodgkin-Lymphom (Abb. 42a,b) oder intraglandulärer metastatischer Absiedlung nicht möglich.

3.2.4.4
Speicheldrüsenzysten

Angeborene oder erworbene Zysten der Speicheldrüsen sind in der Regel mit klarem Sekret gefüllt. Aufgrund dessen sind die typischen sonographischen Kriterien für zystische Strukturen erkennbar: echofreie Raumforderung, scharf begrenzt, dorsale Schallverstärkung (s. auch Kap 3.4.4.3).

Sind zystische Raumforderungen sonographisch in beiden Ohrspeicheldrüsen erkennbar, so sollte bei entsprechender Anamnese auch an lymphoepitheliale Zysten im Rahmen einer HIV-Infektion gedacht werden.

3.2.4.5
Sialolithiasis

Das charakteristische sonographische Kriterium für ein Konkrement ist ein echoreicher Reflex mit einer deutlichen distalen Schallauslöschung (Abb. 43). Während die distale Schallauslöschung regelhaft nachweisbar ist, ist gelegentlich der echodichte Reflex nicht deutlich oder überhaupt nicht erkennbar. Dieses Phänomen kommt dadurch zustande, dass der reflektierte Ultraschallwellenanteil nicht zum Ultraschallwandler gelangt, sondern aufgrund der Oberflächenbeschaffenheit des Steines aus der Bildebene hinaus gestreut wird (Abb. 44). Als weiteres indirektes Zeichen einer Steinerkrankung kann der Aufstau der abführenden Speichelwege bei fehlendem Konkrementnachweis gelten. Allerdings kann eine Gangdilatation auch durch bindegewebige Einengungen, wie z.B. nach unsachgemäßen Gangschlitzungen hervorgerufen werden (s. Abb. 50). Konkremente im Bereich der großen Kopfspeicheldrüsen sind – aufgrund des großen Impedanzsprunges – ab einer Größe von 1,5–2 mm sonographisch sicher nachweisbar. Differentialtherapeutisch kommt der genauen Lokalisationsbestimmung (intra-, extraglandulär, intraduktal) des Sialolithen eine große Bedeutung zu.

3.2.4.6
Sialadenose

Von einer Sialadenose können gleichzeitig alle großen Kopfspeicheldrüsen betroffen sein. Sonographisch sind die befallenen Speicheldrüsen diffus vergrößert und gegen die umgebenden Strukturen nur schwer abgrenzbar. Die Echostruktur erscheint gleichmäßig echodicht. Tumorverdächtige Areale sind bei der Sialadenose nicht erkennbar (Abb. 45).

3.2.4.7
Benigne epitheliale Speicheldrüsentumoren

Kennzeichen benigner Speicheldrüsentumoren ist die scharfe Abgrenzbarkeit zu dem umgebenden Spei-

Kapitel 3 B-Bild-Sonographie

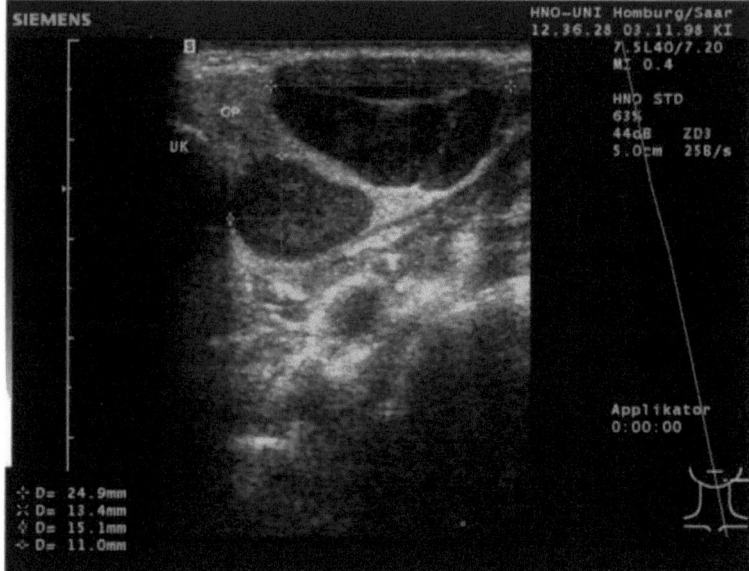

Abb. 42
a Maligne Lymphome (+) in einer linken Glandula parotis. *GP* Glandula parotis, *UK* Unterkiefer

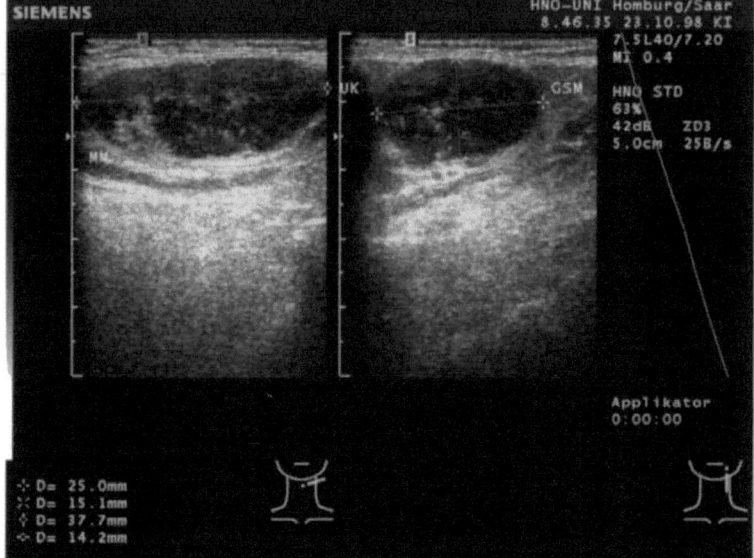

b Malignes Lymphom (+) im Bereich einer linken Glandula submandibularis und Kieferwinkel in Längs- und Querschnitt.
GSM Glandula submandibularis, *UK* Unterkiefer, *MM* M. mylohyoideus

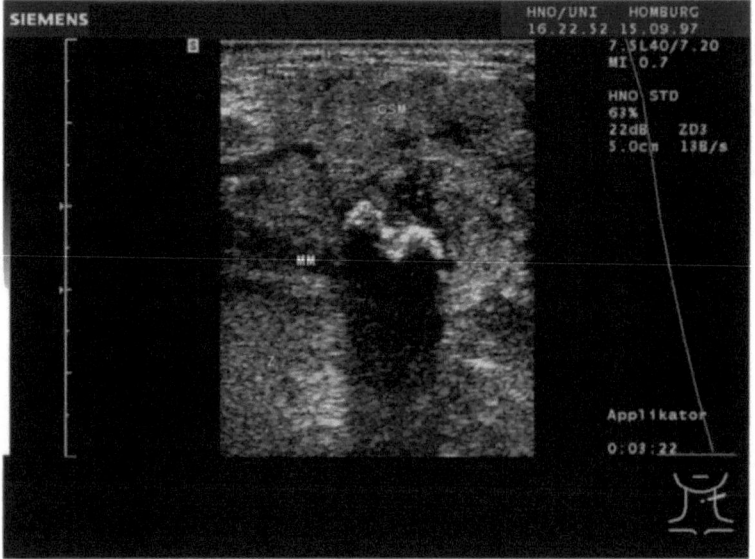

Abb. 43. Zwei Sialolithen im Hilus einer linken Glandula submandibularis: echoreicher Reflex mit distaler Schallauslöschung.
GSM Glandula submandibularis,
MM M. mylohyoideus, *Z* Zunge

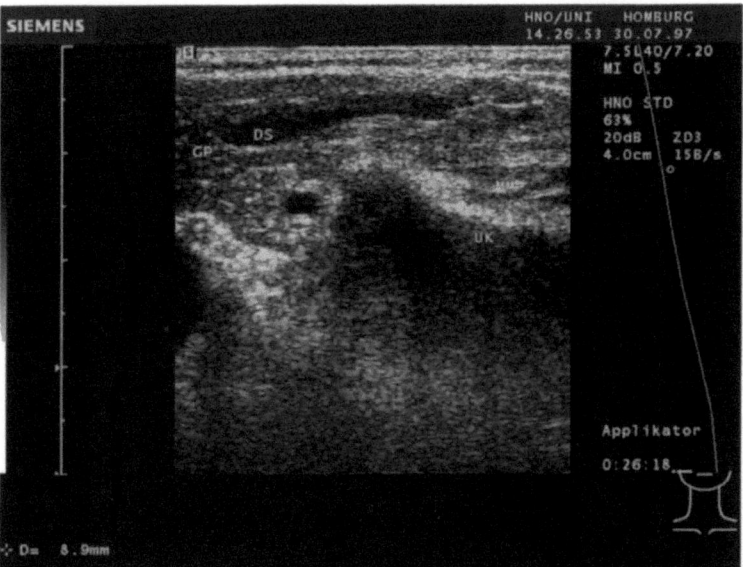

Abb. 44. Konkrement (+) im distalen Ausführungsgangsystem einer rechten Glandula parotis lokalisiert mit konsekutiver Gangstauung, aber nur mit schwachem echoreichem Reflex und angedeuteter distaler Schallauslöschung. *DS* Stenon-Gang, *MM* M. masseter, *GP* Glandula parotis, *UK* Mandibula

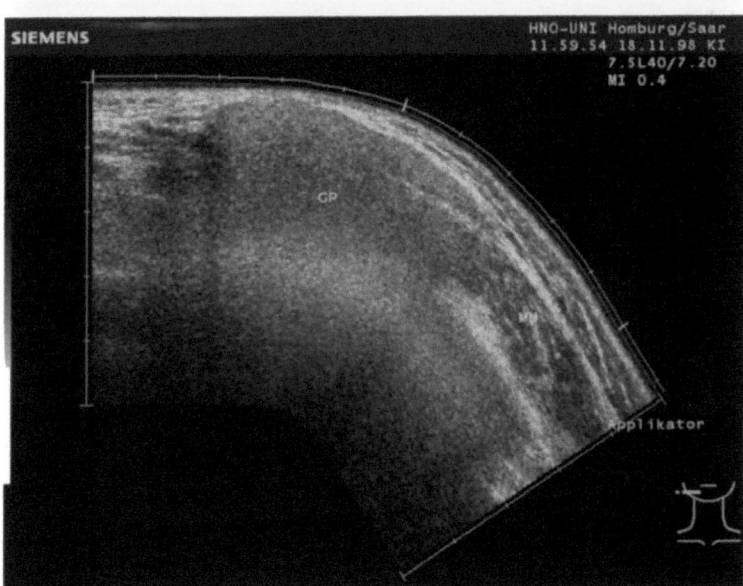

Abb. 45. Sialadenose im Bereich einer rechten Glandula parotis (Panoramabild). *GP* Glandula parotis, *MM* M. masseter, *UK* Unterkiefer

cheldrüsengewebe. Pleomorphe Adenome weisen ein homogenes, echoarmes Echomuster auf. Allerdings sind gelegentlich auch inhomogene Strukturen erkennbar mit soliden und zystischen Anteilen. Eine dorsale Schallverstärkung ist die Regel (Abb. 46 a, b).

Auch monomorphe Adenome (z. B. Zystadenolymphome) können – wie pleomorphe Adenome – sonographisch homogen und echoarm erscheinen. Bei einem hohen Anteil zystischer Strukturen kann sich jedoch ein Zystadenolymphom auch gänzlich echofrei mit ausgeprägter distaler Schallverstärkung darstellen. Gelegentlich sind auch Septen zwischen den verschiedenen Tumoranteilen nachweisbar (Abb. 47).

Die übrigen, seltener auftretenden benignen Speicheldrüsentumoren (z. B. Basalzelladenom, Onkozytom, Talgdrüsenadenom) weisen ebenfalls ähnlich uncharakteristische sonomorphologische Kriterien auf. Eine sichere sonographische Differenzierung der verschiedenen benignen Speicheldrüsentumoren ist somit nicht möglich, wenn auch ein großer zystischer Anteil eher auf ein Zystadenolymphom sowie das weitgehende Fehlen zystischer Areale auf ein pleomorphes Adenom hinweisen.

Wegen der fehlenden sonographischen Darstellbarkeit von Nerven ist es nicht möglich, die Beziehung von Parotistumoren zum N. facialis sicher festzulegen. In einem gewissen Maße gelingt jedoch die Zuordnung von Parotistumoren zum „oberflächlichen" oder „tiefen" Drüsenanteil.

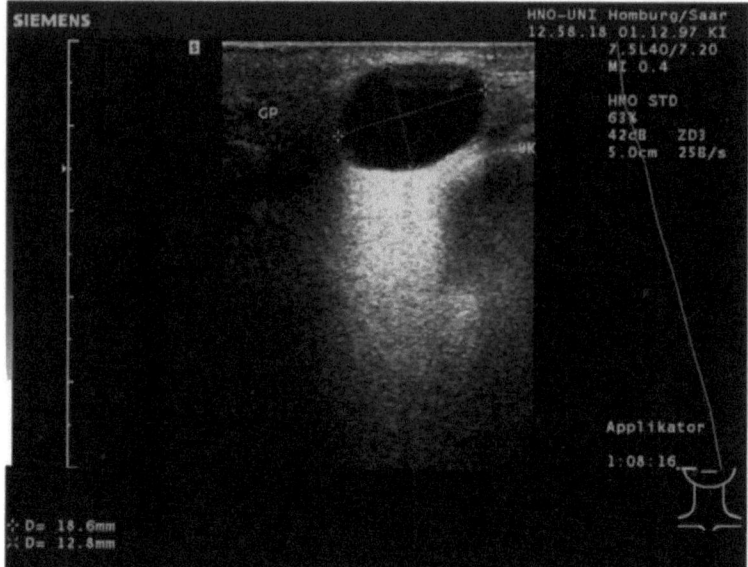

Abb. 46
a Pleomorphes Adenom einer rechten Glandula parotis (+). *UK* Unterkiefer, *GP* Glandula parotis

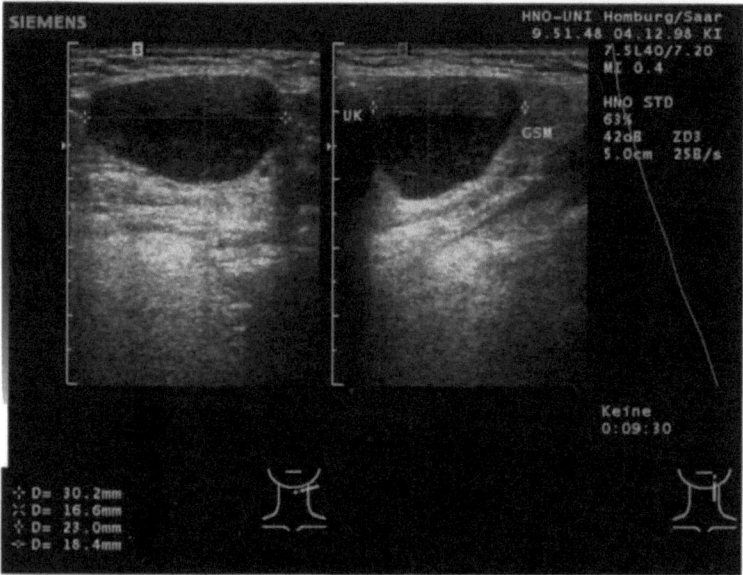

b Pleomorphes Adenom (+) einer linken Glandula submandibularis im Längs- und Querschnitt. *GSM* Glandula submandibularis, *UK* Mandibula

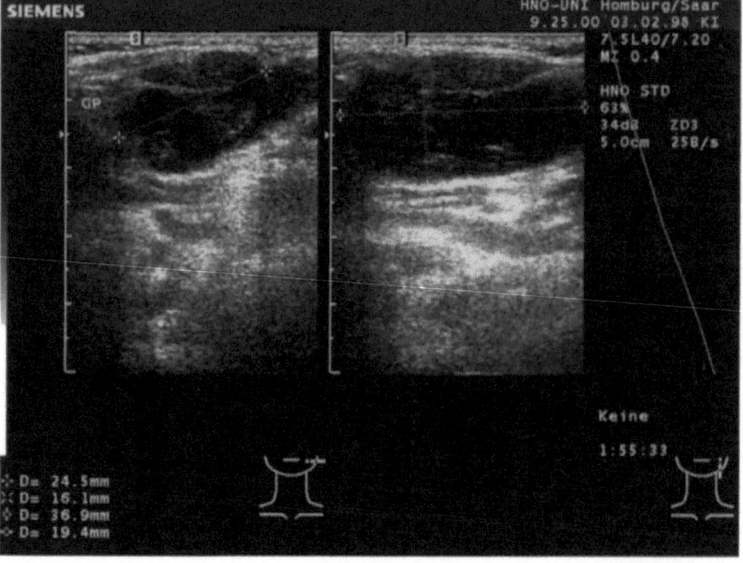

Abb. 47. Zystadenolymphom (+), ausgehend von der Glandula parotis links im Längs- und Querschnitt. *GP* Glandula parotis

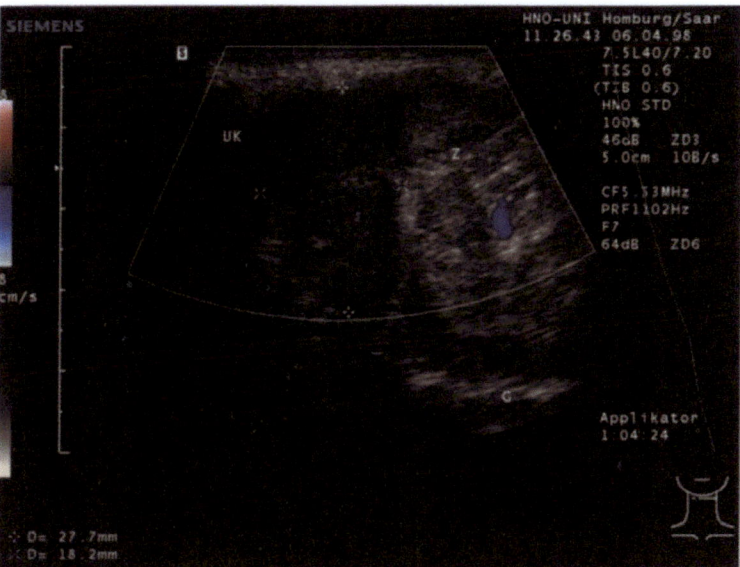

Abb. 48. Lymphangiom (+) im Bereich der rechten Glandula submandibularis und des Mundbodens mit diffuser Infiltration der Weichteile. *G* Gaumen, *UK* Unterkiefer, *Z* Zunge

3.2.4.8
Benigne nichtepitheliale Speicheldrüsentumoren

Lymphangiome und Hämangiome weisen ähnliche sonomorphologische Charakeristika auf, so dass eine sichere Differenzierung nicht möglich ist. Es zeigen sich aufgelockerte, wabige, teils echoarme, teils echodichtere Strukturmuster. Die Sonographie erlaubt eine Beurteilung der Eindringtiefe und Ausdehnung dieser Raumforderung in die entsprechende Speicheldrüse und in die periglandulären Weichteile (Abb. 48).

Intra- und extraglanduläre Lipome stellen sich als glatt begrenzte, ovaläre Raumforderungen mit echoarmem homogenem Reflexmuster dar. Ein Lipom zeigt eine echoärmere Binnentextur als das übrige Speicheldrüsenparenchym, ist aber echoreicher strukturiert als die übrigen intraglandulären Tumoren und weist eine lineare echoreiche Fiederung auf (s. Abb. 53 u. 65).

3.2.4.9
Maligne Speicheldrüsentumoren

Zeichen malignen Wachstums bei Speicheldrüsentumoren sind die unscharfe Randbegrenzung sowie eine inhomogene Echostruktur (Abb. 49 a–c). Allerdings fehlen diese sonographischen Hinweise gelegentlich, so dass präoperativ eine eindeutige Aussage über benignes oder malignes Wachstum nicht sicher getroffen werden kann. Sonographisch kann die Beziehung eines infiltrierend wachsenden Speicheldrüsentumors zu dem umgebenden Weichteilgewebe festgestellt werden, während der Befall des N. facialis sich dem direkten sonographischen Nachweis in der Regel entzieht.

Wenn aufgrund der Gesamtausdehnung die genauen Tumorgrenzen sonographisch nicht dargestellt werden können, insbesondere wenn der Tumor an Knochenstrukturen heranreicht, ist eine weitere bildgebende Diagnostik mit CT und/oder MRI hilfreich.

3.2.5
Zusammenfassende Wertung

Als primäres bildgebendes Verfahren bei Speicheldrüsenerkrankungen hat sich die Ultraschalluntersuchung etabliert. Bei der Sialolithiasis ist die sonographische Diagnostik in der Regel ausreichend. Bei Verdacht auf eine chronische Sialadenitis oder Sialadenose kann in Einzelfällen bei negativem sonographischem Befund eine Sialographie erforderlich werden. Liegt eine tumoröse Raumforderung vor, so ist in jedem Fall eine histologische Klärung herbeizuführen. Können Ausmaß und Nachbarschaftsbeziehungen des Tumors sonographisch nicht festgelegt werden, so sollten eine Computertomographie oder Kernspintomographie angeschlossen werden.

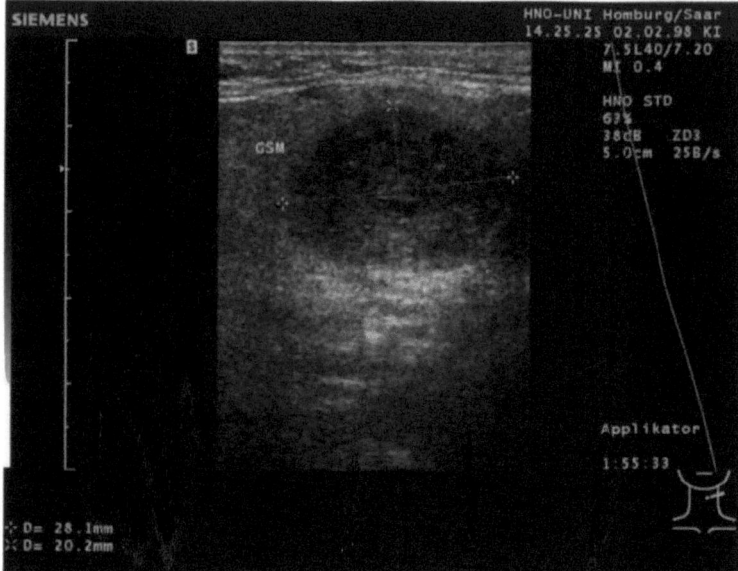

Abb. 49
a Maligner Tumor (+) im Bereich einer linken Glandula submandibularis. *GSM* Glandula submandibularis

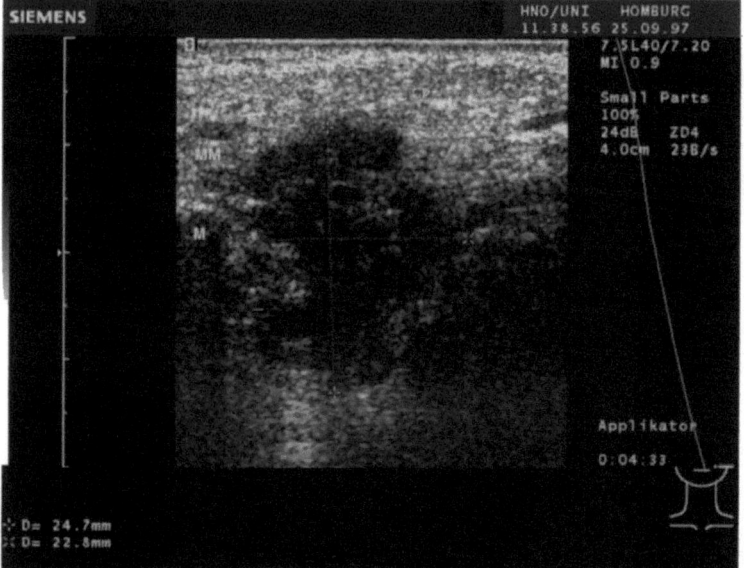

b Plattenepithelkarzinom (+) im tiefen Anteil der linken Glandula parotis mit retromandibulärer Ausdehnung. *GP* Glandula parotis, *MM* M. masseter, *M* Mandibula

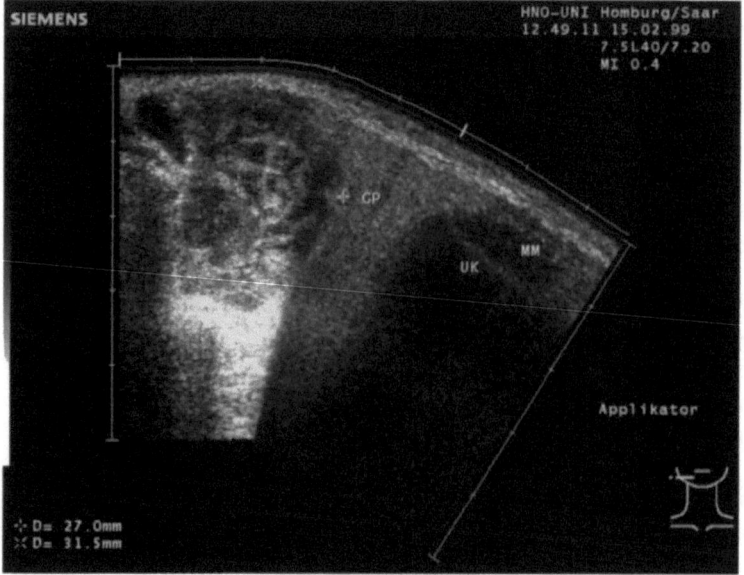

c Rhabdomyosarkom (+) in der rechten Glandula parotis (Panoramabild) im Querschnitt. *GP* Glandula parotis, *MM* M. masseter, *UK* Unterkiefer

3.3 Sonographie der Gesichtsweichteile

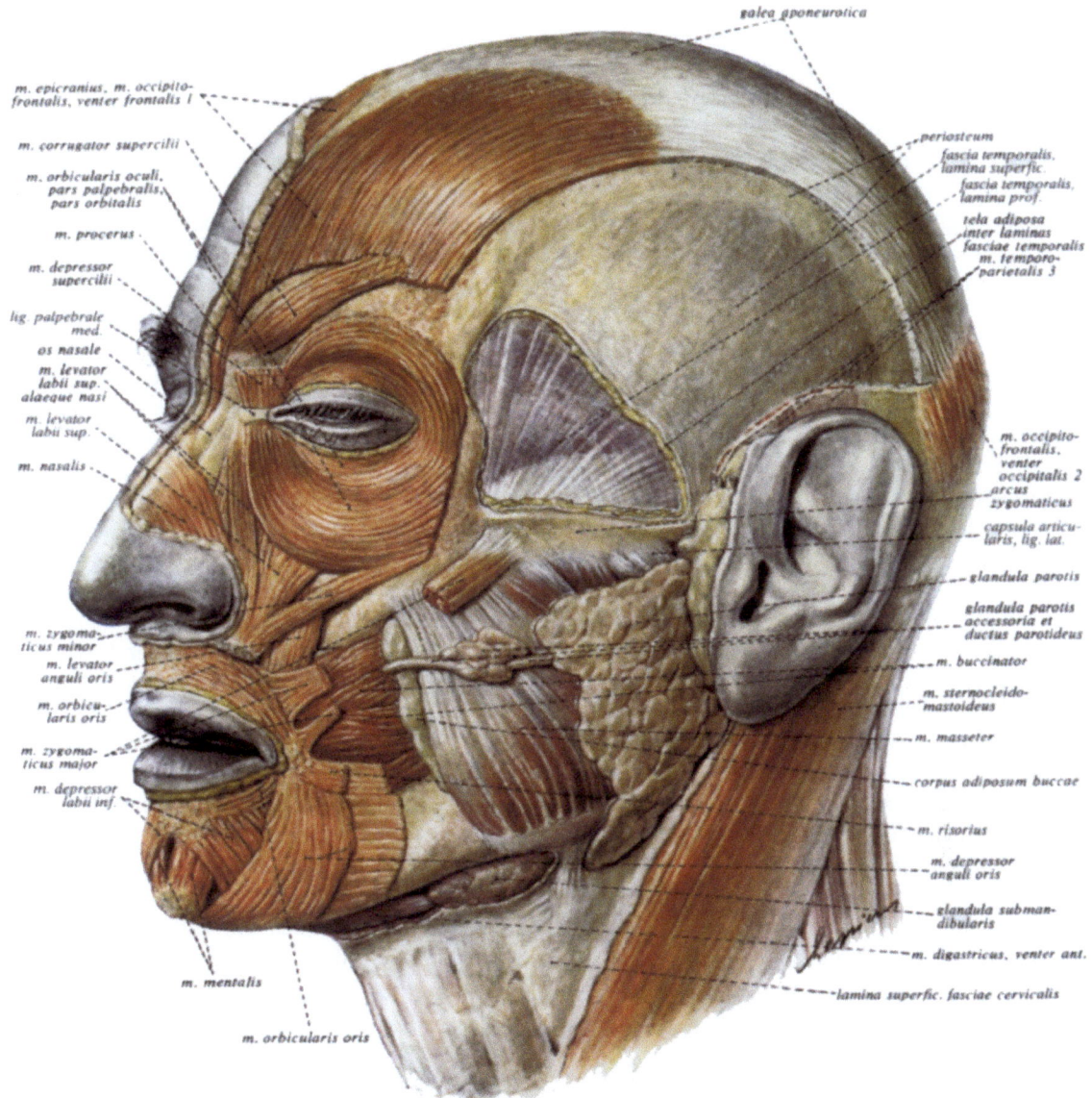

Anatomische Darstellung (aus: Sobotta, Atlas der Anatomie des Menschen. Urban & Schwarzenberg 1982)

Bei der sonographischen Untersuchung können neben der Parotisdrüse und den Nasennebenhöhlen auch die angrenzenden anatomischen Strukturen der Gesichtsweichteile dargestellt werden:
- Kaumuskulatur: M. masseter;
- Wangenweichteile: Bichat-Fettpropf, M. buccinator, Stenon-Gang;
- mimische Muskulatur mit umgebenden Weichteilstrukturen: M. zygomaticus, M. orbicularis oris, M. levator labii alaeque nasi, M. orbicularis oculi, Orbitainhalt;
- Darstellung von Frakturen der Nase und des Orbitabodens.

3.3.1 Lagerung des Patienten

Die zu untersuchenden Strukturen sind am besten bei nach dorsal überstrecktem Kopf darstellbar.

3.3.2 Untersuchungstechnik

Ausgehend vom Querschnitt über der Glandula parotis sind bei einer Verschiebung des Schallkopfes nach medial die Wangenweichteile und der M. masseter erkennbar. Die Darstellung der mimischen Muskulatur ergibt sich durch den anatomischen Verlauf der Muskelzüge. Der M. zygomaticus stellt sich z. B. fast in seiner gesamten Länge dar, wenn der Schallkopf in einer Linie vom Mundwinkel zum lateralen Augenrand positioniert wird. Die Lippenmuskulatur kann in einem Parallelschnitt kaudal zur Nase (Querschnitt) oder senkrecht zur Nase beurteilt werden (Längsschnitt). Während die Untersuchung der genannten Gesichtsweichteile mit einem Linearschallkopf mit einer Frequenz von 7,5 MHz aussagekräftig und übersichtlich möglich ist, empfiehlt sich zur Untersuchung der Orbita ein 5-MHz-Sektorschallkopf; die Untersuchung erfolgt bei geschlossenen Lidern.

3.3.3
Sonoanatomie

Ventral der Glandula parotis und auf dem aufsteigenden Unterkieferast (echoreicher Reflex mit distaler Schallauslöschung) liegend, schließt sich der M. masseter mit seinem typischen gefiederten Reflexmuster an. Er kann im Längs- und Querschnitt sowie in Relaxation und in maximaler Kontraktion dargestellt werden. Die Mm. pterygoidei sind lediglich bei Destruktionen des Unterkieferknochens erkennbar.

Weiter oberflächlich ist in der Regel bei Obstruktion der Ductus stenonianus als echoarmer/echoleerer Bereich erkennbar (Abb. 50). Dieser verläuft nach anterior und medial, durchquert den Bichat-Fettpfropf der Wangenweichteile und mündet nach dem Durchtritt durch den M. buccinator (echoarmes Band) gegenüber dem 2. oberen Molaren ins Vestibulum oris. Der Wangenfettpfropf zeigt sich als unscharf begrenzter, echoarmer Bezirk. Er wird dorsal vom M. masseter, kranial vom Os zygomaticum (echoreicher Reflex mit distaler Schallauslöschung), medial vom echoarmen Band des M. buccinator und nach vorne vom M. orbicularis oris eingegrenzt.

Weiter nach ventral schließt sich die Region des M. orbicularis oris und der Lippenweichteile an. Diese ist in 3 Schichten unterteilt, eine zentral echoarme Struktur und davor und dahinter eine echoreichere Bande, entsprechend dem anatomischen Aufbau der Lippen mit 2 Subkutangewebeschichten und dem M. orbicularis oris.

Der M. zygomaticus ist als echoarmes Band ausgehend vom Angulus oris über den Bichat-Fettpfropf und den M. masseter bis zum Os zygomaticum ziehend sichtbar. Bei Kontraktion ist eine deutliche Verbreiterung messbar. Der M. levator labii superior alaeque nasi ist besonders deutlich in einem Längsschnitt parallel zur Nase erkennbar.

Der M. orbicularis oculi zeigt sich ähnlich wie die Lippenmuskulatur in den echoreicheren Bindegewebeschichten als echoarmes Band. Beim Verschluss der Lider kommt es zu einer deutlichen Verdickung, besonders im Lidspaltenbereich. Gleichzeitig beobachtet man eine Elevation des Augapfels nach kranial.

Der Bulbus oculi kann als Vorlaufstrecke für die Beurteilung anderer im Bereich der Orbita und auch der Nasennebenhöhlen gelegener Strukturen dienen (z. B. Tumoren oder Frakturen, s. Kap. 3.7.4.2).

3.3.4
Stellenwert der Sonographie der Gesichtsweichteile

Unklare Schwellungszustände der Wangenweichteile und der Orbita, tumoröse Neubildungen und Entzündungen können mit Hilfe der B-Bild-Sonographie auf eine für den Patienten schonende Weise un-

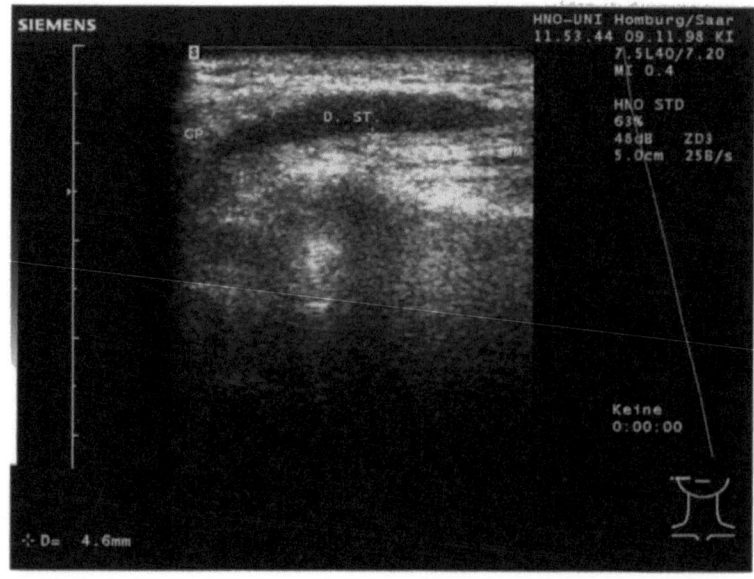

Abb. 50. Narbige Stenosierung des Stenon-Ganges der rechten Glandula parotis mit voluminöser Auftreibung desselben. *D. ST.* Ductus stenonianus, *GP* Glandula parotis, *MM* M. masseter

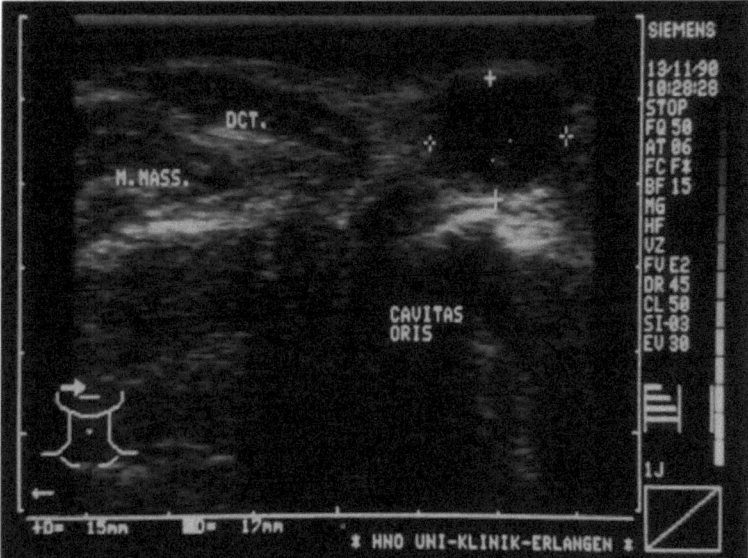

Abb. 51. Dentogene radikuläre Zyste im Bereich des Oberkiefers (+) mit Einengung des Ausführungsganges der rechten Glandula parotis. *DCT* Ductus stenonianus, *M. MASS.* M. masseter

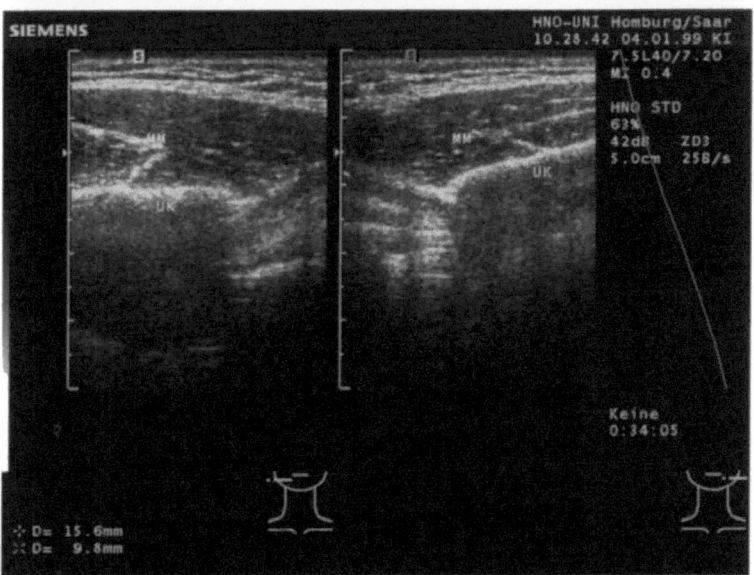

Abb. 52. Hypertrophie des rechtsseitigen M. masseter (links im Bild), im Seitenvergleich deutlich erkennbar. *MM* M. masseter, *UK* Unterkiefer

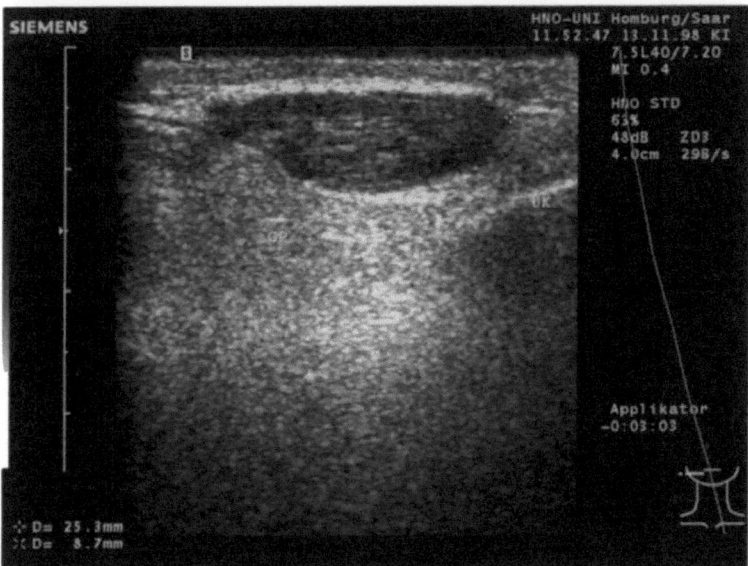

Abb. 53. Lipom (+) im Bereich der Wangenweichteile rechts über der Glandula parotis und posterior zum M. masseter. *UK* Unterkiefer, *GP* Glandula parotis

tersucht werden (Abb. 51). Eine Diagnosestellung ist in Verbindung mit dem klinischen Bild oftmals möglich. Bei unklarer Verdickung der Wangenweichteile kann ein Parotistumor von einer Masseterhypertrophie sicher unterschieden werden (Abb. 52). Bei Raumforderungen (z. B. Lipomen) (Abb. 53), Hämangiomen, Lymphangiomen, Lymphknotenschwellungen, malignen Tumoren usw. kann eine anatomische Zuordnung sicher erfolgen und, falls erforderlich, die weitere Diagnostik eingeleitet (Farbdoppler, CT, MRI, gezielte Probeentnahmen, Angiographie) oder Verlaufskontrollen durchgeführt werden. Die Sonographie der mimischen Muskulatur bietet neben der statischen Aussage der anatomisch topographischen Verhältnisse gleichzeitig auch eine Möglichkeit der Interpretation der Funktion der einzelnen Muskeln unter Ultraschallkontrolle.

Die Sonographie der Kaumuskulatur hat ihre Bedeutung in der Kieferorthopädie und Kieferchirurgie zur Dokumentation und Verlaufsbeobachtung von Okklusionsstörungen.

Befindet sich die Pathologie im Grenzbereich zu sonographisch nicht zuverlässig darstellbaren Strukturen (Knochen, Nasennebenhöhlen) ist eine weitere bildgebende Diagnostik angeraten.

Die Darstellung von Orbitaboden- und Nasenbeinfrakturen im Ultraschall wird beschrieben. In den meisten Fällen sollte allerdings, nicht zuletzt auch aus medikolegalen Gründen, eine weitere radiologische Abklärung durchgeführt werden.

3.4 Sonographie des Halses

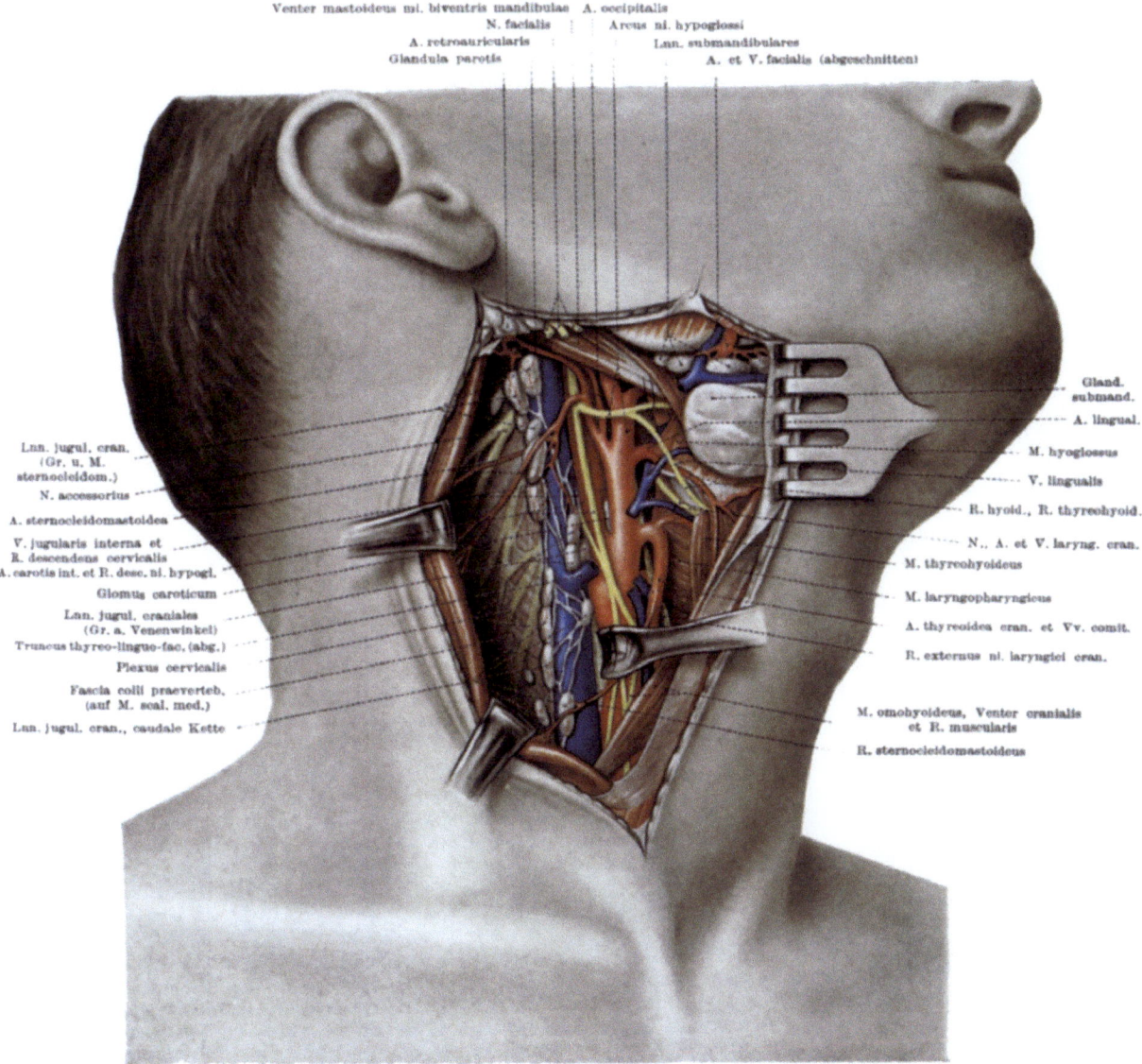

Anatomische Darstellung (aus: Lanz/Wachsmuth, Praktische Anatomie, Bd. I, Teil 2, Hals, Springer 1955)

Der bei weitem größte Anteil der Ultraschalluntersuchungen im Kopf-Hals-Bereich entfällt auf die sonographische Beurteilung der Halsweichteile. Indikationen für die Ultraschalluntersuchung sind hierbei zervikale Schwellungen, unklare Beschwerden im Halsbereich sowie prä- und posttherapeutische Staging- und Verlaufsuntersuchungen im Rahmen von malignen Kopf-Hals-Erkrankungen.

3.4.1 Lagerung des Patienten

Der Patient wird in Rückenlage positioniert und Kopf und Kinn über eine kleine Rolle weit nach hinten rekliniert. Hierdurch wird die Kieferwinkel-Hals-Region gestreckt und der sonographischen Untersuchung übersichtlich zugänglich.

3.4.2 Untersuchungstechnik

Zu Beginn der Untersuchung erfolgt ein Querschnitt in der Halsmitte in Höhe des Schilddrüsenisthmus. Im weiteren Verlauf der Untersuchung werden die Halsweichteile zunächst im Querschnitt von kaudal nach kranial begutachtet (Abb. 54a). Es schließt sich sodann die Untersuchung im Längsschnitt an (Abb. 54b). Dieser Ablauf ohne standardisierte Schallkopf-

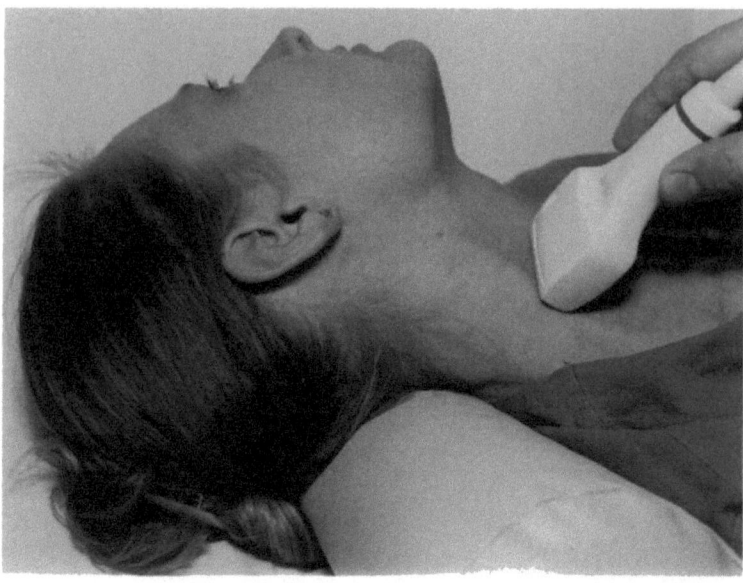

Abb. 54
a Schallkopfposition zur Untersuchung der unteren Halsweichteile im Querschnitt

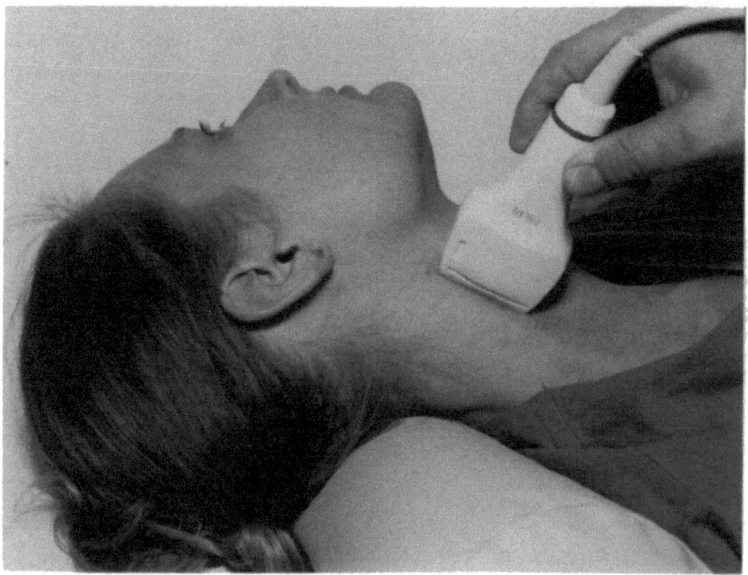

b Schallkopfposition zur sonographischen Untersuchung des Halses im Längsschnitt

positionierungen soll der Sonographie als einem dynamischen Untersuchungsverfahren Rechnung tragen.

Die Beurteilung mit einem Linearschallkopf mit einer Frequenz von 7,5 MHz ermöglicht die sonographische Darstellung der Halsweichteile „wie im Anatomielehrbuch".

3.4.3
Sonoanatomie

Anhand der übersichtlichen Topographie von Schilddrüse, Trachea, großen Halsgefäßen und M. sternocleidomastoideus wird zunächst die Qualität des Ultraschallbildes beurteilt und, falls erforderlich, durch Veränderungen der Geräte- und/oder Monitoreinstellung korrigiert. Die Trachea erzeugt aufgrund ihrer Luftfüllung eine Totalreflexion mit distaler Schallschattenzone, die die Beurteilung der retrotrachealen Weichteile unmöglich macht. Die Gefäße weisen ein echofreies Reflexmuster auf, die Schilddrüse stellt sich homogen echodicht dar, vergleichbar dem Befund der großen Kopfspeicheldrüsen. Der M. sternocleidomastoideus erscheint ebenso wie die übrige Halsmuskulatur echoarm mit echodichterer Fiederung. Im kaudalen Halsbereich bilden der Schilddrüsenlappen, die großen Halsgefäße sowie der M. sternocleidomastoideus eine leicht identifizierbare Gruppe (s. Abb. 29). Dahinter können die Mm. scaleni dargestellt werden. In dem kaudalen Anteil der V. jugularis können Knoten durch den M. omohyoideus vorgetäuscht werden. Die Untersuchung im Längsschnitt lässt den Muskel jedoch genau erkennen. In der mittleren Halsetage bilden der Bulbus caroticus und die Aufteilung in die A. carotis externa und in-

3.4 Sonographie des Halses

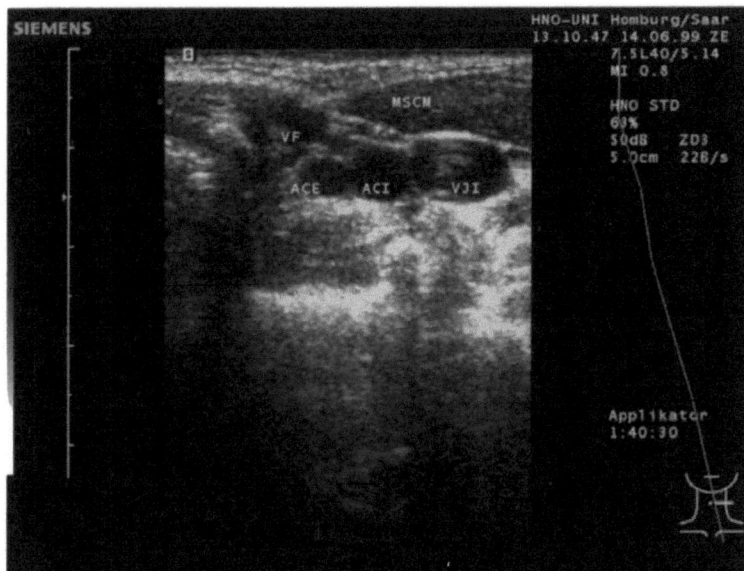

Abb. 55. Darstellung des oberen Venenwinkels rechts im Querschnitt. *ACE* A. carotis externa, *ACI* A. carotis interna, *MSCM* M. sternocleidomastoideus, *VF* V. facialis, *VJI* V. jugularis interna

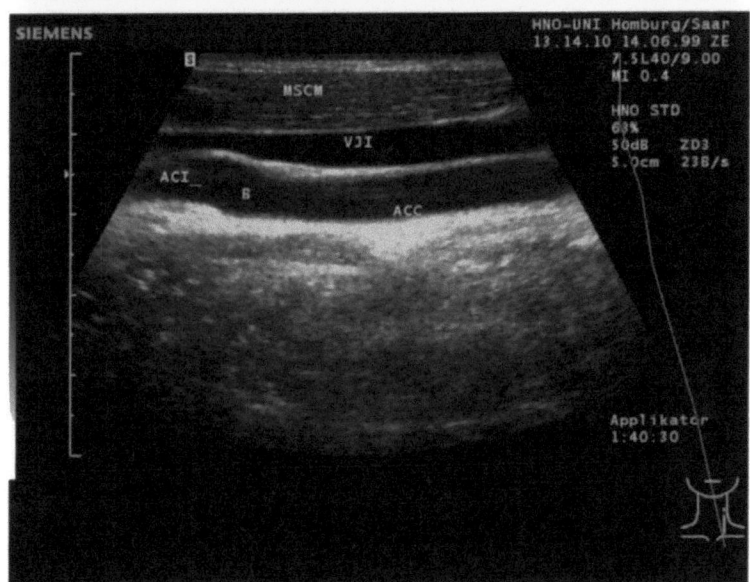

Abb. 56. Die großen Halsgefäße links im Längsschnitt. *ACC* A. carotis communis, *ACI* A. carotis interna, *B* Bulbus der A. carotis, *MSCM* M. sternocleidomastoideus, *VJI* V. jugularis interna

terna wichtige Landmarken. Hier lässt sich durch das Valsalva-Manöver häufig auch die Mündung der V. facialis in die V. jugularis interna (oberer Venenwinkel) zur Darstellung bringen (Abb. 55 u. 56). Kranial wird die Halsregion durch die Glandula parotis, Glandula submandibularis und den M. digastricus begrenzt.

Im Querschnitt kann links hinter der Schilddrüse der Ösophagus (s. Abb. 29) mit seinem typischen kokardenförmigen Echomuster nachgewiesen werden. Normale Nebenschilddrüsen, Nerven und nicht vergrößerte Lymphknoten sind sonographisch nicht erkennbar.

3.4.4
Spezielle Befunde

3.4.4.1
Lymphknotenschwellungen

Da sich Lymphknoten hinsichtlich ihrer akustischen Eigenschaften von dem umgebenden Fettgewebe kaum unterscheiden, sind nicht pathologisch veränderte Lymphknoten sonographisch nicht darstellbar.

Erst eine Veränderung der akustischen Eigenschaften im Rahmen verschiedener Erkrankungen ermöglicht eine sonographische Darstellung von Lymphknoten bereits ab einer Größe von 3–5 mm. Bezüglich des Auffindens vergrößerter Lymphknoten verfügt die Sonographie über eine große Sensitivität (90–97%) und

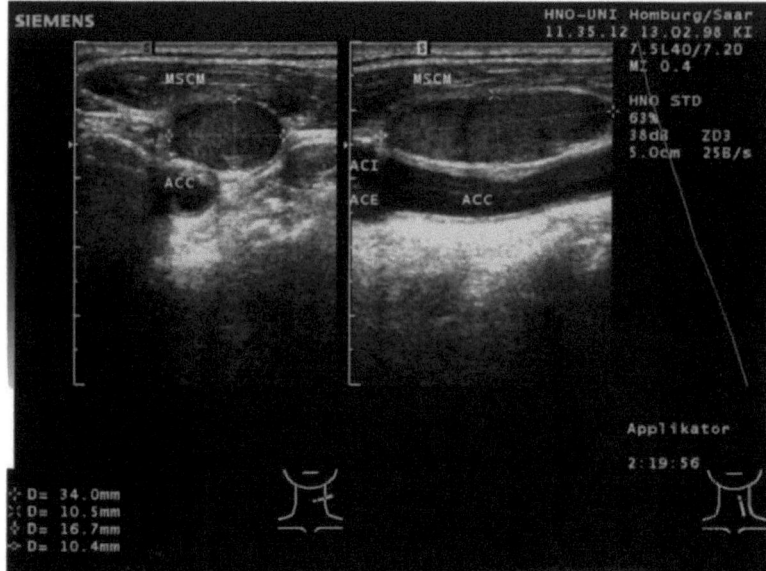

Abb. 57. Quer- und Längsschnitt im Bereich des linken Halses: entzündlich vergrößerter Lymphknoten (+). *ACC* A. carotis communis, *ACI* A. carotis interna, *ACE* A. carotis externa, *MSCM* M. sternocleidomastoideus. Im Bereich der A. carotis communis ist hier das laterale Schattenzeichen erkennbar und weiterhin auch die Intima der Gefäßwand als zartes Band

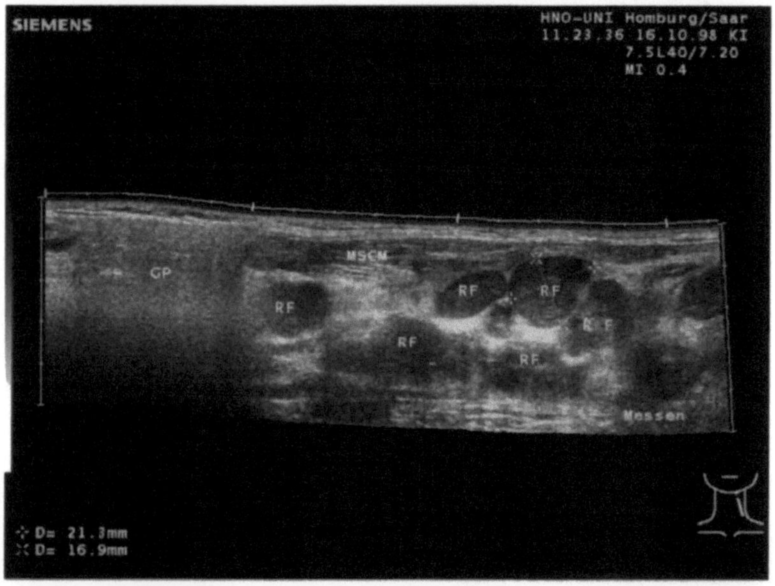

Abb. 58. Multiple Lymphknotenschwellungen (*RF*) im Bereich der Halsweichteile links im Längsschnitt (Panoramabild, Histologie: malignes Lymphom). *MSCM* M. sternocleidomastoideus, *GP* Glandula parotis

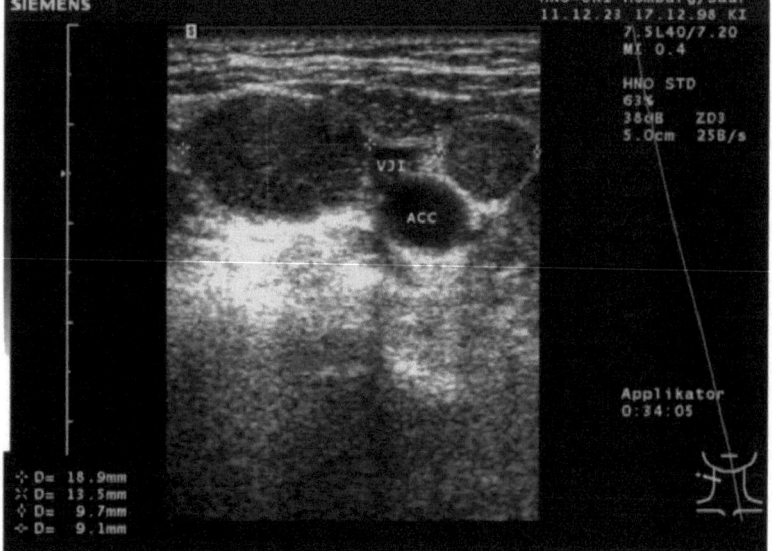

Abb. 59. Lymphknotenmetastasen (+) im Bereich des rechten Venenwinkels im Querschnitt lateral und medial der V. jugularis interna und der A. carotis communis. *ACC* A. carotis communis, *VJI* V. jugularis interna

ist der Palpation (69%), der Computertomographie (83%) und der Kernspintomographie (83%) deutlich überlegen. Die Spezifität der einzelnen Untersuchungsverfahren (Ultraschall, CT und MRI) liegt je nach zugrundegelegtem Bezugssystem und den Malignitätskriterien zwischen 70 und 90%. Vergrößerungen der Lymphknoten im Halsbereich können im Rahmen von akuten und chronischen benignen Erkrankungen, durch primäre Lymphknotenneoplasien oder durch sekundäre metastatische Besiedlungen hervorgerufen werden.

Sonographisch erscheinen Lymphknoten echoarm bis echofrei, zumeist homogen, sind von ovaler bis runder Form, meist scharf begrenzt und von unterschiedlicher Größe (Abb. 57-59). Größere Knoten weisen gelegentlich eine inhomogene Binnentextur sowie eine unscharfe Randbegrenzung auf. Dieses sonomorphologische Phänomen kann bei einer entzündlichen Lymphknotenvergrößerung durch eine zentrale Einschmelzung mit Umgebungsreaktion (s. Abb. 74), bei einem metastatisch befallenen Lymphknoten durch eine zentrale Nekrose und infiltratives Wachstum hervorgerufen werden.

Unter Berücksichtigung des klinischen Gesamtbildes kann in einem gewissen Prozentsatz auf die Genese der sonographisch und/oder klinisch fassbaren Lymphknotenschwellungen geschlossen werden. Echomuster, Größe, Verhältnis von Längs- zu Querdurchmesser (Form) können hinweisend sein auf entzündliche Veränderungen oder metastatisch besiedelte Lymphknoten. Sichere sonomorphologische Kriterien, besonders bei Lymphknoten mit einer Größe kleiner als 8 mm, die eine Zuordnung vergrößerter Lymphknoten zu einem bestimmten Krankheitsbild ermöglichen, gibt es derzeit nicht. Allenfalls für die Gruppe der malignen Lymphome scheint das gleichmäßige Aussehen der sonographisch nachweisbaren rundlichen Lymphknoten mit sehr echoarmer bis echofreier Binnentextur und dorsaler Schallverstärkung charakteristisch, ohne jedoch die Notwendigkeit einer histologischen Diagnosesicherung ersetzen zu können.

Wenn auch eine Stellungnahme zur Dignität aufgrund sonomorphologischer Kriterien nicht verlässlich ist, so vermittelt dennoch die Sonographie der Halsweichteile bei Patienten mit Malignomen des oberen Aero-Digestiv-Traktes wichtige Informationen über Vorhandensein, Zahl und Größe vergrößerter Lymphknoten sowie über deren Beziehung zu den umgebenden Strukturen (Muskeln, Gefäße) (s. Abb. 57-59).

3.4.4.2
Zervikale Entzündungen

Unter therapeutischen Gesichtspunkten ist es wichtig, zwischen einer lokalisierten Abszedierung und einer diffusen zervikalen Phlegmone zu differenzieren.

Bei einer phlegmonösen Entzündung der Halsweichteile sind sonographisch diffus echoarme Areale zwischen den verschiedenen Gewebeschichten erkennbar. Die Muskulatur erscheint, verglichen mit den Normalbefunden, ebenfalls echoärmer und verdickt (Abb. 60). Umschriebene Raumforderungen sind nicht nachweisbar. Bei einer Abszedierung zeigt sich sonographisch ein umschriebener Tumor, der scharf abgegrenzt sein kann, im Rahmen einer entzündlichen Randreaktion können die Grenzen jedoch auch unscharf erscheinen (Abb. 61). Je nach Ausmaß der Abszedierung zeigt sich ein inhomogenes Bild, zentral echoarme bis echoleere Bezirke mit der charakteristischen dorsalen Schallverstärkung sowie echodichteren, Zelldetritus entsprechenden Arealen.

3.4.4.3
Zysten

Unabhängig davon, ob es sich um mediane oder laterale Halszysten handelt, ist sonographisch ein uniformes Bild erkennbar: eine runde bis ovaläre, glatt begrenzte verformbare Raumforderung mit deutlicher distaler Schallverstärkung. Bei der Untersuchung mit hochauflösenden Schallköpfen erscheint die Binnentextur der Zysten allerdings nicht immer echoleer, häufig sind feine diffuse Binnenechos nachweisbar, die am ehesten den zu Schallwellenreflexionen führenden Detritus innerhalb der Zysten widerspiegeln (Abb. 62 a, b, s. Abb. 78). Lediglich aufgrund der sonoanatomischen Lokalisation kann zwischen medialen und lateralen Hals- sowie Schilddrüsenzysten (s. Kap. 7) differenziert werden. Wie bei einem primären Halsabszess sowie einer abszedierenden Lymphadenitis weisen infizierte Halszysten solide echoreiche Bezirke neben echoarmen Arealen auf, so dass in diesen Fällen eine Differenzierung anhand sonographischer Kriterien nicht möglich ist. Halsfisteln lassen sich gelegentlich sonographisch nachweisen (Abb. 63).

Aufgrund ihrer oberflächlichen Lage, ihrer guten Verschieblichkeit sowie ihrer geringen Größe sind Epidermoid- und Dermoidzysten von Halszysten meist gut abgrenzbar. Sonomorphologisch sind sie gekennzeichnet durch ein inhomogenes Binnenmuster mit echoarmen bis echoleeren sowie echodichten Arealen.

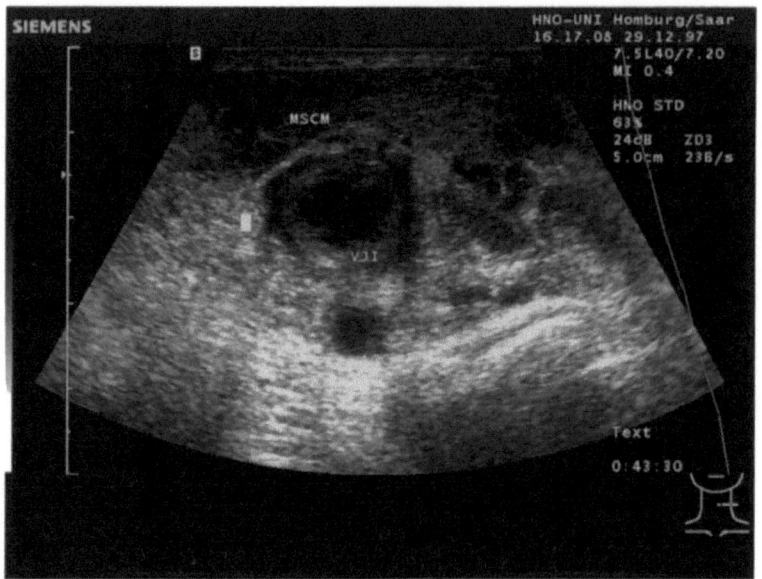

Abb. 60. Phlegmone im Bereich der Halsweichteile links mit Thrombose der V. jugularis interna. Der M. sternocleidomastoideus und die umgebenden Weichteile erscheinen echoarm verändert. Weiterhin erkennt man echoarme, nicht abgrenzbare Raumforderungen im Bereich lateral der V. jugularis interna. *ACC* A. carotis communis, *MSCM* M. sternocleidomastoideus, *VJI* V. jugularis interna

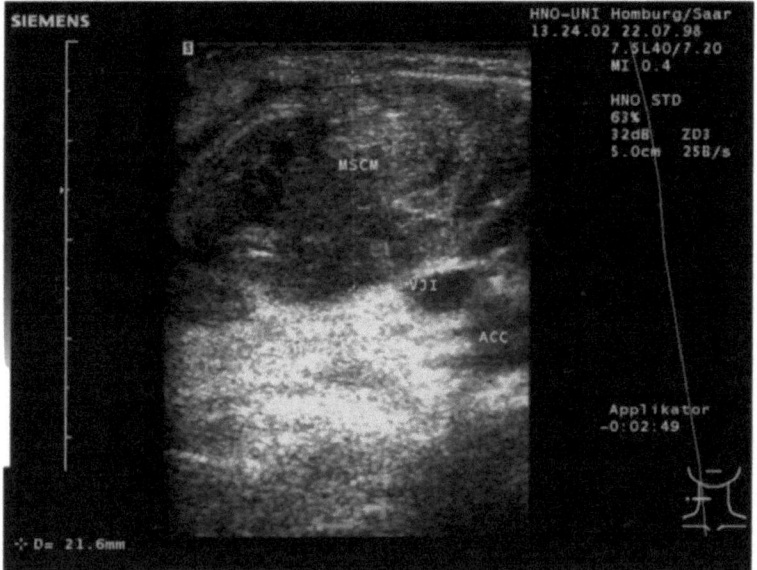

Abb. 61. Abszessformation (+) im rechten M. sternocleidomastoideus. Der Muskel ist kugelig aufgetrieben und echoarm verändert. *ACC* A. carotis communis, *MSCM* M. sternocleidomastoideus, *VJI* V. jugularis interna

Abb. 62
a Laterale Halszyste links (+) im Längsschnitt mit echoreichen Binnenreflexen (Panoramabild). *ACE* A. carotis externa, *MM* M. masseter, *UK* Unterkiefer, *BIF* Karotisbifurkation

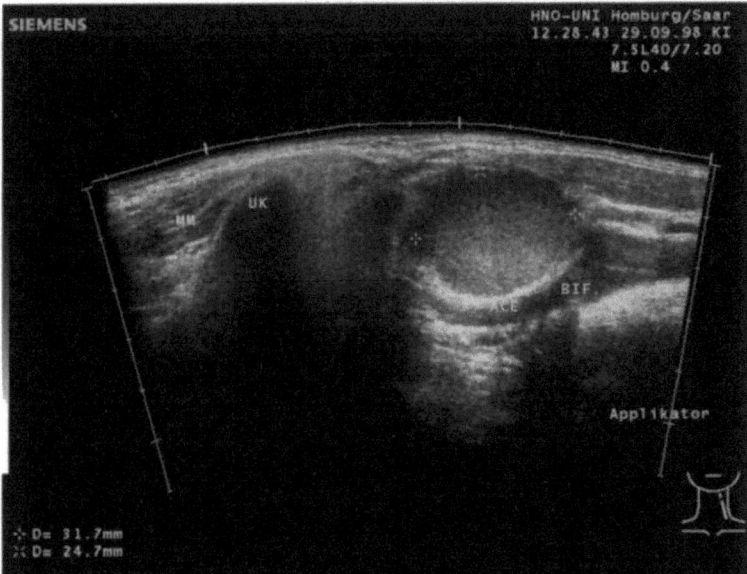

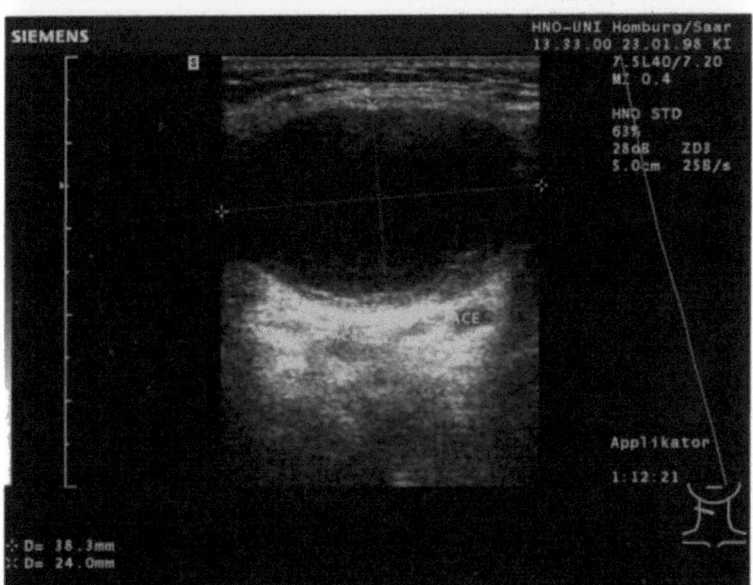

b Große laterale Halszyste rechts, scharf begrenzt, echoleer auf den Aa. carotis externa und interna aufsitzend. Die VJI wird komprimiert. *ACE* A. carotis externa, *ACI* A. carotis interna

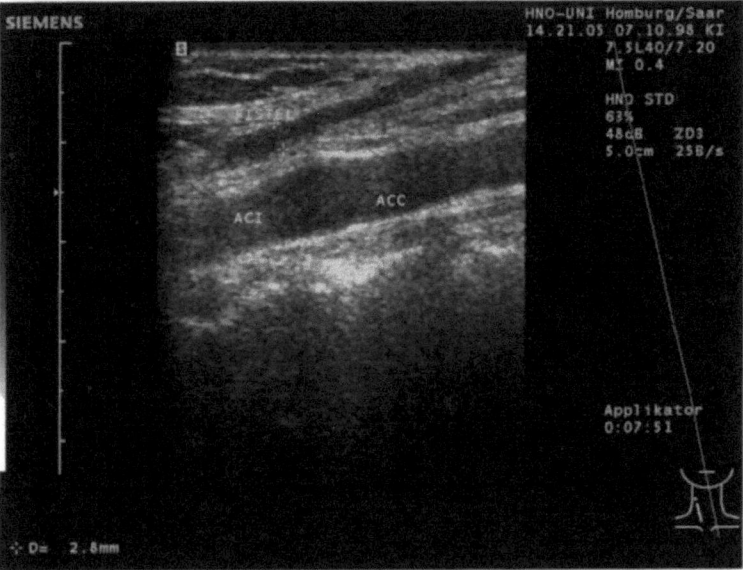

Abb. 63. Seltene Darstellung einer lateralen Halsfistel (+...+) rechts. *ACC* A. carotis communis, *ACI* A. carotis interna

3.4.4.4
Vaskuläre Tumoren

Aufgrund sonomorphologischer Charakteristika im B-Bild kann nicht zwischen Hämangiomen (s. Kap. 6) und Lymphangiomen differenziert werden. Je nach Füllungszustand weisen die nicht immer scharf begrenzten Raumforderungen eher echoarme bis echoleere oder echoreichere Anteile auf, die bei Muskelkontraktion oder Kompression mit dem Schallkopf ihre Größe ändern und teilweise völlig zum Verschwinden gebracht werden können. Die sonographische Untersuchung ermöglicht im Rahmen der Operationsplanung eine genaue Größenbestimmung und die Beurteilung der anatomischen Beziehung zu operationsrelevanten Strukturen.

Die im Bereich der Karotisgabel sich manifestierenden Paragangliome erscheinen sonomorphologisch inhomogen mit echoreichen und echoarmen Arealen und sind von vergrößerten zervikalen Lymphknoten im B-Bild nicht sicher zu differenzieren (Abb. 64).

3.4.4.5
Lipome, seltene Halstumoren

Lipome, von ihrem klinischen und palpatorischen Erscheinungsbild her charakteristisch, zeigen sich sonographisch als gut abgegrenzte, homogene, verglichen mit der Muskulatur echoreiche Raumforderungen (Abb. 65, s. Abb. 53). Sie weisen eine zarte, Bindegewebsanteilen entsprechende echodichtere Fiederung auf. Die typische Abgrenzbarkeit eines solitären Li-

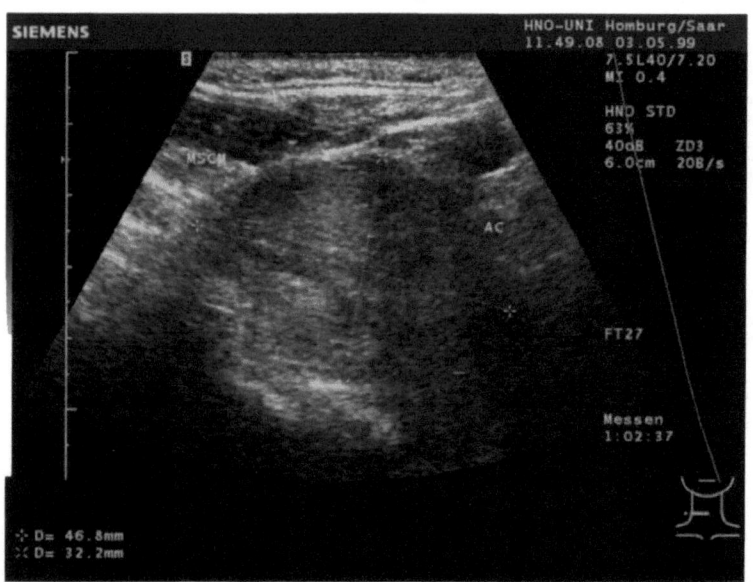

Abb. 64. Paragangliom (+) („Glomustumor") am rechten Hals im B-Bild (Farbdopplerbefund s. Kap. 4, Abb. 118). *AC* A. carotis, *MSCM* M. sternocleidomastoideus

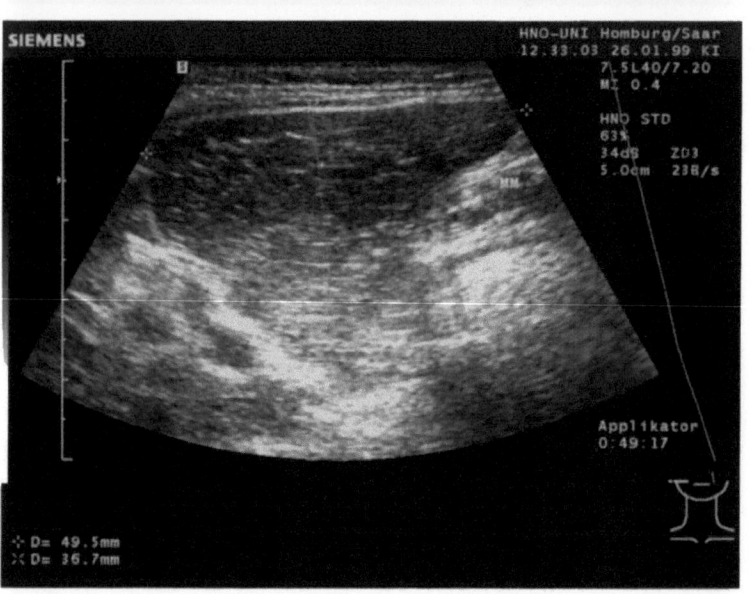

Abb. 65. Lipom in der rechten Parotisregion. *MM* M. masseter

poms ist beim Morbus Madelung allerdings nicht mehr festzustellen.

Die seltenen Neurinome und Neurofibrome können, basierend auf sonographischen Charakteristika, weder von Paragangliomen noch von vergrößerten Lymphknoten unterschieden werden. Allerdings kann zur Unterscheidung dieser Befunde gelegentlich die sonoanatomische Lokalisation – insbesondere die Beziehung zu den großen Halsgefäßen – Hinweise geben.

3.4.4.6
Lymphknotenveränderungen bei Malignomen im Kopf-Hals-Bereich

Der Lymphknotenstatus ist für die Planung des therapeutischen Vorgehens bei Malignomerkrankungen im Bereich des oberen Aero-Digestiv-Traktes von großer Bedeutung. Im Auffinden von zervikalen Lymphknotenschwellungen ist die Sonographie sowohl der Palpation, der Computertomographie als auch der Kernspintomographie überlegen. Wie bereits erwähnt, gibt es keine sicheren sonomorphologischen Dignitätskriterien, so dass alle im Rahmen von Stagingunterleuchungen bei malignen Kopf-Hals-Erkrankungen aufgefundenen vergrößerten Lymphknoten als potentiell bösartig angesehen werden müssen. Bei sonographisch nachgewiesenen Lymphknoten, die eine Größe von 10 mm nicht überschreiten, kann immerhin in bis zu 50% eine metastatische Absiedlung histologisch nachgewiesen werden. Im Rahmen von prätherapeutischen Untersuchungen interessieren jedoch nicht nur Zahl, Größe und Lokalisation zervikaler Lymphknoten, vielmehr ist auch die Beziehung dieser Raumforderungen zu den umgebenden Strukturen von Bedeutung. Mit Hilfe des Valsalva-Versuches kann häufig eine Kompression der V. jugularis interna von einer Infiltration mit thrombotischem Verschluss differenziert werden (Abb. 66 u. 67). Eine Infiltration der Wand der A. carotis communis bzw. A. carotis interna kann an dem umschriebenen Abbruch der echoreichen Gefäßwand erkennbar sein. Ein weiterer Hinweis ergibt sich aus der mangelnden Verschieblichkeit der Raumforderung gegen das jeweilige Gefäß. Eine Infiltration kann ebenfalls als eher wahrscheinlich angenommen werden, wenn die Arterie zu mehr als 2/3 von Tumor umgeben ist (Abb. 68). Eine Infiltration in umgebende Weichgewebe (Speicheldrüsen, Muskulatur) ist gekennzeichnet durch unscharfe, irreguläre Begrenzungen gegen die entsprechenden Strukturen sowie die mangelnde Beweglichkeit im Rahmen der Sonopalpation.

Die palpatorischen Kontrolluntersuchungen bei der Tumornachsorge sind durch die therapeutisch (Chirurgie, Chemotherapie, Radiotherapie) bedingte Vernarbung und Fibrosierung der Halsweichteile häufig sehr erschwert. Die regelmäßige sonographische Kontrolluntersuchung hilft bei der frühzeitigen Aufdeckung regionaler Rezidive, die sonomorphologisch als echoarme Raumforderungen imponieren und sich von umgebendem Narbengewebe deutlich abheben (Abb. 69 a, b). Vernarbungen können sich auch als echoarme, unscharf begrenzte Areale darstellen, die ein Tumorrezidiv nicht ausschließen lassen. (Abb. 69 c). In diesem Fall können z. B. engmaschige Verlaufsbeobachtungen oder weitere bildgebenden Verfahren zur Diagnose führen. Das Fehlen von Dignitätskriterien erschwert die Abgrenzung gegenüber reaktiven Lymphknotenschwellungen ebenso wie gegenüber Fadengranulomen.

3.4.4.7
Erkrankungen in Beziehung zum zervikalen Gefäßsystem

Hierzu s. auch Kap. 4.7. Neben den schon erwähnten Fragestellungen interessiert auch im Rahmen von phlegmonösen Erkrankungen der Halsweichteile, inwieweit eine Beteiligung der V. jugularis interna vorliegt. Ein thrombotischer Verschluss ist an dem Nachweis von echodichten Arealen im Gefäßlumen erkennbar. Unmittelbar unterhalb dieser echodichten stationären Areale sind im bewegten Bild echodichtere Turbulenzen im Gefäßlumen nachweisbar (s. Abb. 60).

Mittels hochauflösender Ultraschallköpfe sind arteriosklerotische Plaquebildungen im Bereich der A. carotis an randständigen echodichten Reflexen mit einer dorsalen Schallauslöschung erkennbar.

Sonographisch können aneurysmatische Gefäßaufweitungen von extravasal gelegenen Raumforderungen differenziert werden.

3.4.5
Zusammenfassende Wertung

Die Real-time-B-Bild-Sonographie hat sich bei Erkrankungen der Halsweichteile als zuverlässiges bildgebendes Verfahren etabliert. Im differentialdiagnostischen Stufenplan folgt nach Anamnese und klinischer Untersuchung zunächst die Sonographie. Kann der pathologische Befund nicht übersichtlich dargestellt werden, im Bereich der Halsweichteile ist dies relativ selten der Fall, oder besteht der Verdacht auf Infiltration knöcherner Strukturen (Unterkiefer, Schädelbasis, evtl. auch Kehlkopf), so ist eine weiterführende bildgebende Diagnostik mittels Computertomographie und/oder Kernspintomographie indiziert.

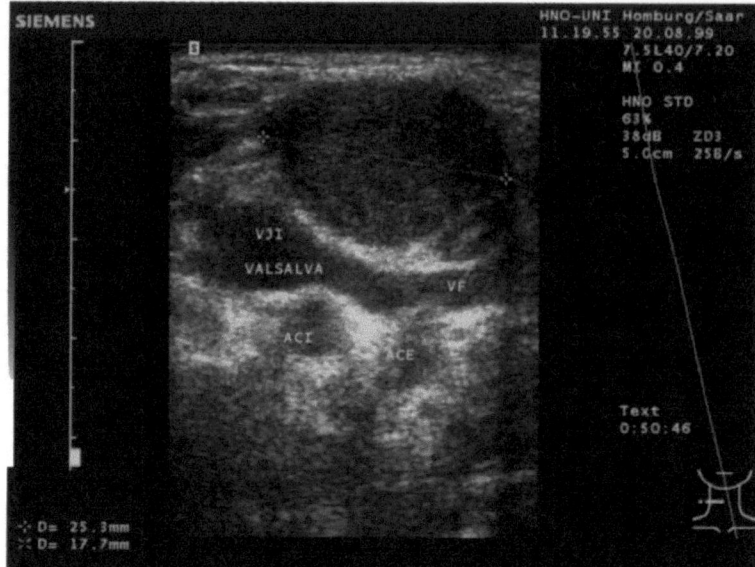

Abb. 66. Lymphknotenmetastase (+...+), im sonographischen Querschnitt im rechten Venenwinkel aufsitzend, diesen jedoch nicht vollständig komprimierend. Die Wandung der Vv. jugularis interna und facialis ist gut zu erkennen, es ergibt sich kein Hinweis auf eine Infiltration der Gefäßwand.
VJI-VALSALVA V. jugularis interna während des Valsalva-Manövers, *VF* V. facialis, *ACI* A. carotis interna, *ACE* A. carotis externa

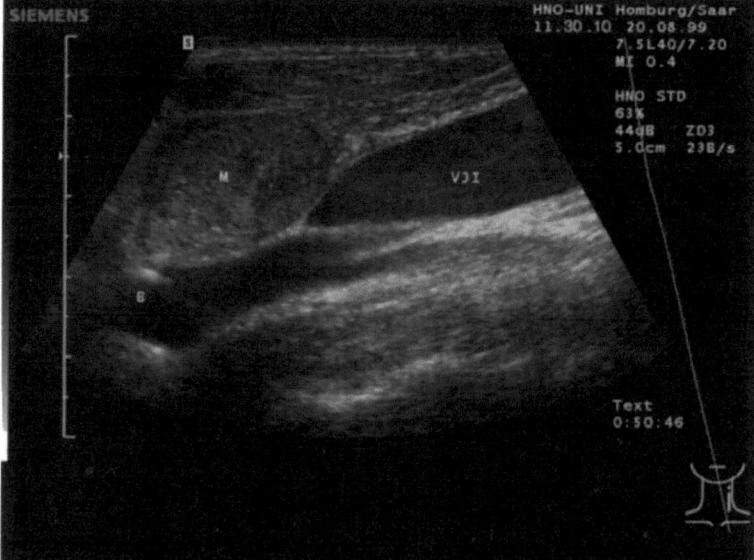

Abb. 67. V. jugularis interna, von einer Lymphknotenmetastase (*M*) komprimiert; im kaudalen Anteil der V. jugularis interna ist im Längsschnitt des linken Halses ein Sludge-Phänomen erkennbar (intravasale Schallechos bei langsamer oder sistierender Blutströmung). *B* Bulbus der A. carotis, *VJI* V. jugularis interna, *M* Metastase

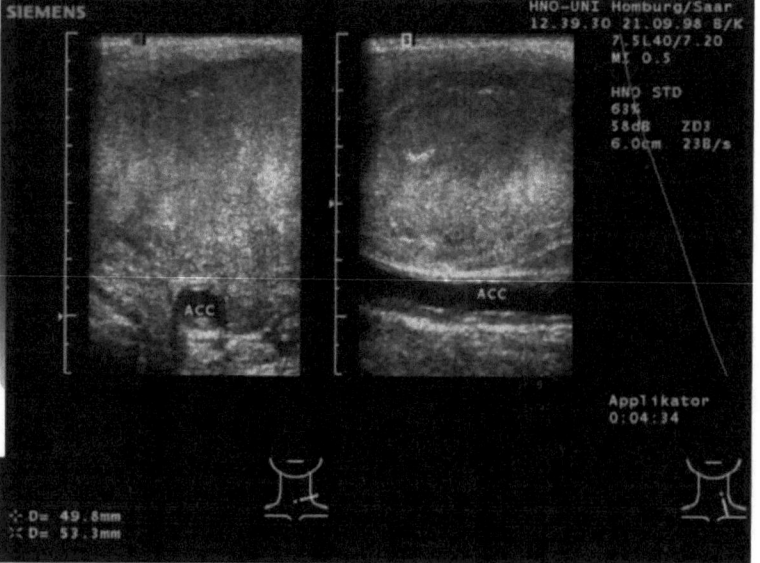

Abb. 68. Lymphknotenmetastase, der A. carotis communis aufsitzend, die Gefäßwand ist jedoch als echoreiche Struktur bei einem Längsschnitt im Bereich des linken Halses noch gut erkennbar. Im Querschnitt wird die Arterie zu über 2/3 von Tumor umgeben. Verdacht auf Infiltration. *ACC* A. carotis communis

3.4 Sonographie des Halses

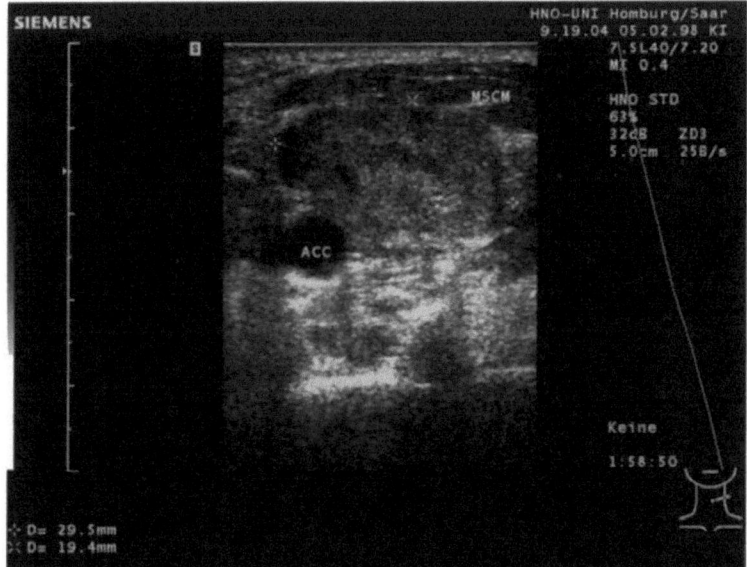

Abb. 69
a Regionales Tumorresiduum (+) im Bereich eines linken Halses im Querschnitt nach Radiochemotherapie. *ACC* A. carotis communis, *MSCM* M. sternocleidomastoideus

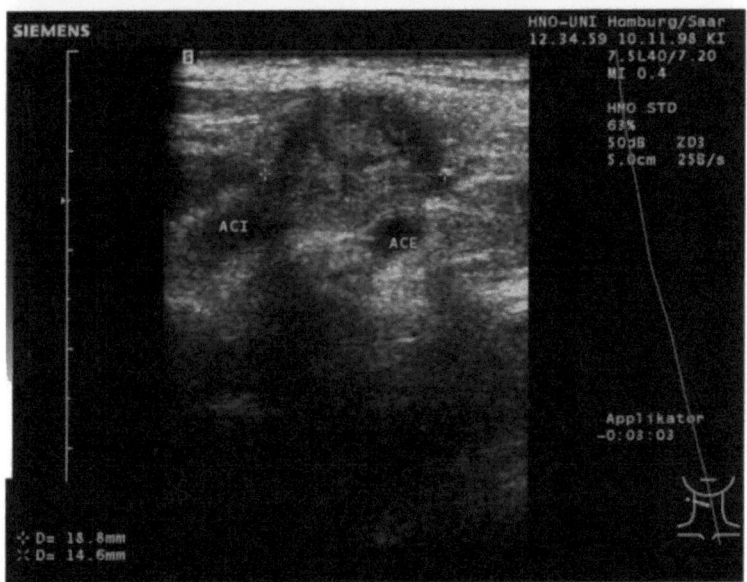

b Regionales Tumorrezidiv am rechten Hals nach Radiotherapie und Halslymphknotenausräumung. *ACE* A. carotis externa, *ACI* A. carotis interna

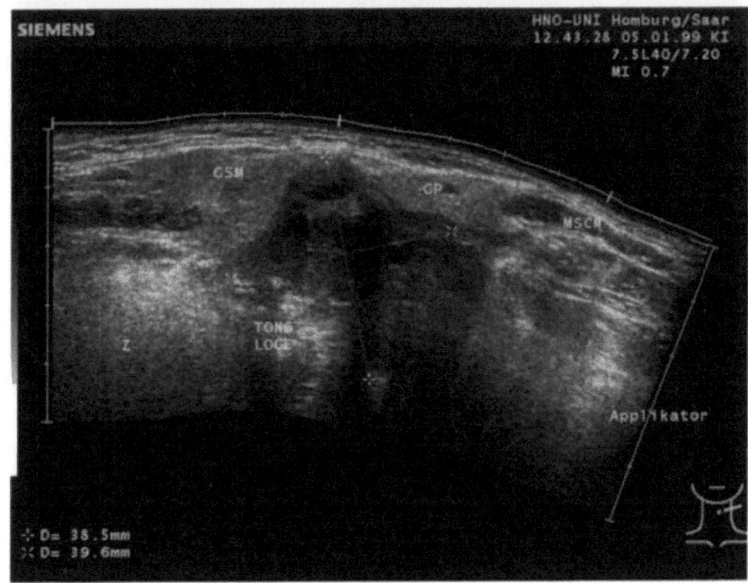

c Narbenformation nach Operation und Bestrahlung im Bereich des linken Halses. *MSCM* M. sternocleidomastoideus, *GSM* Glandula submandibularis, *GP* Glandula parotis, *TONS LOGE* Tonsillenregion, *Z* Zunge

3.5
Sonographie von Mundboden, Zunge und Oropharynx

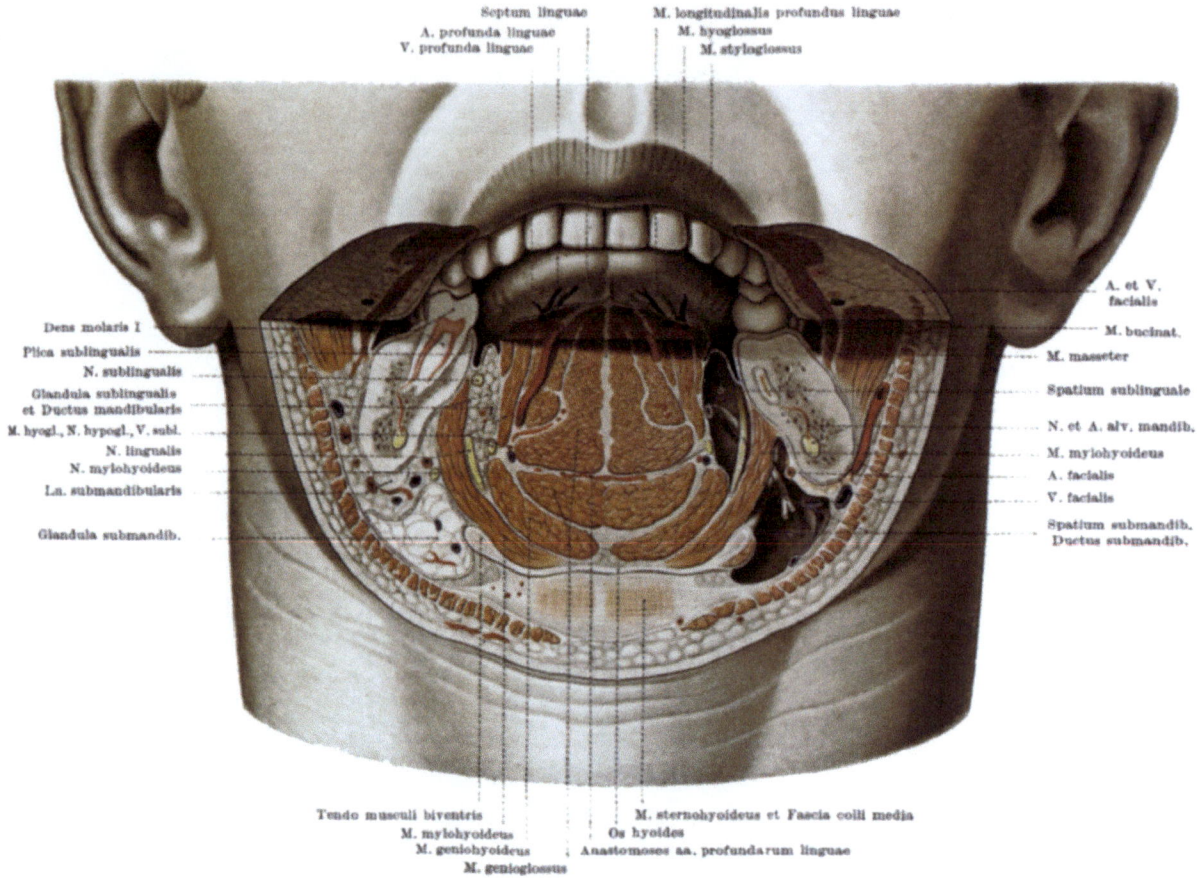

Anatomische Darstellung (aus: Lanz/Wachsmuth, Praktische Anatomie, Bd. I, Teil 2, Hals, Springer 1955)

Inspektion, bimanuelle Palpation und Lupenendoskopie sind die klassischen Untersuchungsverfahren im Bereich von Zunge, Mundboden und Oropharynx. Der Ultraschalluntersuchung kommt die Aufgabe zu, bei entsprechender Beschwerdesymptomatik klinisch okkulte Veränderungen aufzudecken. Eine weitere wichtige Indikation der Sonographie ist die Beurteilung der Charakteristika, Größenausdehnung und Tiefeninfiltration klinisch nachgewiesener Läsionen sowie deren Beziehung zu den umgebenden Strukturen.

Im Rahmen einer Real-time-B-Scan-Ultraschalluntersuchung ist auch eine Beurteilung des Bewegungsmusters der Zunge mit Hilfe einer M-(Motion-)mode-Begutachtung möglich (s. Kap. 5). Diese Analyse kann im Rahmen einer sonographischen Funktionsdiagnostik zur Differenzierung von Bewegungsstörungen der Zunge beim Schlucken und Sprechen durchgeführt werden.

Die Ultraschalluntersuchung von Zunge, Mundboden und Oropharynx ist prinzipiell auf zwei Wegen möglich: Transkutan, d.h. über die Halsweichteile, und darüber hinaus enoral, indem ein entsprechender miniaturisierter Schallkopf in den Mund eingeführt wird.

Im Rahmen dieses Buches soll auf die etablierte transkutane Sonographie dieser Region eingegangen werden. Bezüglich der Einzelheiten der enoralen Sonographie sei auf die entsprechende Speziallliteratur verwiesen.

3.5.1
Lagerung des Patienten

Der sonographische Zugang zu Mundboden, Zunge und Oropharynx erfolgt von submental. Der Patient wird in Rückenlage mit maximal überstrecktem Hals gelagert. Eine Rolle oder ein Polster unter den Schultern erlaubt eine optimale Überstreckung.

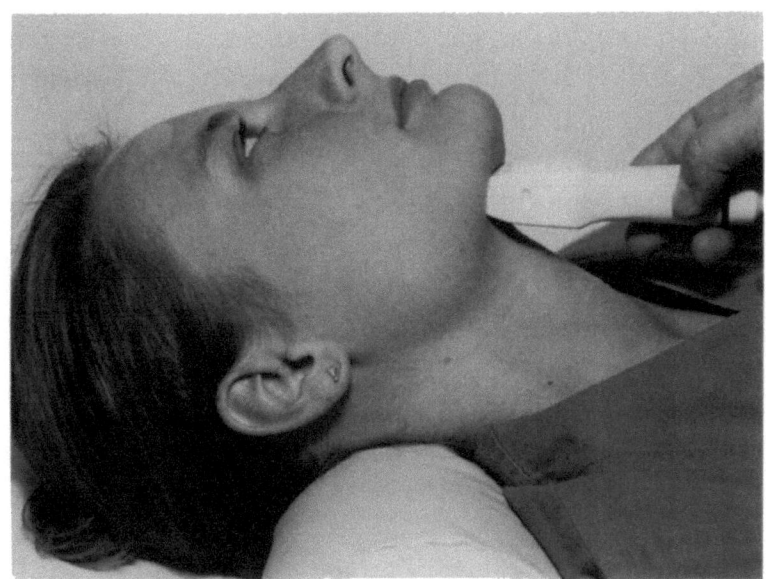

Abb. 70
a Schallkopfposition zur Untersuchung von Mundboden, Zunge und Oropharynx im Querschnitt

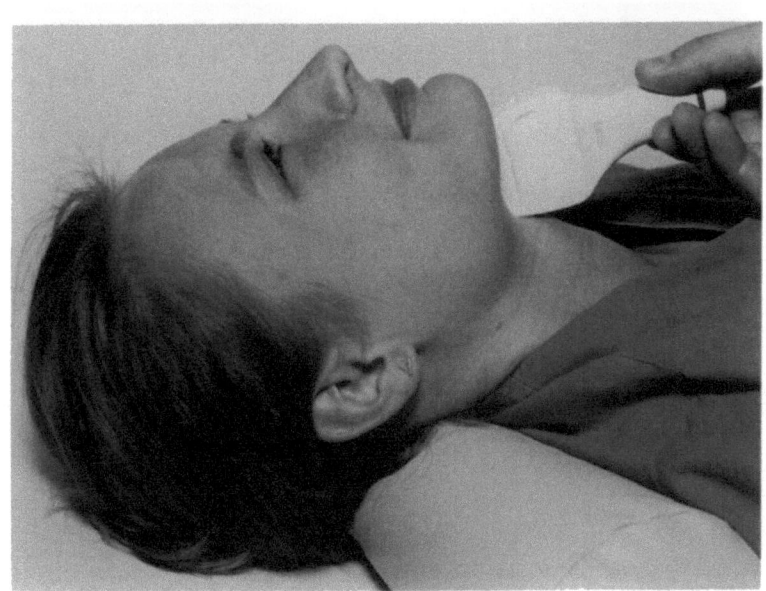

b Schallkopfposition zur Untersuchung von Mundboden, Zunge und Oropharynx im Längsschnitt

3.5.2
Untersuchungstechnik

Das Untersuchungsgebiet erstreckt sich von der Kinnspitze bis zum Hyoid und kann zur Beurteilung des präepiglottischen Raumes auf den Bereich zwischen Hyoid und Schildknorpeloberrand ausgedehnt werden.

Die sonographische Untersuchung beginnt im Querschnitt in der Medianlinie im Bereich der Kinnspitze. Sodann wird der Schallkopf bis unterhalb des Zungenbeines nach kaudal geführt (Abb. 70a). Je nach Befund erfolgt eine leichte Seitwärtsverschiebung des Schallkopfes. Wie bei jeder sonographischen Untersuchung schließt sich eine Begutachtung im Längsschnitt an, wobei der Schallkopf zwischen Hyoid bzw. Schildknorpeloberrand und Mandibula jeweils nach lateral verschoben wird (Abb. 70b). Während des Untersuchungsganges ist es gelegentlich hilfreich, gleichzeitig von enoral zu palpieren, um interessierende Strukturen somit besser darzustellen.

Zunächst hält der Patient die Zunge ruhig in Indifferenzhaltung. Im Verlaufe der Begutachtung ist es manchmal zur genauen Orientierung und Beurteilung notwendig, Bewegungen der Zunge durchführen zu lassen.

Normalerweise gelingt eine ausreichende Darstellung von Mundboden, Zunge und Oropharynx mit einem Linearschallkopf mit einer Frequenz von 7,5 MHz. Im Schallschatten von Mandibula und Hyoid gelegene, möglicherweise besonders interessierende Bezirke können jedoch nicht dargestellt werden. Aufgrund seiner geringen Ankoppelungsfläche ist in diesen Fällen eine Untersuchung mit einem Sectorscanner mit einer Frequenz von 5 oder 7,5 MHz gelegentlich hilfreich. Eine sehr gute Darstellung von Strukturen, die bei einer transkutanen Untersuchung im Schallschatten des Unterkiefers gelegen sind, gelingt mittels der enoralen Sonographie.

3.5.3
Sonoanatomie

Bei der Untersuchung von Mundboden, Zunge und Oropharynx dienen zunächst knöcherne Strukturen (horizontaler Unterkieferast, Zungenbein), die als echodichte Reflexe mit dorsalem Schallschatten imponieren, als Leitstrukturen. Die Mundbodenmuskulatur stellt sich ebenso wie die übrige Muskulatur im Kopf-Hals-Bereich echoarm dar, während die Zungenbinnenmuskulatur sonographisch homogen echoreich erscheint. Dieses ist begründet in den zahlreichen, die Zunge longitudinal, transversal und vertikal durchziehenden Muskelzügen, die zu einer deutlichen Schallwellenreflexion führen. Der Zungenoberrand stellt sich als echodichtes Band dar, da im Bereich der Zungenoberfläche in Anbetracht des Luftgehaltes von Mundhöhle und Oropharynx eine Schallwellentotalreflexion erfolgt (Abb. 71).

Die durch die Luft ausgelöste Reflexion der Ultraschallwellen verhindert bei der transkutanen Sonographie auch eine regelmäßige Darstellung von Gaumen und Pharynxhinterwand. Ebenso ist bei der transkutanen Sonographie die Darstellung der von

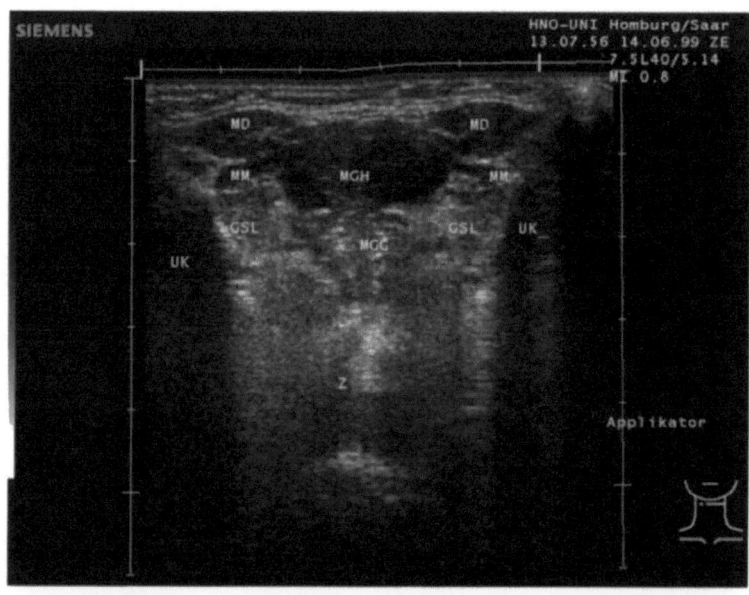

Abb. 71. Querschnitt im Bereich des Mundbodens: sonographischer Normalbefund (Panoramabild). *GSL* Glandula sublingualis, *MD* M. digastricus, *MGG* M. genioglossus, *MGH* M. geniohyoideus, *MM* M. mylohyoideus, *UK* Unterkieferknochen, *Z* Zunge

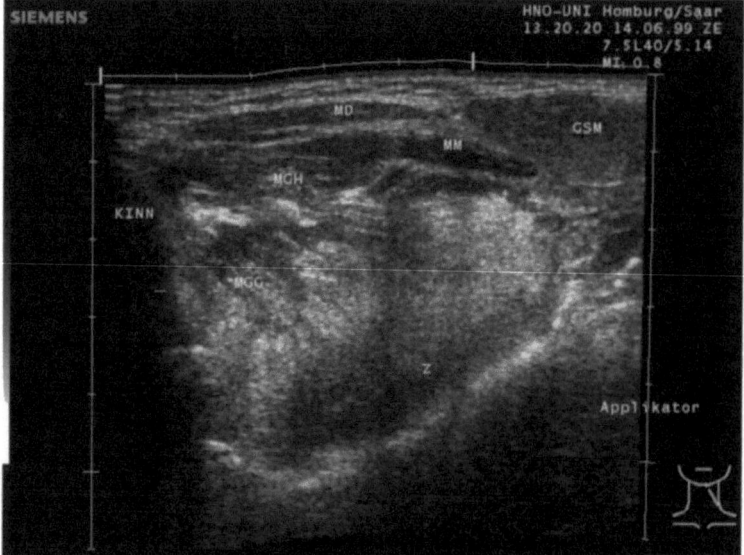

Abb. 72. Schräg- bis Längsschnitt im Bereich von Mundboden und Zunge: sonographischer Normalbefund (Panoramabild). *GSM* Glandula submandibularis, *MD* M. digastricus, *MM* M. mylohyoideus, *MGG* M. genioglossus, *MGH* M. geniohyoideus, *Z* Zunge

Luft umgebenen Zungenspitze problematisch. Dieser Bereich ist allerdings einer Inspektion und Palpation problemlos zugänglich, darüber hinaus kann die enorale Sonographie hier Anwendung finden.

Bei der transkutanen Untersuchung im Querschnitt, an der Kinnspitze beginnend, sind zunächst neben dem Schallschatten der Mandibula die rundlich erscheinenden Muskelbäuche der vorderen Anteile der Mm. digastrici erkennbar. Der M. geniohyoideus, der sich zwischen den horizontalen Unterkieferästen aufspannende M. mylohyoideus sowie die Mm. genioglossi können anhand ihrer typischen echoarmen Strukturen identifiziert und von der echoreichen Zungenbinnenmuskulatur abgegrenzt werden (Abb. 71, 72; s. Abb. 35). Durch Verschieben des Schallkopfes bis zum Hyoid kann die gesamte Zunge einschließlich Zungengrund sonographisch beurteilt werden. Die A. lingualis kann meist am Übergang vom mittleren zum hinteren Zungendrittel als echoarme bis echoleere rundliche Struktur nachgewiesen werden. Wird der etwas oberhalb des Zungenbeines im Querschnitt aufgesetzte Ultraschallkopf nach lateral in den Bereich der Submandibularregion gekippt, kann die Tonsillenloge beurteilt werden (s. Abb. 35). Die Tonsille erscheint als echoarme, relativ scharf begrenzte Struktur mit zahlreichen echodichten, durch kleine Lufteinschlüsse hervorgerufenen Reflexen. Die Größe der Tonsillen schwankt altersabhängig und interindividuell.

Zwischen Hyoid und Schildknorpeloberrand kann unterhalb der echoarm imponierenden infrahyoidalen Muskulatur das etwas echodichter erscheinende präepiglottische Fettgewebe dargestellt werden.

Nach Identifizierung dieser Leitstrukturen müssen etwaige pathologische Befunde im Längsschnitt kontrolliert werden (s. Abb. 72).

3.5.4
Spezielle Befunde

3.5.4.1
Entzündliche Veränderungen

Bei entzündlichen Erkrankungen im Bereich von Mundboden und Zunge muss zwischen Phlegmone und Abszess differenziert werden.

Bei einer Mundbodenphlegmone (Abb. 73) können diffus echoarme Areale zwischen den verschiedenen, häufig verwaschen und aufgelockert erscheinenden Gewebsschichten identifiziert werden, während ein Mundbodenabszess (Abb. 74) erkennbar wird an einer scharf begrenzten, echoarmen Raumforderung mit echoarmen bis echoleeren zentralen Strukturen mit dorsaler Schallverstärkung.

Bei einer akuten Erkrankung der Gaumenmandel (Abb. 75a) zeigt sich die Tonsille vergrößert, echoarm verändert und ohne scharfe Abgrenzung zum umgebenden Gewebe. Von einer akuten Tonsillitis kann ein Intra-, Peri- oder Retrotonsillarabszess sonographisch nicht immer abgegrenzt werden. Dieser ist bei der Ultraschalluntersuchung an einer echoarmen, scharf abgegrenzten Raumforderung mit Kontakt zur Tonsillenloge erkennbar. Diese Raumforderung weist die typischen Abszesszeichen auf: zentral echoleer, evtl. vereinzelte Binnenreflexe als Hinweis auf Zelldetritus, dorsale Schallverstärkung (Abb. 75b). Die diagnostisch gelegentlich sehr hilfreiche sonographische Untersuchung ist auch bei einer entzündlich bedingten Kieferklemme durchführbar.

Eine Hyperplasie lymphatischen Gewebes oder eine Entzündung im Bereich des Zungengrundes und der Vallecula ist sonographisch erkennbar an einer scharf begrenzten echoarmen Raumforderung, wobei eine genaue Unterscheidung von einem malignen Tumor anhand sonographischer Kriterien nicht möglich ist (Abb. 76).

3.5.4.2
Benigne Tumoren

Die sonomorphologischen Charakteristika benigner Tumoren im Mundboden-, Zungen- und Oropharynxbereich unterscheiden sich nicht von den Befunden gleicher Tumoren in anderen Arealen des Kopf-Hals-Bereiches.

Lipome, Hämangiome und Lymphangiome (s. Abb. 48) können in Beziehung zu den Umgebungsstrukturen beurteilt werden. Aus chirurgischer Sicht kommt der Lokalisation benigner, aber insbesondere maligner Strukturen in Beziehung zu der Zungenmitte eine große Bedeutung zu.

Speicheldrüsenretentionszysten können ebenso wie die möglicherweise ausgeprägte Größe erreichende Ranula (Abb. 77a,b) an Hand der typischen sonographischen Kriterien für klares Sekret enthaltende Zysten identifiziert werden: scharf begrenzt, homogen echoleer, ausgeprägte dorsale Schallverstärkung. Dies ermöglicht die Abgrenzung gegenüber soliden Tumoren der Speicheldrüsen. Die sonographischen Kennzeichen der gelegentlich oberhalb (Abb. 78), meist aber unterhalb des Zungenbeins lokalisierten medianen Halszysten wurden bereits besprochen (s. S. 51).

Findet sich im Bereich des Zungengrundes eine Raumforderung, die sonographisch homogen echodicht erscheint, so muss auch an ektopes Schilddrüsengewebe gedacht werden.

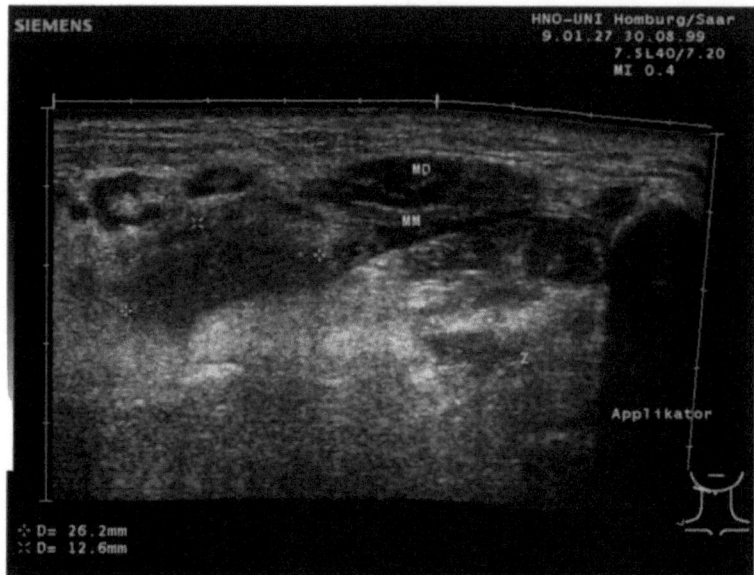

Abb. 73. Mundbodenphlegmone mit diffuser Auftreibung des M. mylohyoideus an dessen dorsalem Ende und begleitende Lymphadenitis (Panoramabild). *MD* M. digastricus, *MM* M. mylohyoideus, *Z* Zunge

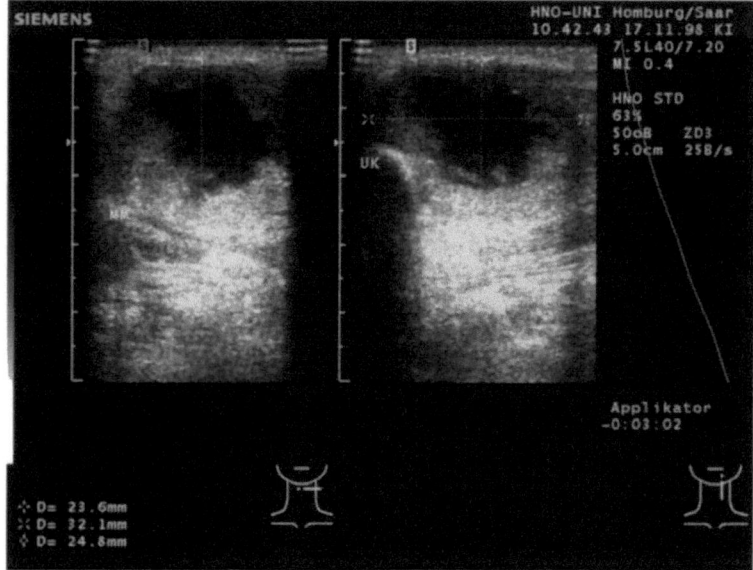

Abb. 74. Abszessformation (+) im Bereich des Mundbodens im Längs- und Querschnitt. *MM* M. mylohyoideus, *UK* Unterkiefer

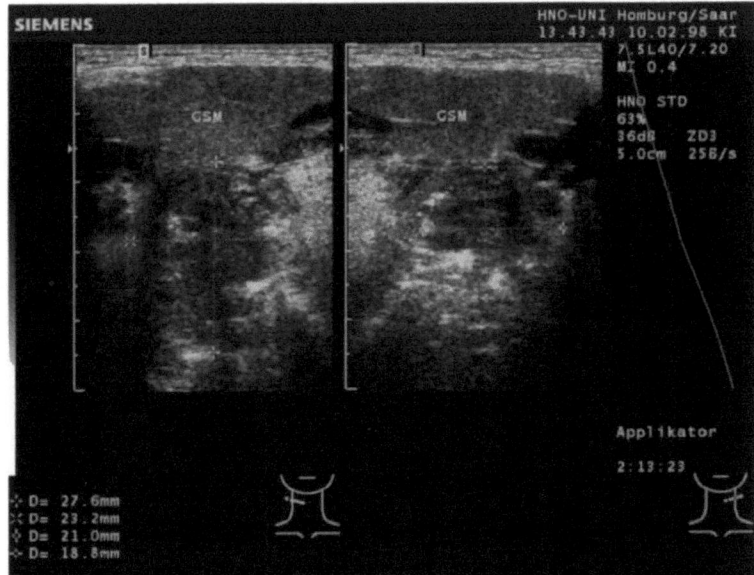

Abb 75
a Akute Tonsillitis der rechten Gaumenmandel, rechts mehr als links. *GSM* Glandula submandibularis, *Z* Zunge

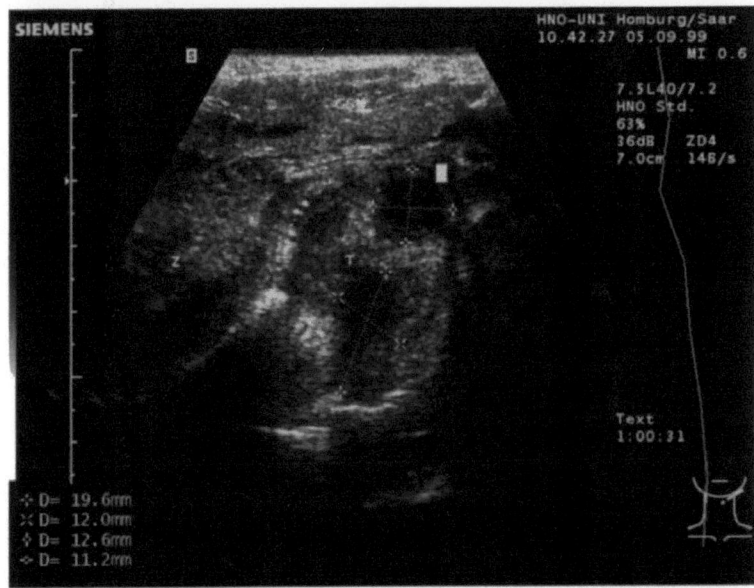

b Ausgeprägter Peri- und Intratonsillarabszess (+) links. *GSM* Glandula submandibularis, *T* Tonsille, *Z* Zunge

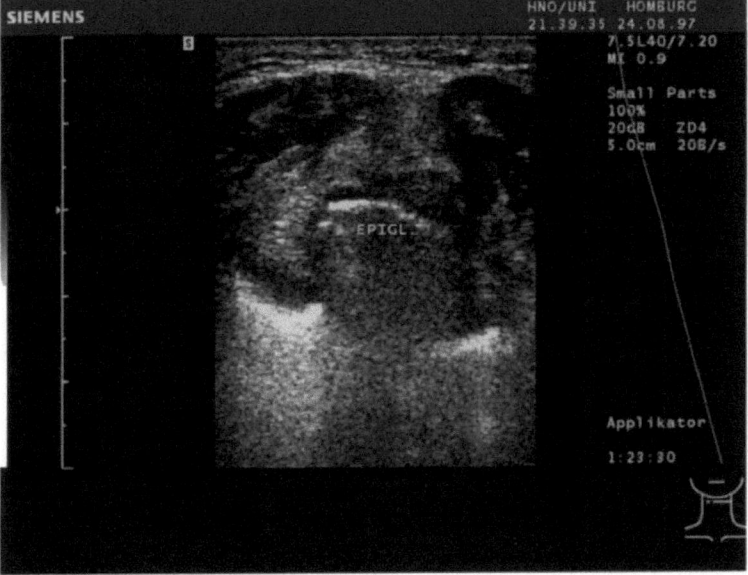

Abb. 76. Epiglottitis mit Zungengrundhyperplasie (+) im Querschnitt. *EPIGL* Epiglottisgrenze

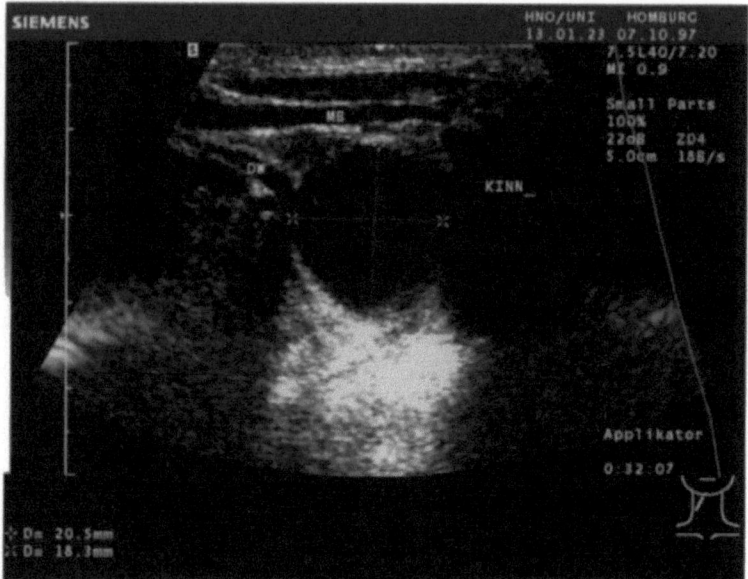

Abb. 77
a Ranula im rechten vorderen Mundboden (+) mit Verbindung zum Wharton-Gang. *DW* Wharton-Gang, *MB* Mundboden

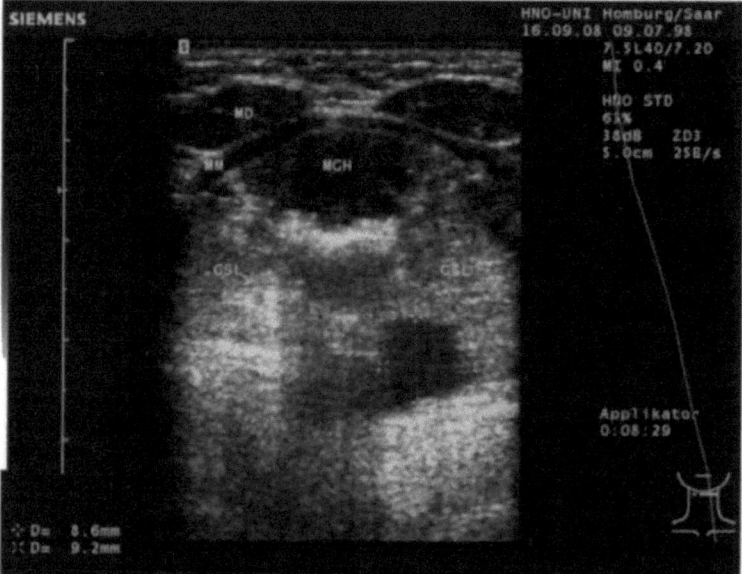

b Kleine Ranula (+) in der linken Glandula sublingualis. *MM* M. mylohyoideus, *MD* M. digastricus, *MGH* M. geniohyoideus, *GSL* Glandula sublingualis

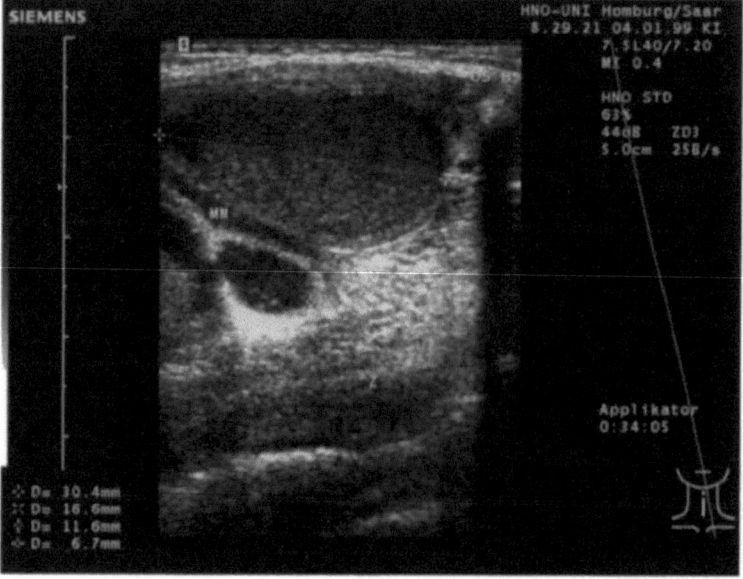

Abb. 78. Mediane Halszyste im Mundbodenbereich, bis zum Zungenbein reichend. *MM* M. mylohyoideus, *OS H* Zungenbein, *Z* Zunge

3.5 Sonographie von Mundboden, Zunge und Oropharynx

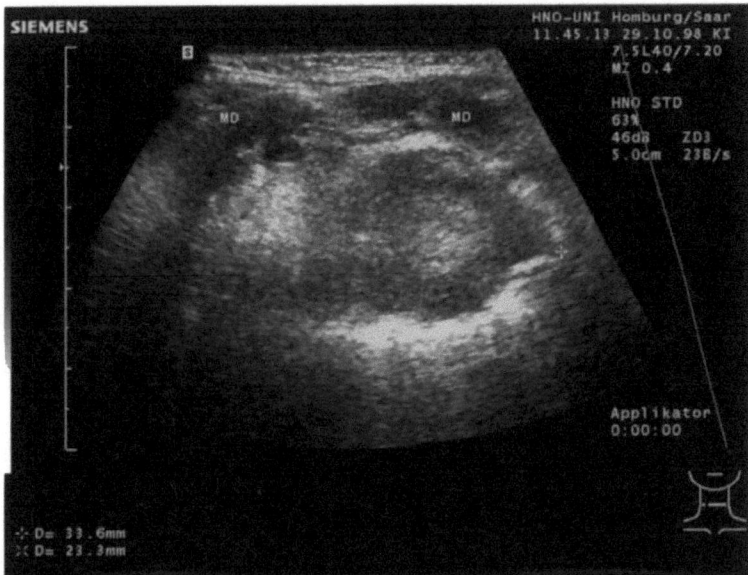

Abb. 79. Zungengrundtumor im Querschnitt. Die Tumorausläufer überschreiten deutlich die Mittellinie von links nach rechts. *MD* M. digastricus

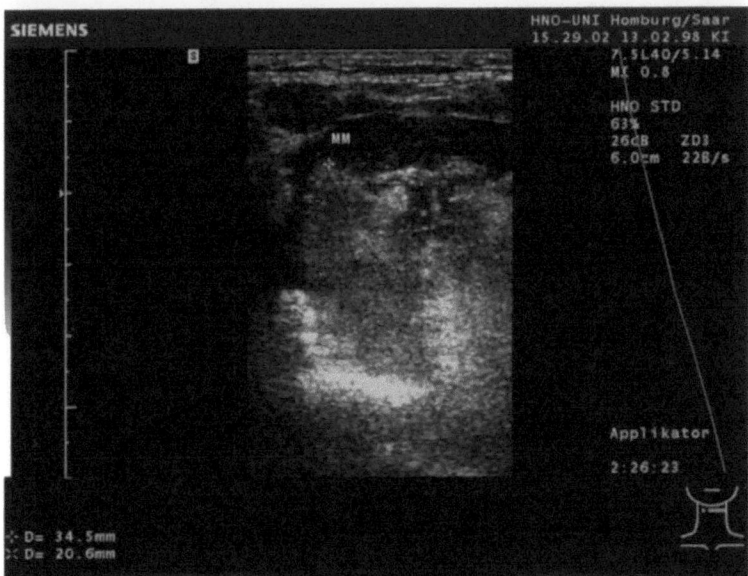

Abb. 80. Tumor rechter Mundboden und Zunge. Im anterioren Bereich wird die Mittellinie gerade erreicht. *MM* M. mylohyoideus

3.5.4.3
Maligne Tumoren

Bösartige Tumoren erscheinen bei der sonographischen Untersuchung echoarm, teilweise inhomogen mit echodichteren Arealen. Die Randbegrenzung ist häufig unscharf, auch wenn dies kein notwendiges sonographisches Zeichen malignen Wachstums ist. Wie schon mehrfach erwähnt, ist die histologische Diagnosesicherung unerlässlich.

Mit Hilfe der Sonographie gelingt bei einem Großteil der Primärtumoren die prätherapeutische Bestimmung von Größe und Invasionstiefe. Die Beziehung eines Malignoms zur Mittellinie – unter therapeutischen Gesichtspunkten eine sehr wichtige Fragestellung – kann auch bei submukös wachsenden Tumoren, die klinisch sehr häufig falsch eingeschätzt werden, sonographisch festgelegt werden (Abb. 79 u. 80). Darüberhinaus gelingt es sonographisch, die Beziehung tumorösen Wachstums zur lateralen Pharynxwand darzustellen (Abb. 81a).

Die Sonographie erlaubt auch die Feststellung, ob ein Tumorwachstum per continuitatem in die Halsweichteile vorliegt (Abb. 81b).

Bei bösartigen Erkrankungen im Bereich des Zungengrundes und/oder der supraglottischen Region kann sonographisch die Frage nach einer möglichen Infiltration des präepiglottischen Fettraumes beantwortet werden.

Veränderungen im Bereich der Knochen und insbesondere tumoröse knöcherne Infiltrationen entziehen sich meist der sonographischen Nachweisbarkeit. In diesen Fällen und falls der Primärtumor aufgrund seiner Größe sonographisch nicht übersichtlich dar-

66 Kapitel 3 **B-Bild-Sonographie**

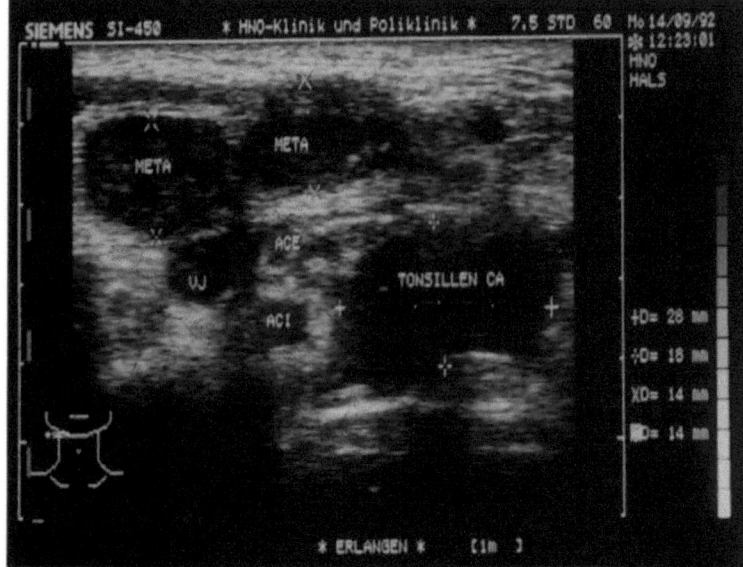

Abb. 81
a Rechtsseitiges Tonsillenkarzinom (+) mit angrenzender Gefäßscheide und Lymphknotenfiliae. *ACI* A. carotis interna, *ACE* A. carotis externa, *META* (x) Halsmetastasen des Tonsillenkarzinoms, *TONSILLEN CA* Tonsillenkarzinom, *VJ* V. jugularis interna

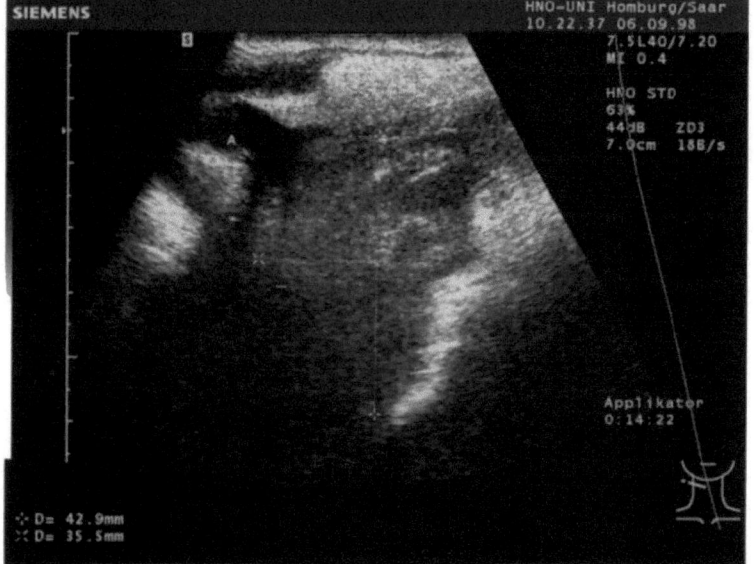

b Tonsillenkarzinom (+) mit Überschreiten der Organgrenzen und Wachstum per continuitatem in die Halsweichteile. *GSM* Glandula submandibularis, *A* Arterie

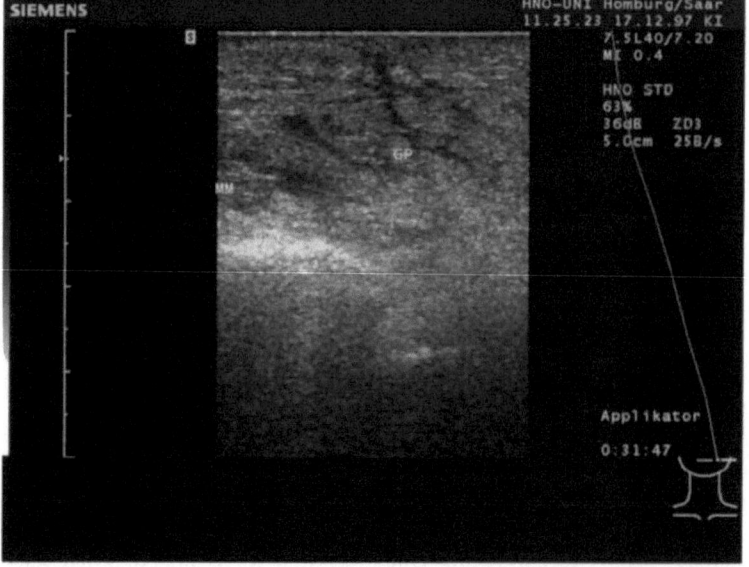

Abb. 82. Lymphödem im Bereich der linken Glandula parotis im Querschnitt bei Zustand nach Radiochemotherapie. Das Gewebe erscheint aufgelockert mit echoleeren Spaltbildungen und verdickt. *GP* Glandula parotis, *MM* M. masseter

gestellt werden kann, kommen andere bildgebende Verfahren (CT) zum Einsatz.

Neben der Untersuchung des Primärtumors kommt der sonographischen Beurteilung des Lymphabflussgebietes eine große Bedeutung zu (s. dort).

Posttherapeutisch erleichtert die Sonographie in dem durch therapeutische Maßnahmen ödematös (Abb. 82), narbig und fibrotisch (s. Abb. 69c) verändertem Gewebe die frühzeitige Rezidiverkennung. Lokale wie regionale Rezidive, die sich im Anfangsstadium sehr häufig dem palpatorischen Nachweis entziehen können, zeigen sich als echoarme, unscharf, aber gelegentlich auch scharf begrenzte Raumforderungen (s. Abb. 69 a, b).

3.5.5 Zusammenfassende Wertung

Die Sonographie ermöglicht eine gute und aussagekräftige Darstellung von umschriebenen Veränderungen im Bereich von Mundboden und Zunge, Tonsillenloge und Zungengrund. Lediglich bei großen organüberschreitenden und knöcherne Strukturen infiltrierenden Tumoren sind weitergehende bildgebende Verfahren (CT, MRI) erforderlich.

3.6
Ultraschalluntersuchung von Larynx und Hypopharynx

Hierzu s. auch Kap. 5. Larynx und Hypopharynx sind aufgrund des anatomischen Aufbaus einer Ultraschalluntersuchung nur bedingt zugänglich. Aufgrund der durch Knorpel bzw. durch Knochen sowie Luft verursachten Totalreflexion der Ultraschallwellen ist eine Beurteilung der Strukturen nur eingeschränkt möglich.

Bei schlankem Hals und nicht verknöchertem Kehlkopfknorpel lassen sich die einzelnen anatomischen Regionen relativ gut darstellen (Abb. 83). In solchen Fällen können ausgedehnte Larynxtumoren und Laryngozelen dargestellt werden (Abb. 84). Eine Penetration eines Larynxkarzinoms durch den Schildknorpel kann sonographisch eindeutig nachgewiesen werden. Ausgedehnte Tumoren des Hypopharynx und auch des Ösophaguseinganges können manchmal dargestellt werden (Abb. 85).

In Anbetracht alternativer aussagekräftiger Diagnoseverfahren (Endoskopie, CT, MRI) kommt der Ultraschalluntersuchung von Hypopharynx, Larynx und Trachea bis heute eine eingeschränkte Bedeutung zu.

3.6 Ultraschalluntersuchung von Larynx und Hypopharynx

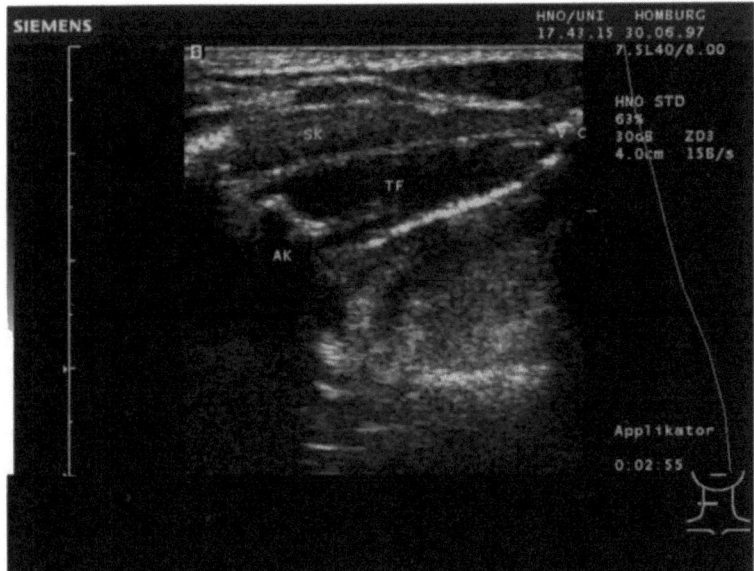

Abb. 83. Larynxquerschnitt in Höhe des Schildknorpel von rechts. *AK* Arytaenoidknorpel, *TF* Taschenfalte, *SK* Schildknorpel, *VC* vordere Kommissur

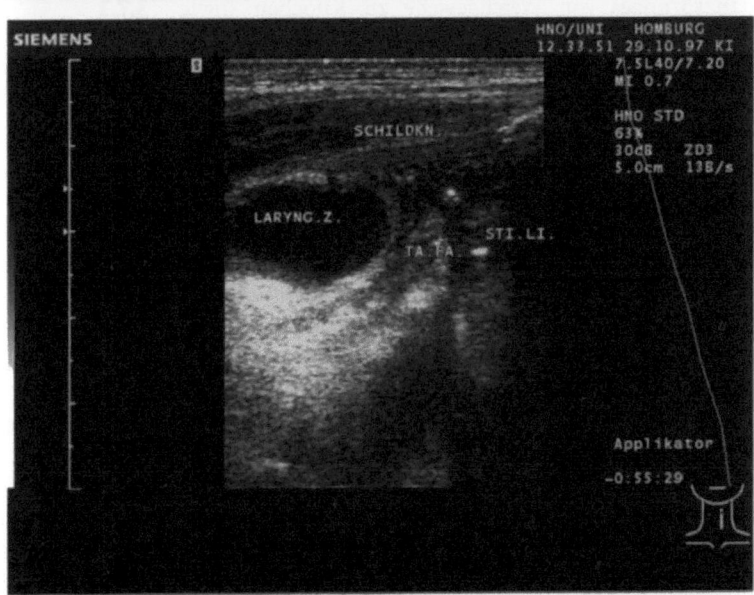

Abb. 84. Laryngozele im Längsschnitt durch den linken Schildknorpel. *Laryng. Z.* Laryngozele, *TA. FA.* Taschenfalte, *STI. LI.* Stimmlippenebene, *SCHILDKN* Schildknorpel

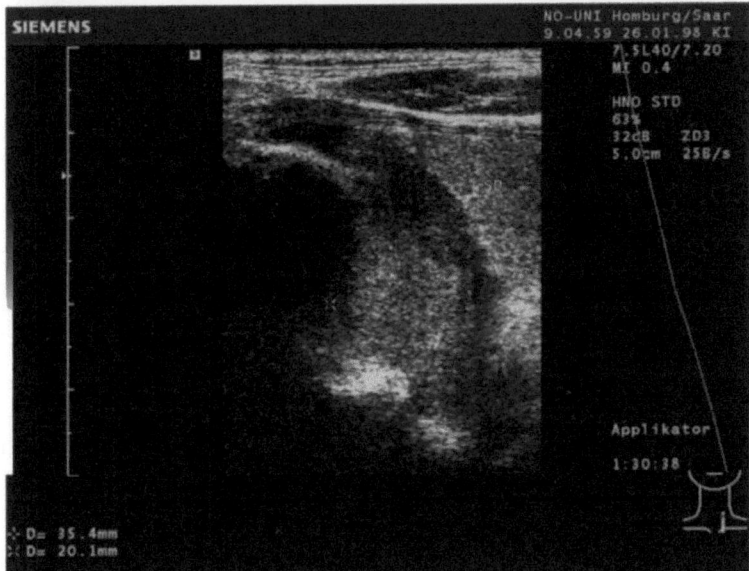

Abb. 85. Ausgedehntes in die Weichteile infiltrierendes Hypopharynx-Ösophaguskarzinom im Längsschnitt am linken Hals (+...+). *SD* Schilddrüse

3.7
B-Bild-Sonographie des Nasennebenhöhlensystems

Die oberflächlich gelegenen Stirn- und Kieferhöhlen sind einer sonographischen Untersuchung leicht zugänglich. Keilbeinhöhle und hinteres Siebbeinzellsystem entziehen sich jedoch einer Ultraschalluntersuchung. Die Darstellung des vorderen Siebbeinzellsystems im Rahmen einer sonographischen Untersuchung ist sehr problematisch. In Anbetracht des verwinkelten und interindividuell variablen Zellsystems und des damit verbundenen unregelmäßigen Echomusters ist eine verlässliche Beurteilung des vorderen Siebbeins nur begrenzt möglich.

Angesichts der physikalischen Gesetzmäßigkeiten der Sonographie kommt es bei der Untersuchung lufthaltiger Nasennebenhöhlen wegen des großen Impedanzsprunges von Weichgewebe zu Knochen sowie von Knochen zu Luft im Bereich der Vorderwand der begutachteten Nasennebenhöhle zu einer Totalreflexion des Schalles. Das bedeutet, dass sonographisch lediglich das sog. „Vorderwandecho" einer normalen Nasennebenhöhle abgebildet werden kann. Deshalb kann mit Hilfe der Sonographie eine lufthaltige Nasennebenhöhle nicht von einer Atresie der entsprechenden Nasennebenhöhle unterschieden werden. Das bedeutet, dass interindividuelle anatomische Variationen mittels der Nasennebenhöhlensonographie nicht entdeckt werden können. Dies kann gelegentlich zu falschen Befunden führen. Es erscheint daher sinnvoll, insbesondere bei Erwachsenen zunächst eine okzipitomentale Röntgenaufnahme als Grundlage sonographischer Verlaufsuntersuchungen des Nasennebenhöhlensystems anzufertigen.

Pathologische Veränderungen im Bereich der untersuchten Nasennebenhöhlen sind auch dann sonographisch nicht nachweisbar, wenn sich zwischen Nasennebenhöhlenvorderwand und dem zu erwartenden pathologischen Befund ein dünner Luftspalt befindet (Abb. 86). Eine an der dorsalen Wand gelegene Zyste oder beim liegenden Patienten nach dorsal abgeflossenes Sekret können sich der sonographischen Darstellung entziehen. Füllt ein Erguss jedoch im untersuchten Bereich die Nasennebenhöhle aus, so wird der Schall an der Vorderwand nicht vollständig reflektiert, sondern bis an die Hinterwand weitergeleitet, um dort erneut reflektiert zu werden. Auf dem Monitor wird diese erneute Schallwellenreflexion als sog. „Hinterwandecho" abgebildet.

3.7.1
Lagerung des Patienten

Die Untersuchung des Nasennebenhöhlensystems erfolgt am sitzenden Patienten. Um einen Erguss von anderen sonographisch nachweisbaren Nasennebenhöhlenbefunden zu unterscheiden, ist zusätzlich die Untersuchung sowohl bei nach vorne als auch nach hinten geneigtem Kopf hilfreich. Bei einem Erguss kommt es hierbei zu einer deutlichen Änderung des sonographischen Bildes.

3.7.2
Untersuchungstechnik

Zunächst erfolgt die Untersuchung im Querschnitt, dann in einer vertikalen Schnittebene. Prinzipiell sollte die Beurteilung im Seitenvergleich erfolgen. Bei der Untersuchung der Kieferhöhle wird der Schallkopf, dessen Auflagefläche zur Begutachtung des Nasennebenhöhlensystems 1 cm² nicht übersteigen soll, in der Höhe des N. infraorbitalis aufgesetzt. Besondere Aufmerksamkeit bei der Kieferhöhlenuntersuchung sollte dem Recessus alveolaris gewidmet werden, um kleinere Flüssigkeitsretentionen nicht zu übersehen (Abb. 87 a).

Zur Darstellung der Stirnhöhle wird der Schallkopf zwischen medialem Ende der Augenbraue und Glabella, im Bereich des tiefsten Punkts der Stirnhöhle aufgesetzt (Abb. 87 b).

Die vorderen Siebbeinzellen können bei geschlossenen Lidern vom medialen Augenwinkel sowie im Rahmen einer transbulbären Untersuchung vom seitlichen Augenwinkel aus untersucht werden (Abb. 87 c).

Eine Ankopplung von sehr breiten Linearschallköpfen an die Vorderwand der zu untersuchenden Nasennebenhöhle ist aufgrund des großen Längs-

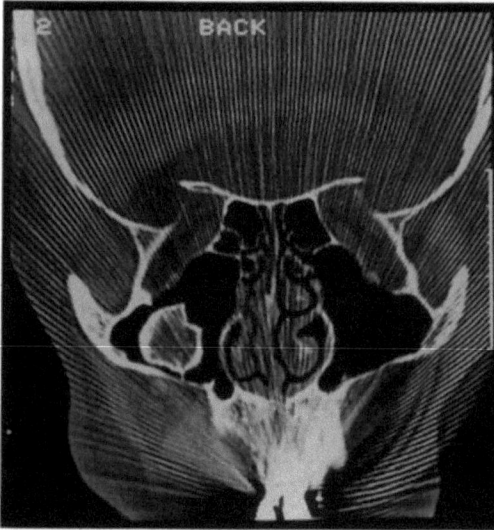

Abb. 86. Koronares Computertomogramm: Raumforderung im Bereich der rechten Kieferhöhle, am Boden gestielt, von Luft umgeben. Dieser Befund entzog sich der sonographischen Diagnostik

3.7 B-Bild-Sonographie des Nasennebenhöhlensystems

Abb. 87
a Schallkopfposition zur Untersuchung der Kieferhöhle

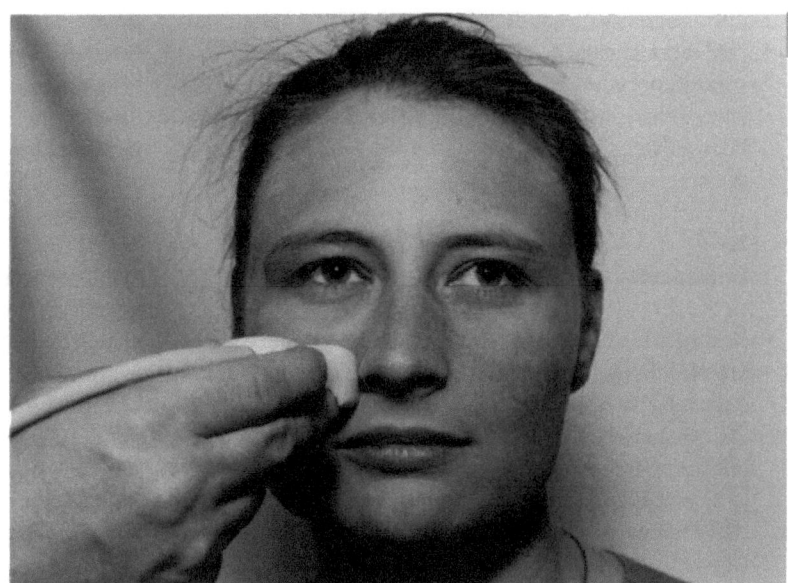

b Schallkopfposition zur Untersuchung der Stirnhöhle

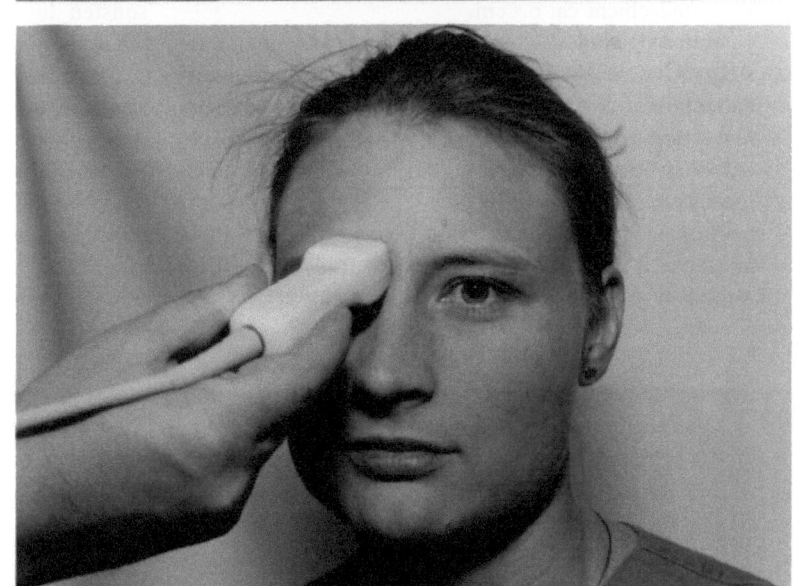

c Schallkopfposition zur Untersuchung der vorderen Siebbeinzellen

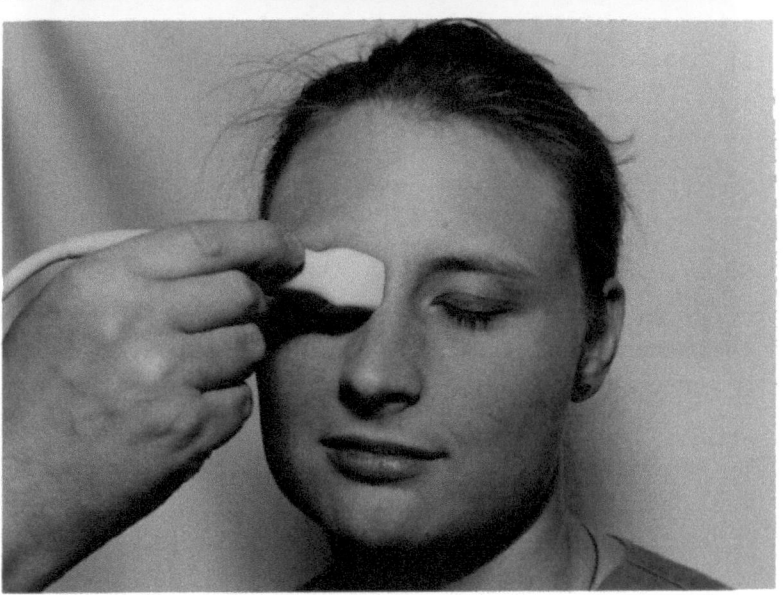

durchmessers dieser Applikatoren nicht möglich. Wegen ihrer geringen Kontaktfläche sind für die B-Bildsonographische Untersuchung des Nasennebenhöhlensystems ausschließlich Sektorschallköpfe geeignet. Hierbei werden Frequenzen von 5,0 (-7,5) MHz eingesetzt.

3.7.3
Sonoanatomie

Bei einer normalen lufthaltigen Kiefer- bzw. Stirnhöhle lässt sich lediglich die Vorderwand darstellen, die Totalreflexion an der Knochen-Luft-Grenze des Nasennebenhöhlensystems verhindert das Auftreten weiterer Echos.

Die sonographisch abgebildete Weichteilschicht vor der knöchernen Vorderwand der Kieferhöhle beträgt ca. 0,8–1,0 cm, im Falle der Stirnhöhle beträgt diese Weichteilschicht ca. 0,5 cm.

Führen pathologische Veränderungen zu einer Darstellung der Hinterwand der erkrankten Nasennebenhöhle, so ist dieses sog. „Hinterwandecho" bei der Untersuchung der Kieferhöhle nach 3,5–4,5 cm sowie bei der Untersuchung der Stirnhöhle nach 1,5–2,5 cm zu erwarten.

Aufgrund der großen interindividuellen Variation im Bereich des Siebbeinzellsystems sind verlässliche Aussagen zur Tiefenausdehnung nicht möglich.

3.7.4
Spezielle Befunde

3.7.4.1
Nasennebenhöhlenentzündungen

Befinden sich Sekret, Schleimhautschwellung oder beides im Lumen einer Nasennebenhöhle, so ist die Schallausbreitung bis zur Hinterwand möglich. Sonographisch erscheint der Nasennebenhöhleninhalt echoarm bis echoleer mit nur vereinzelten Binnenechos (Abb. 88).

Ist die Tiefenausdehnung der dargestellten Pathologie geringer als die Tiefenausdehnung der untersuchten Nasennebenhöhle, so handelt es sich um einen Befund im Bereich der Vorderwand (z.B. Schleimhautschwellung) bei lufthaltiger Nasennebenhöhle. Veränderungen im Bereich der Hinterwand bei ansonsten lufthaltiger Nebenhöhle entziehen sich dem sonographischen Nachweis (s. Abb. 86).

Destruktionen der knöchernen Wandungen einer Nasennebenhöhle – erkennbar am fehlenden Vorderwandecho – sind sonographisch ebenso gut darstellbar wie Infiltrationen in die Orbita bzw. in die vor den Nasennebenhöhlen gelegenen Stirn-, Wangen- oder Nasenweichteile (Abb. 89 u. 90).

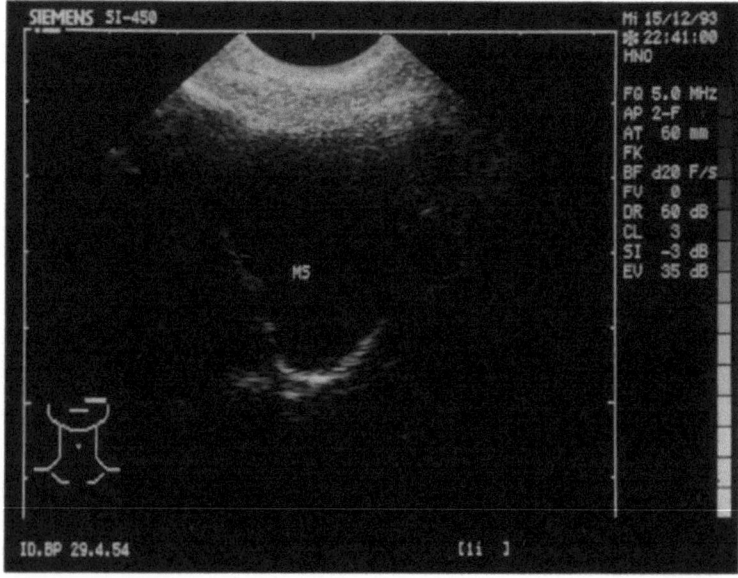

Abb. 88. Darstellung der Vorder-, Hinter- und Seitenwand der Kieferhöhle. Typischer sonographischer Befund einer sekretgefüllten Kieferhöhle. *MS* Kieferhöhle

3.7 B-Bild-Sonographie des Nasennebenhöhlensystems

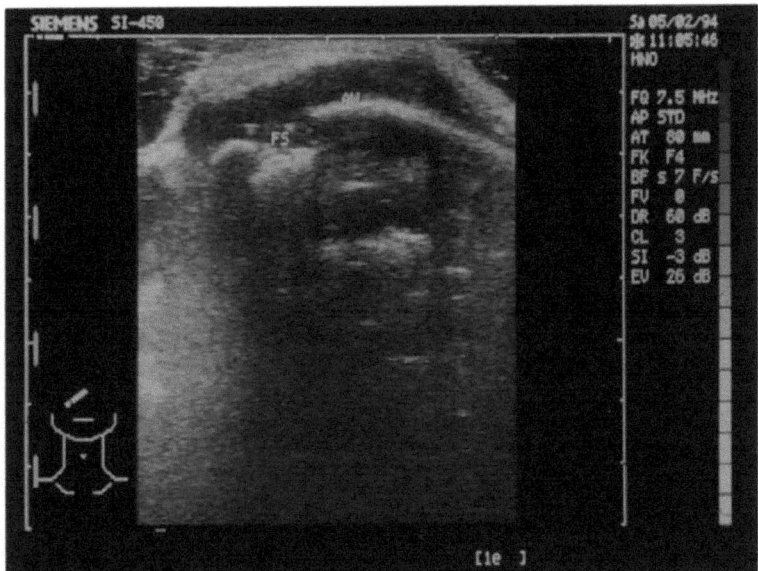

Abb. 89. Schwellung der Weichteile im Stirnbereich; Defekt der Stirnhöhlenvorderwand im Rahmen einer Stirnhöhlenpyozele.
FS Stirnhöhle, *AW* Vorderwand der Stirnhöhle

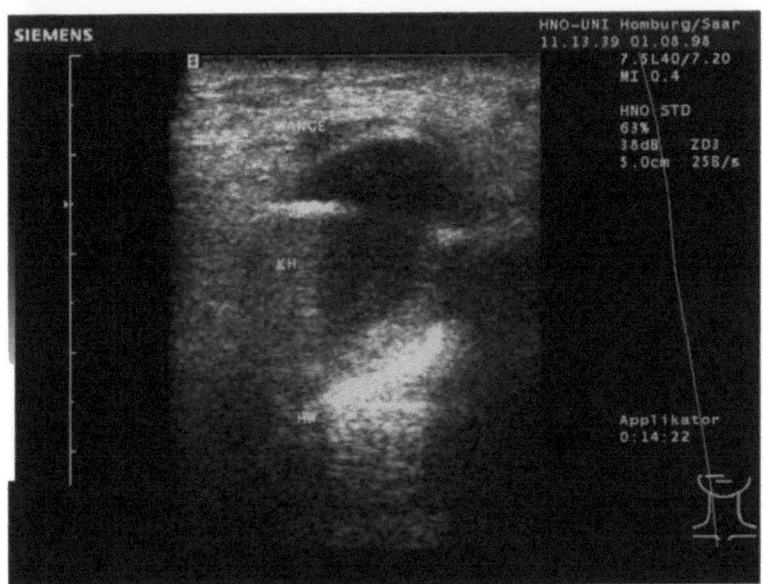

Abb. 90. Pyozele der rechten Kieferhöhle mit Durchbruch in die Wangenweichteile.
KH Kieferhöhle, *VW* Kieferhöhlenvorderwand, *HW* Kieferhöhlenrückwand

3.7.4.2
Solide Tumoren

Angrenzend an die Darstellung der Vorderwand der untersuchten Nasennebenhöhle zeigen sich multiple reflektierende Strukturen bis zur Darstellung der Hinterwand. Das unregelmäßige Echomuster unterscheidet diesen Befund von einem typischen Echomuster bei Erguss, bei dem es auf dem Weg von der Vorder- zur Rückwand zu keinen weiteren sonographischen Veränderungen kommt. Diese multiplen Reflexionen sind charakteristisch für eine solide Raumforderung im Bereich der Nasennebenhöhlen, ohne dass Aussagen über die entsprechende Histologie gemacht werden können (Abb. 91).

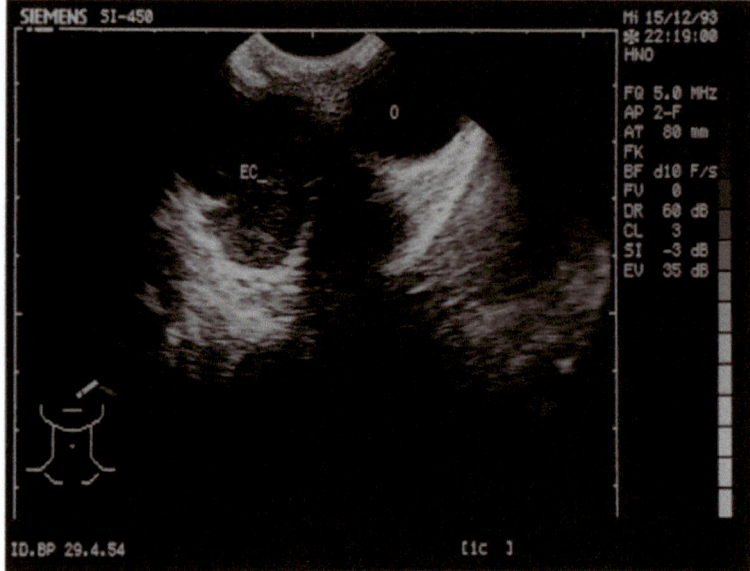

Abb. 91
a Untersuchung der vorderen linken Siebbeinzellen unter Zuhilfenahme der Orbita als Vorlaufstrecke. Die vorderen Siebbeinzellen sind ausgefüllt von einem rundlichen, glatt begrenzt erscheinenden Tumor mit multiplen Binnenechos: charakteristischer Befund für eine solide Raumforderung im Bereich des Nasennebenhöhlensystems. *EC* vordere linke Siebbeinzellen, *O* Orbita

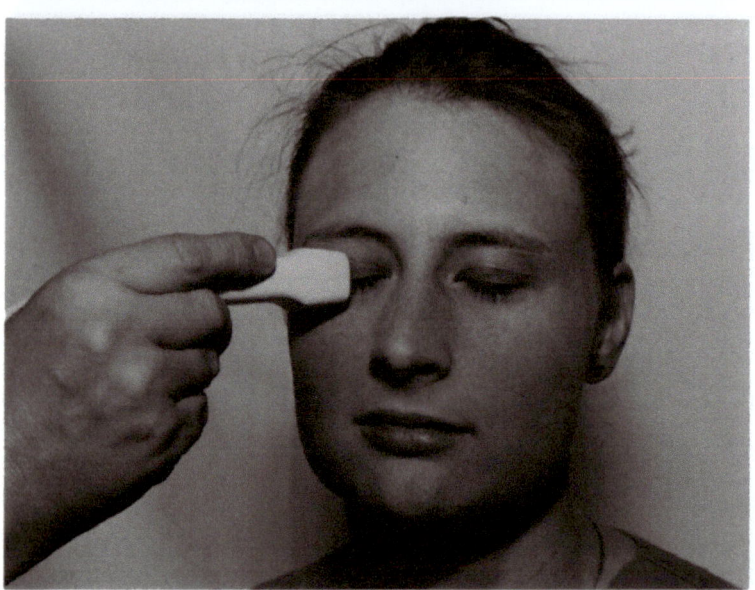

b Schallkopfposition zur Darstellung der Siebbeinzellen unter Zuhilfenahme der Orbita

3.7.5
Zusammenfassende Wertung

Aufgrund der zugrunde liegenden physikalischen Gesetzmäßigkeiten sind die Nasennebenhöhlen einer sonographischen Untersuchung nur bedingt zugänglich. Weder können Anomalien bzw. anatomische Variationen sonographisch erfasst werden, noch ist es möglich, Pathologien im Bereich der Hinterwand bei ansonsten lufthaltigem Nasennebenhöhlensystem darzustellen. Darüber hinaus entziehen sich sowohl die Siebbeinzellen als auch die Keilbeinhöhlen einer zuverlässigen sonographischen Diagnostik. Eine Planung operativer Eingriffe mit Hilfe des Ultraschalls ist aufgrund dessen nicht möglich. Außerdem steht mit der hochauflösenden Computertomographie ein bildgebendes Verfahren zur Verfügung, das das gesamte Nasennebenhöhlensystem einschließlich der Rhinobasis exakt und übersichtlich darstellt.

Eine Indikation für die Sonographie des Nasennebenhöhlensystems ergibt sich in der Verlaufskontrolle akuter Nasennebenhöhlenerkrankungen sowie nach Kieferhöhlen- und Stirnhöhlenoperationen. Aber auch hierbei sollte die genaue individuelle anatomische Situation des Nasennebenhöhlensystems vorher durch radiologische Untersuchungen geklärt worden sein. Ferner bieten sich sonographische Begutachtungen des Nasennebenhöhlensystems an zur orientierenden Untersuchung bei Schwangeren sowie bei Kindern.

Doppler- und farbkodierte Duplexsonographie im Kopf-Hals-Bereich

4.1 Einleitung

Der Dopplereffekt ist nach dem Physiker Christian Andreas Doppler (1803–1853) benannt. Doppler hat die Beobachtung, dass das Licht von Sternen, die sich auf die Erde zubewegen, eine Blauverschiebung (kürzere Wellenlänge), und das Licht von Sternen, die sich von der Erde wegbewegen, eine Rotverschiebung (längere Wellenlänge) erfährt, physikalisch gedeutet und mathematisch beschrieben. Wir alle sind aus Erfahrung im Alltag mit dem Phänomen des Dopplereffektes vertraut (Abb. 92).

Der Sirenenton eines Krankenwagens wird als höher empfunden, wenn er mit hoher Geschwindigkeit auf uns zufährt und als niedriger, wenn er sich wieder entfernt. In den Blutgefäßen des Körpers sind Erythrozyten, die sich mit unterschiedlichen Blutflussgeschwindigkeiten auf den Schallkopf zubewegen bzw. sich von ihnen wegbewegen, die Informationsträger, welche die Dopplersonographie ermöglichen. Die von den Erythrozyten gestreuten und zum Schallkopf zurückkehrenden Echosignale erfahren gegenüber der Frequenz des Sendesignals eine geringfügige Frequenzverschiebung, die von der Größe und der Richtung der Flussgeschwindigkeit abhängt. Diese Streuechos aus den Gefäßen sind um den Faktor 100–1000 schwächer als die Echos von den Grenzflächen der Gefäße und Organe. Ihre Detektierung und Verarbeitung bedarf deshalb einer besonders empfindlichen Gerätetechnik.

Die Frequenzverschiebung Δf, die das von den Erythrozyten gestreute Echosignal gegenüber der Frequenz f des Sendesignals erfährt, wird durch die Dopplerformel beschrieben (Abb. 93).

Hierbei ist c die Schallgeschwindigkeit (im Mittel 1540 m/s im Gewebe), v die zu bestimmende Blutflussgeschwindigkeit und Θ der Einstrahlwinkel zur Achse des Gefäßes. Der Faktor 2 berücksichtigt, dass beim Echoverfahren der Dopplereffekt 2mal beobachtet wird: Einmal beim Empfang des vom Schallkopf ausgehenden Sendesignals durch die bewegten Blutkörperchen, zum zweiten beim Empfang des von diesen ausgehenden Echos durch den Schallkopf.

Die Frequenzverschiebung Δf – auch Dopplerfrequenz genannt – ist ein direktes Maß für die Flussgeschwindigkeit v. Bei einer gegebenen Größe von v ist Δf umso größer, je höher die Sendefrequenz f ist.

Nachdem, bedingt durch die Messtechnik, der Erfassung von Δf nach oben und nach unten Grenzen gesetzt sind, lässt die Dopplerformel folgende Zusam-

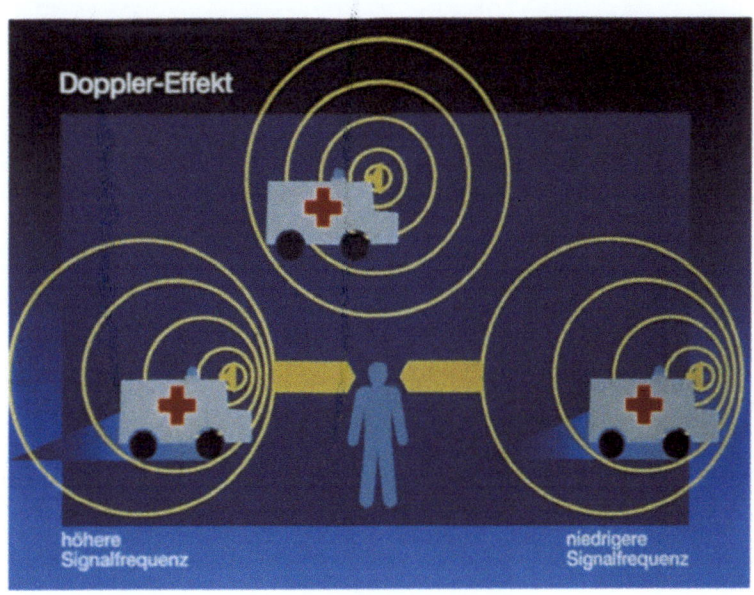

Abb. 92. Bildhafte Darstellung des Dopplereffektes in einer Alltagssituation.
(Abdruck der Abb. 92–97 mit freundlicher Genehmigung der Firma Siemens)

menhänge erkennen: Zur Messung von hohen Geschwindigkeiten v ist die Wahl einer niedrigen Sendefrequenz f vorteilhaft. Wenn niedrige Geschwindigkeiten vorliegen, sollte die Sendefrequenz f möglichst hoch gewählt werden.

Die Frequenzverschiebung Δf hängt ferner vom Einstrahlwinkel Θ ab. Sie ist am größten bei möglichst parallel zur Gefäßachse einfallendem Schallstrahl. Bei senkrechtem Einfall ist der $\cos\Theta$ gleich 0, und es wird kein Dopplersignal registriert. Zur Bestimmung der Geschwindigkeit v aus der Dopplerfrequenz müssen der Winkel Θ im Bild gemessen und eine Winkelkorrektur durchgeführt werden. Zur Vermeidung eines zu großen Winkelfehlers muss der Winkel unter 60° liegen (Abb. 94).

Die im Echosignal aus dem Blutgefäß erhaltene Frequenz f wird durch den Dopplereffekt um die Frequenzverschiebung Δf erhöht oder erniedrigt, entsprechend der Richtung des Blutflusses. Bei der Auswertung der Echosignale, die zum Dopplerspektrum bzw. zum Farbdopplerbild führen, werden in der Regel Flussgeschwindigkeiten in Richtung auf den Schallkopf zu im Dopplerspektrum positiv dargestellt und im Farbdopplerbild rot kodiert, während sie im Falle der Flussrichtung vom Schallkopf weg negativ bzw. blau dargestellt werden.

Die bei einer Sendefrequenz von 2–8 MHz und bei physiologischen Flussgeschwindigkeiten gemessenen Dopplerfrequenzen liegen im Hörbereich von 50 Hz–15 kHz und sind damit als Audiosignal dem Ohr auch direkt zugänglich. Diese hörbaren Dopplerfrequenzen sind bei der klinischen Untersuchung und Identifizierung der Gefäße bzw. der Beurteilung pathologischer Befunde von nicht unerheblicher Bedeutung.

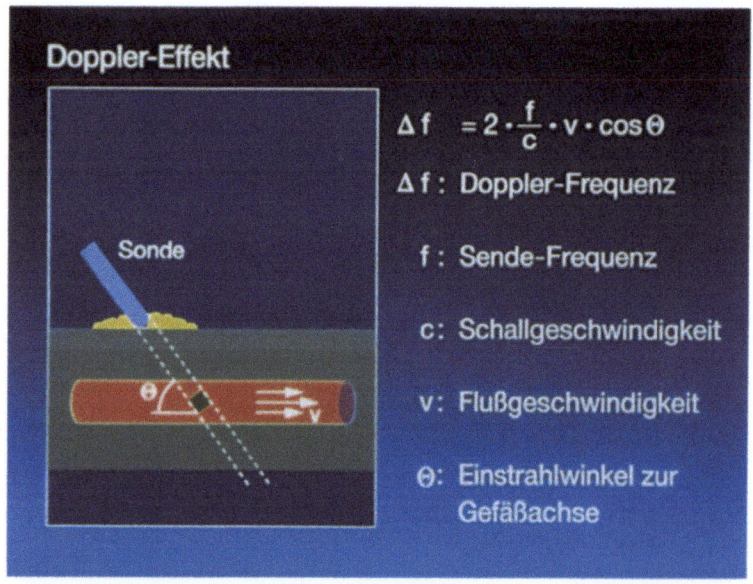

Abb. 93. Dopplerformel

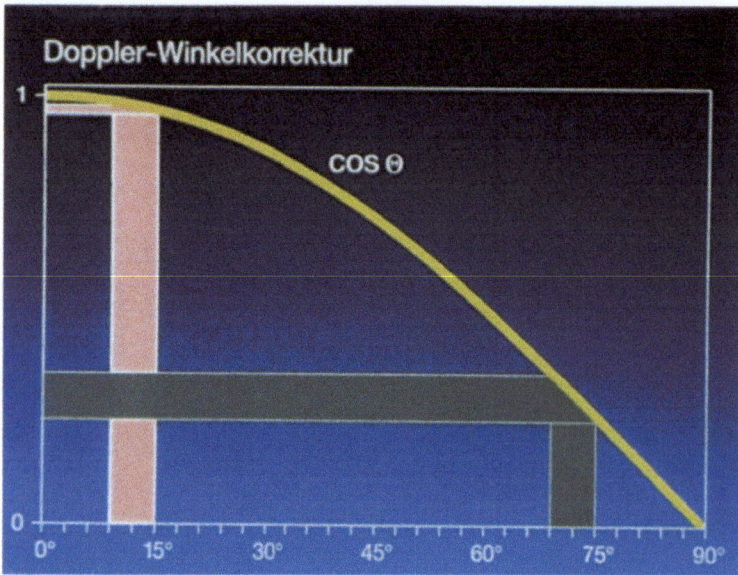

Abb. 94. Schematische Darstellung des Fehlers bei Anlegen der Winkelkorrektur. Bei Winkelkorrekturen unter 60° liegt die Bandbreite der Geschwindigkeitsabweichung in einem tolerablen Bereich, auch bei geringer Abweichung des angelegten Winkels

4.2 Dopplerverfahren

4.2.1 cw-Doppler

In den meisten Fällen ist der sog. Continuous-Wave-(cw-)Doppler zur Diagnostik extrakranieller Gefäßstenosen und Verschlüsse ausreichend. Da die Information über die Richtung des Blutflusses unerlässlich ist, kommen ausschließlich bidirektionale Doppler zur Anwendung.

Bei der cw-Dopplersonographie arbeitet die Ultraschallsonde mit 2 piezoelektrischen Elementen, einem Sende- und einem Empfangselement. Der Sendekristall strahlt dabei kontinuierlich Ultraschallwellen in die zu untersuchende Region aus, während das Empfangskristall kontinuierlich die reflektierten Signale aufnimmt. Ein deutlicher Vorteil der cw-Dopplertechnik liegt in der Fähigkeit, Strömungsgeschwindigkeiten in unbegrenzter Höhe richtig zu messen.

Von Nachteil ist allerdings, dass Strömungssignale nicht einer bestimmten anatomischen Region zugeordnet werden können. Alle in der Schallstrahlrichtung liegenden sich bewegenden Strukturen, d.h. also auch Gefäße, die in unterschiedlicher Tiefe, z.B. im Hals, angelegt sind, werden bei entsprechender Schallrichtung gleichzeitig erfasst und analysiert.

Bei einfachen Dopplergeräten ohne die Möglichkeiten des Duplexbetriebes, d.h. ohne die Orientierungshilfe durch das B-Bild, erleichtert der cw-Doppler ferner das Auffinden von durchbluteten Gefäßen (Abb. 95).

4.2.2 Gepulste Dopplersonographie (pw-Doppler)

Mit Hilfe des pw-Dopplers ist es möglich, Flussgeschwindigkeiten ortsselektiv zu messen. Zum Senden und Empfangen dient hierbei ein gemeinsamer Kristall im Schallkopf, der wie beim B-Bild-Verfahren Folgen kurzer Pulse in den Körper sendet (Abb. 96). Nach der Laufzeit T eines Pulses zum gewünschten Ort der Messung und zurück, wird das Messtor für den Empfang der Echos für kurze Zeit geöffnet. Größe und Tiefenlage des Messtores werden vom Untersucher unter Sichtkontrolle im B-Bild oder im Farbdopplerbild eingestellt.

Die Laufzeit T bestimmt hierbei das kürzest mögliche Zeitintervall zwischen 2 aufeinanderfolgenden Sendepulsen. Die Wiederholfrequenz (Pulsrepetitionsfrequenz) PRF für den Sendepuls kann deshalb nicht höher als 1/T gewählt werden, ohne die eindeutige Tiefenzuordnung zu gefährden. In der Praxis liegen die benutzten PRF-Werte im Bereich der gemessenen Dopplerfrequenzen, wodurch der Vorteil der Tiefenselektion beim pw-Doppler durch die Mehrdeutigkeit bei der Auswertung höherer Flussgeschwindigkeiten erkauft wird.

Dabei kann es beim pw-Doppler wie auch beim Farbdoppler zum sog. Aliaseffekt (Aliasing) kommen.

Dieser Effekt ist dem Betrachter von Kino- oder Fernsehfilmen vertraut, wenn sich die Speichenräder einer vorwärts fahrenden Kutsche rückwärts zu drehen scheinen.

Der gepulste Doppler mit der Taktfrequenz PRF entspricht der Aneinanderreihung von Einzelbildern zum Film. Der Betrachter kann aus 2 im Zeitabstand T aufgenommenen Bildern nicht erkennen, ob sich

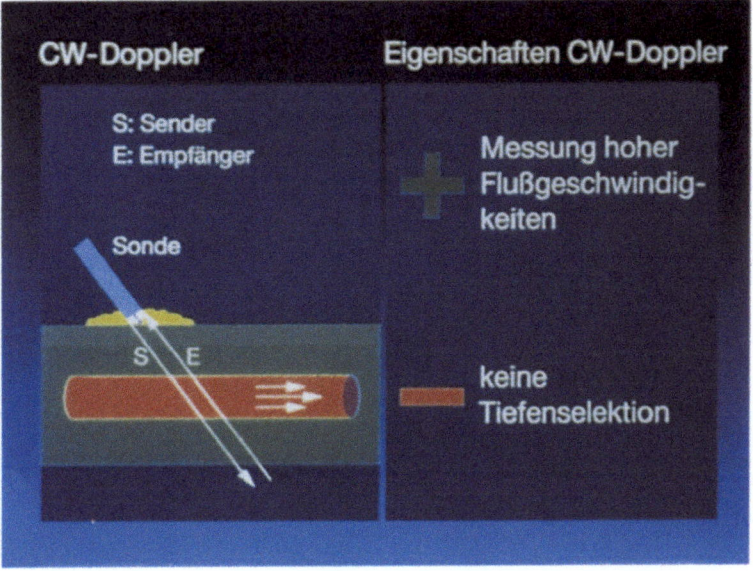

Abb. 95. Schematische Darstellung des cw-Dopplers

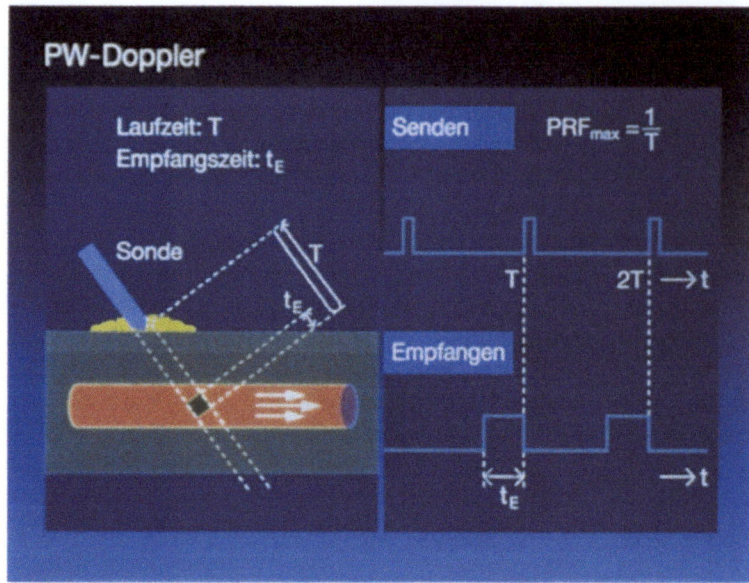

Abb. 96. Schematische Darstellung des pw-Dopplers

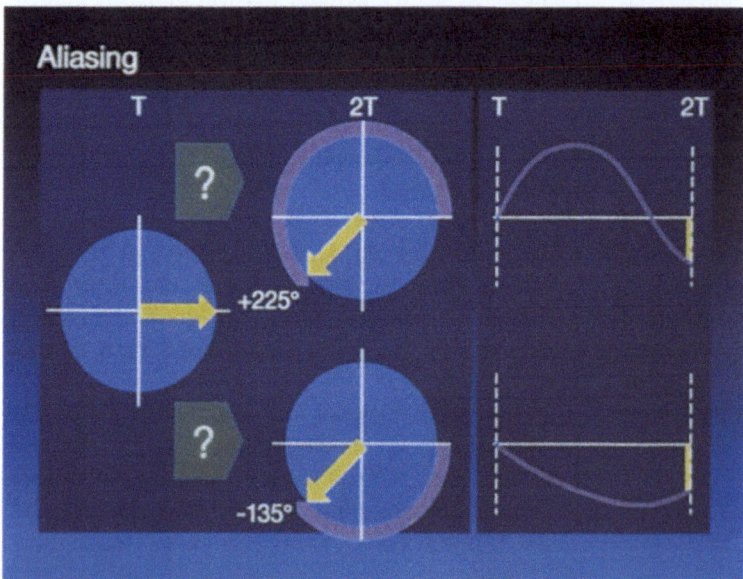

Abb. 97. Schematische Darstellung des „Aliasingeffektes" unter Berücksichtigung der Bildverarbeitung der Dopplergeräte

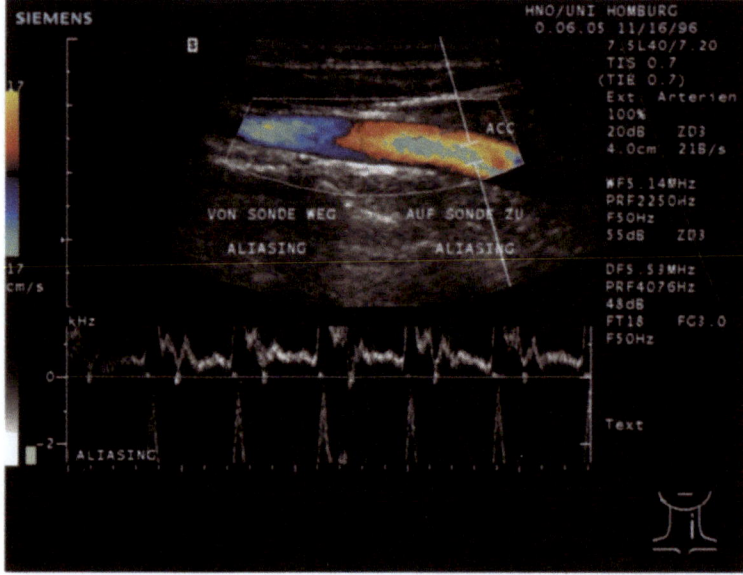

Abb. 98. Aliasing in der Farbdarstellung im oberen Bildabschnitt und in der Spektrumdarstellung im unteren Bildabschnitt. Bei zu niedriger Pulsrepetitionsfrequenz (PRF) können schnelle Geschwindigkeiten im Messbereich nicht mehr kodiert werden. Im Farbmodus ist dies mit einem Farbumschlag von negativer Richtung her zu erkennen (von rot nach blau). In der Frequenzdarstellung erscheinen die schnellen Geschwindigkeiten wieder als Frequenzspitzen, beginnend von der negativen Seite in Richtung Grundlinie

das Rad um 225° vorwärts oder um 135° rückwärts bzw. anders herum (alias) dreht.

Bei einer Bildfolge interpretiert das menschliche Gehirn die Bewegung stets als minimal. Es wird also die Drehrichtung als gegenläufig interpretieren, sobald die Drehung zwischen 2 Bildern größer als die halbe Periode, also auf 180° wird. Ebenso ist Aliasing im Bild des Dopplerspektrums daran zu erkennen, dass positive Frequenzen oberhalb der sog. Nyquist-Grenze (s. u.) als negative Frequenzen am unteren Rand des Spektrums erscheinen (Abb. 97).

In Abb. 98 erkennt man diesen Effekt am unteren Bildrand im Dopplerspektrum (bei falscher Wahl der PRF). In der Farbkodierung sieht man im oberen Bildbereich ein Umschlagen der Farben von rot nach blau, d. h., die nicht mehr im Messbereich liegenden Frequenzen werden im "negativen" Bereich kodiert – erkennbar an der Farbskalenverteilung am linken Bildrand.

Durch Verschieben der Bezugsachse für die Flussrichtung nach unten oder oben (Base Line Shift) kann der Messbereich für je eine Richtung bis zur 2fachen Nyquist-Grenze erweitert werden, jedoch unter Verzicht auf die andere Flussrichtung.

Da die maximale Impulswiederholungsfrequenz (PRF) mit steigender Messtiefe abnimmt und der maximal detektierbare Dopplershift stets der halben PRF entspricht, sind in größeren Eindringtiefen keine hohen Strömungsgeschwindigkeiten mehr messbar, was zum sog. Aliasing führt. Aliasing tritt typischerweise auch bei hohen Geschwindigkeiten in Stenosen auf.

4.2.3
Duplexsonographie und Farbdoppler

Bei der *Duplexsonographie* handelt es sich um eine Kombination der herkömmlichen B-Mode-Sonographie mit einem zusätzlichen pw-Doppler. Während beim spektralen pw-Doppler der zeitliche Verlauf der Geschwindigkeitsverteilung an einem vorgewählten Messort gemessen wird, analysiert das *Farbdopplerverfahren* die Flussgeschwindigkeit an einer Vielzahl von Messorten, die über das ganze Schnittbild oder einem Teil davon (bei Anwahl eines sog. Messfensters) verteilt sind. Das Ergebnis ist die räumliche Verteilung der mittleren Geschwindigkeit und seiner Richtung im durchströmten Gefäß.

Während für die Ortsinformation im B-Bild prinzipiell ein Ultraschallimpuls genügt, muss für die Geschwindigkeitsinformation eine Serie von mehreren, meist 4–8 Impulsen ausgesandt, empfangen und analysiert werden. Für eine Untersuchung in Echtzeit ist eine Bildwiederholfrequenz von etwa 10–20 Bildern/s erforderlich. Die Bildwiederholfrequenz sinkt mit Zunahme der Farbliniendichte und mit der Größe des gewählten Bildausschnittes (Farbfenster). Auch mit zunehmender Untersuchungstiefe dauert der Bildaufbau länger. Weiterhin wächst zwar die Genauigkeit der Geschwindigkeitsabschätzung mit der Anzahl der Messungen/Farblinie, gleichzeitig erhöht sich aber der Zeitbedarf für den Bildaufbau.

Die einzelnen Parameter sind entweder vom Gerätehersteller voreingestellt bzw. müssen vom jeweiligen Untersucher optimiert werden. Die Kodierung der Blutströmung erfolgt in Bezug auf die Bewegung zur Schallsonde in Rot-Blau-Farbabstufungen. Die Höhe der Frequenzverschiebung wird dabei in der Intensität der Farben dargestellt.

Eine andere Möglichkeit der Darstellung ist der sog. Intensitätsmodus bzw. Power-Mode (P-Mode). Man spricht hier auch von der sog. Farbdopplerangiographie. Die Farbkodierung im P-Mode verzichtet auf eine Wiedergabe der Dopplerfrequenzen und berücksichtigt allein die Intensität (Amplitude) der Dopplersignale. Im Powermodus lassen sich kleine Gefäße und langsame Strömungen besser darstellen. Wichtig ist diese Untersuchungsmethode zur Darstellung von Gefäßen in Lymphknoten oder Tumoren (s. Abb. 115 u. 116).

Erwähnt werden soll hier weiterhin der sog. Triplex-Mode. In dieser Darstellung kann auf dem Monitor neben dem B-Bild und den farbkodierten Gefäßen zusätzlich auch noch das Dopplerspektrum abgebildet werden. Im Dopplerspektrum werden die im Dopplersignal enthaltenen Frequenzen, der Zeitpunkt ihres Auftretens und ihre Intensität dargestellt. Technisch und digital durchführbar ist dies durch die sog. schnelle Fourier-Transformation (FFT).

4.3
Anatomische Grundlagen

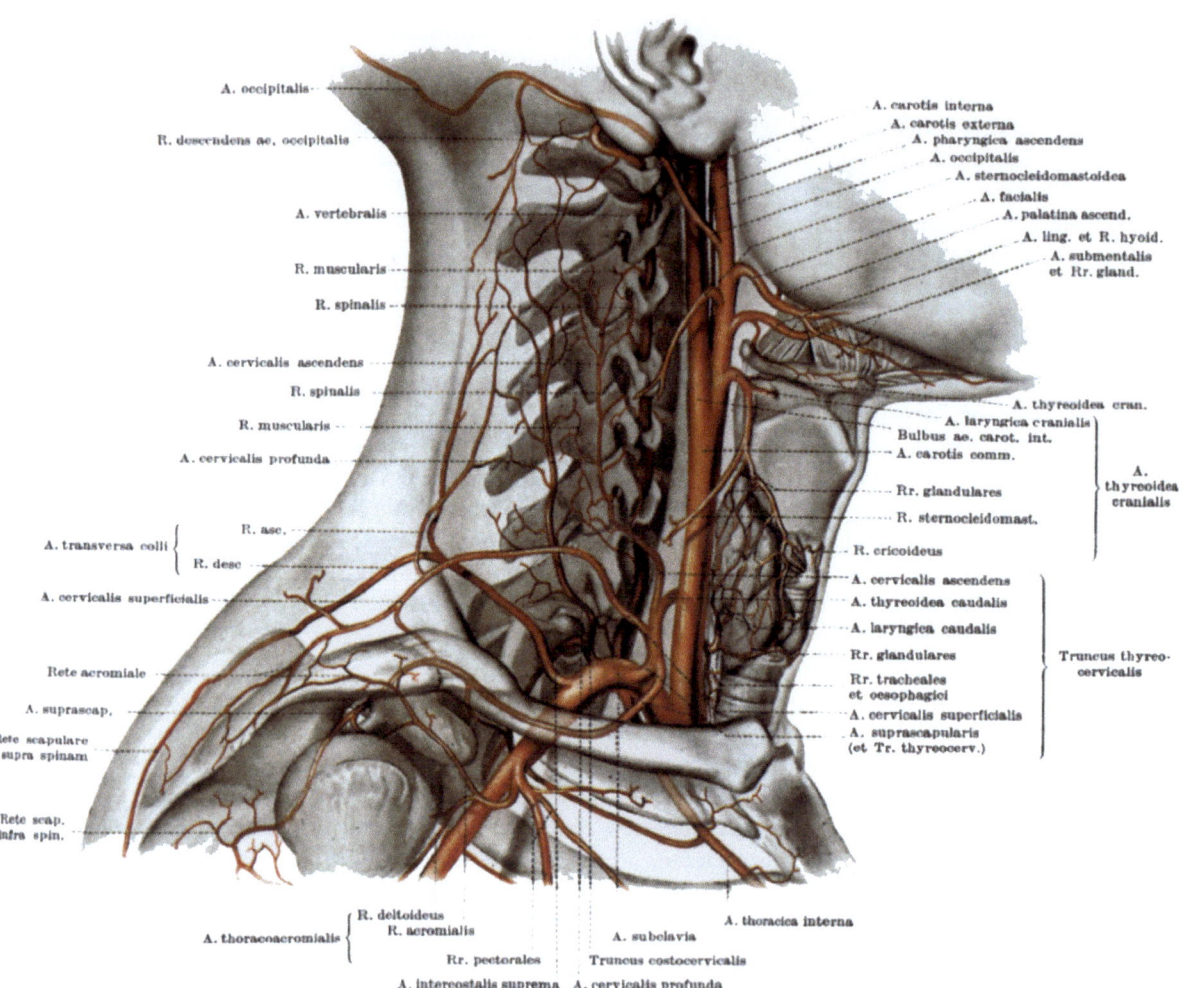

Anatomische Übersicht über die Arterien des Halses (aus: Lanz/Wachsmuth, Praktische Anatomie, Bd. I, Teil 2, Hals, Springer 1955)

4.3.1
A. carotis communis interna und externa

Die A. carotis communis entspringt aus dem Aortenbogen bzw. dem Truncus brachiocephalicus und teilt sich in die A. carotis interna und A. carotis externa. Die Bifurkation liegt dabei in Höhe des Halswirbelkörpers 4/5 (48%) oder HWK 3/4 (34%) und nur selten höher oder wesentlich niedriger. Während die Media der A. carotis communis aus verschiedenen Schichten elastischer Fasern und Muskelzellen aufgebaut ist, dominieren in der A. carotis interna die muskulären Zellelemente. Am Karotisbulbus, der in 6% nicht angelegt ist, verdünnt sich die Struktur der Media und es dominiert ein elastisches Fasergebilde. Die A. carotis interna kann in einen zervikalen Anteil, einen petrösen, einen kavernösen und einen supraklinoidalen Anteil unterteilt werden. Der herkömmlichen Doppleruntersuchung zugänglich ist hierbei die größte Strecke des zervikalen Anteils. Die A. carotis interna versorgt mit ihren wichtigsten Endästen, der A. ophthalmica, der A. communicans posterior und der A. choroidea anterior das menschliche Gehirn als ein Gefäßgebiet mit großem Gesamtquerschnitt und geringem Widerstand.

Die A. carotis externa versorgt den Gesichtsschädel und teilt sich oberhalb der Karotisbifurkation in mehrere Äste auf. Die Anastomose mit den Ästen der A. carotis interna sind unter pathologischen Bedingungen von Bedeutung und besonders die anatomische Situation der A. ophthalmica spielt bei der dopplersonographischen Diagnostik eine wichtige Rolle. Weiterhin gibt es zahlreiche Anastomosen zwischen den Endästen beider Seiten und, vor allem unter pathologischen Bedingungen, zwischen tiefen Halsarterien und den Vertebralarterien. Die Hauptäste

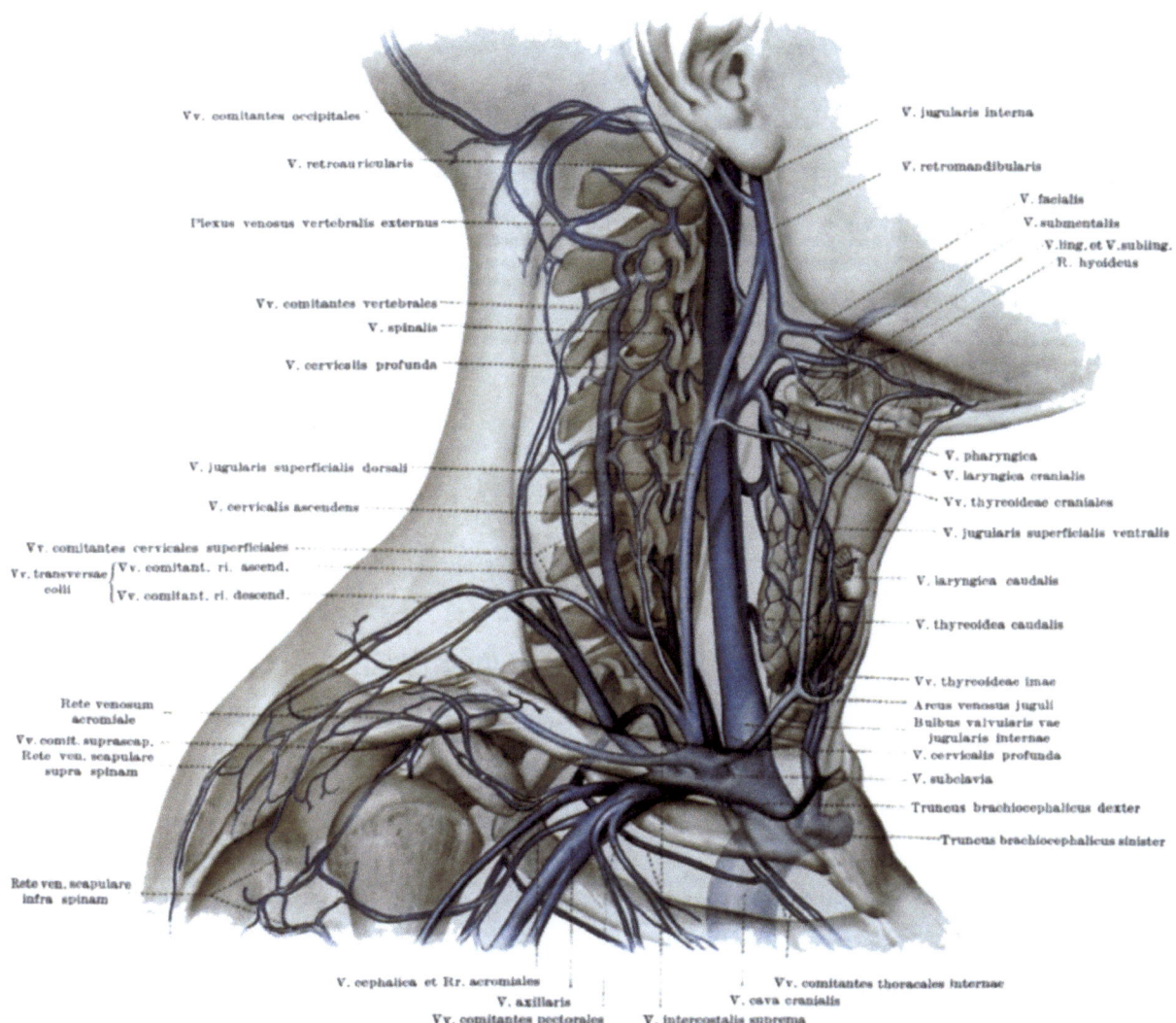

Anatomische Übersicht über die Venen des Halses (aus: Lanz/Wachsmuth, Praktische Anatomie, Bd. I, Teil 2, Hals, Springer 1955)

der A. carotis externa sind die A. superficialis temporalis und die A. maxillaris. Die wichtigsten intra-extra-kraniellen Anastomosen werden mit der A. meningea media und den frontoorbitalen Endästen der A. ophthalmica gebildet.

4.3.2
Orbitalarterien

Wichtig für die Doppleruntersuchung und insbesondere die indirekte cw-Dopplersonographie sind die Befunderhebungen im Bereich der Orbitalarterien und die Strömungsverhältnisse im Ophthalmikakreislauf. Hieraus können indirekte Informationen über die Durchgängigkeit der höher gelegenen Anteile der A. carotis interna gewonnen werden. Die A. ophthalmica entspringt aus der vorderen Konvexität des Karotissiphons und tritt dann durch die Dura über den Canalis opticus in die Orbita ein. Die wichtigsten Anastomosen mit dem Externakreislauf sind hierbei lateral über die A. lacrimalis mit der A. meningea media, medial über vordere und hintere Ethmoidalarterien in eine Anastomose mit der A. maxillaris und rostral über die Aa. supratrochlearis und supraorbitalis in eine Anastomose mit der A. temporalis superficialis.

4.3.3
A. vertebralis und A. subclavia

Die A. vertebralis entspringt als erster Ast aus der A. subclavia, selten auch direkt aus dem Aortenbogen. Sie zieht dann bogenförmig nach kranial als Pars praevertebralis. Im Bereich des 5. oder 6. Halswirbelkörpers tritt sie in das Foramen costotransversarium ein und verläuft senkrecht nach kranial als Pars transversaria. Nach dem 2. Halswirbelkörper verläuft sie nach lateral und bildet die Atlasschlinge als Pars atlantis. Vom Atlantookzipitalgelenk zieht sie weiter nach kranial und geht in den Subarachnoidalteil über. Die Aa. subclaviae werden in ihrem proximalen Anteil den hirnversorgenden Arterien zugerechnet. Linksseitig entspringt die A. subclavia direkt aus dem Aortenbogen, auf der rechten Seite aus dem Truncus brachiocephalicus, der sich in die A. subclavia und A. carotis communis teilt. Die Arterie versorgt neben Hirnanteilen (A. vertebralis) hauptsächlich muskuläre Anteile der Schulter und Armregion. Dementsprechend zeigt sie in der Doppleruntersuchung auch Eigenschaften eines extremitätenversorgenden Gefäßes.

4.4 Doppleruntersuchung im Kopf-Hals-Bereich (hirnversorgende Gefäße)

4.4.1 cw-Doppleruntersuchung

4.4.1.1 Untersuchungsgang

Prinzipiell gibt es keine Richtlinien über die Reihenfolge der Untersuchung im cw-Doppler. Wichtig ist hervorzuheben, dass jeder Untersucher sich ein gewisses Schema der Reihenfolge und des Ablaufs der Untersuchung aneignen sollte. Man unterscheidet beim cw-Dopplerverfahren ein sog. indirektes und ein direktes Verfahren. Beim indirekten Verfahren handelt es sich um die Beschallung der Orbitalarterien und hier insbesondere um die Beschallung der A. supratrochlearis. Im Normalbefund liegt physiologischerweise ein Fluss von endo- nach extrakraniell vor.

Eine hämodynamisch wirksame Stenose im Bereich des Internastromgebietes führt zu einer Flussumkehr von extra- nach endokraniell. Bei hämodynamisch wirksamen Stenosen im Bereich der A. carotis externa kommt es zu einem Überwiegen des Flusses bzw. zu einem verstärkten Fluss von endo- nach extrakraniell.

Modifiziert werden kann die Untersuchung der Orbitalarterien durch sog. Kompression der Externaäste, z. B. der A. temporalis superficialis oder der A. facialis. Die hierbei sich ändernden Strömungsverhältnisse können zusätzlich zur Deutung der Befunde herangezogen werden. Physiologischerweise kommt es bei Kompression der Externaäste zu einer deutlichen Flusserhöhung von endo- nach extrakraniell bzw. bei primär vorliegendem Nullfluss zu einem dann deutlich sichtbaren Fluss in diese Richtung.

Zur Untersuchung der A. supratrochlearis wird die Dopplersonde bei liegendem oder sitzendem Patienten vorsichtig mit etwas Kontaktgel benetzt und im medialen Augenwinkel an der Austrittsstelle der A. supratrochlearis aufgesetzt (Abb. 99).

Die Untersuchung wird dann fortgeführt mit den sog. direkten Verfahren. Hierbei wird das Dopplersignal durch Beschallung der A. carotis communis, externa oder interna abgeleitet, d. h. das Gefäß wird hier direkt beurteilt. Man beginnt im kaudalen Anteil die A. carotis communis über der Klavikula medial des Ansatzes des M. sternocleidomastoideus aufzusuchen. Bei Sondenhaltung von kranial nach kaudal können hier auch Anteile des Truncus brachiocephalicus mitbeurteilt werden. Führt man die Sonde weiter nach kranial, kann man im weiteren Verlauf die A. carotis communis beurteilen. Im medialen Anteil sollte die Untersuchung dann mit dem von kaudal nach kranial gerichteten Schallkopf erfolgen. Man gelangt schließlich bis in den Bereich des Bulbus caroticus. Fährt man weiter nach kranial und neigt die Sondenspitze leicht nach medial, so verändert sich das Geräusch deutlich und nimmt einen mehr peitschenden Charakter an. Dieses Geräusch spricht typischerweise für die A. carotis externa. Neigt man die Sondenspitze nach lateral, kann man deutlich das weiche Rauschen der A. carotis interna weiter nach kranial verfolgen. Wichtig zu wissen sind die verschiedenen Variationen der Lagebeziehung zwischen A. carotis interna und externa. Bei mehr dorsaler Lage der A. carotis interna kann diese besser von weiter lateral her aufgesucht werden. In ca. 6% der Fälle geht die A. carotis interna auch medial der A. carotis externa ab.

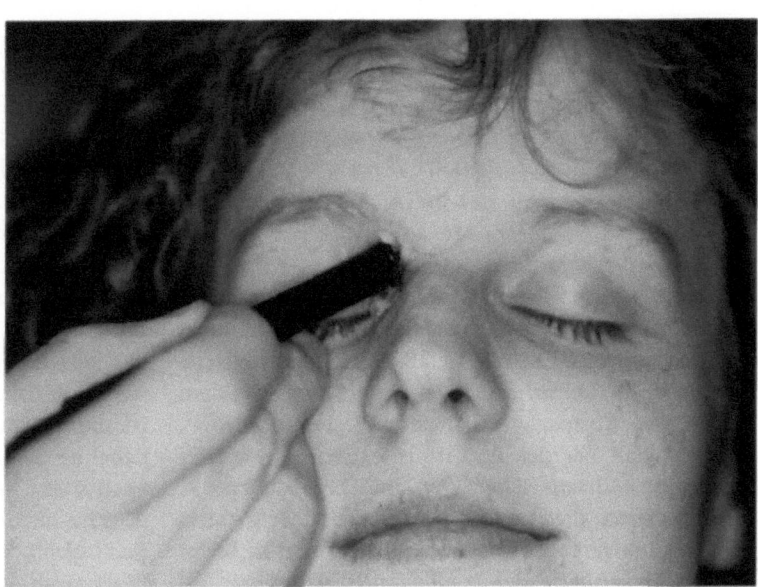

Abb. 99. Ableitung der A. supratrochlearis mit einer cw-Dopplersonde

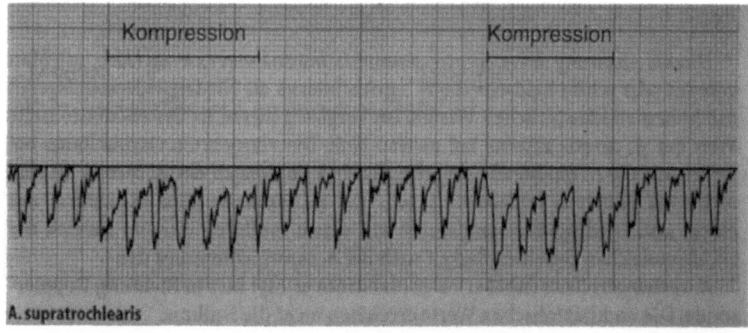

Abb. 100. Ableitung der A. supratrochlearis: Beim Kompressionstest kommt es zur Zunahme des nach extrakraniell gerichteten Flusses in der Arterie

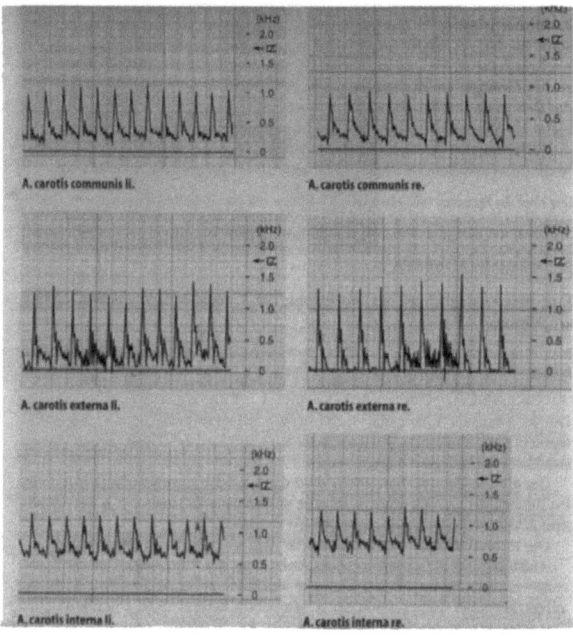

Abb. 101. Normalbefunde des cw-Dopplers im Karotissystem

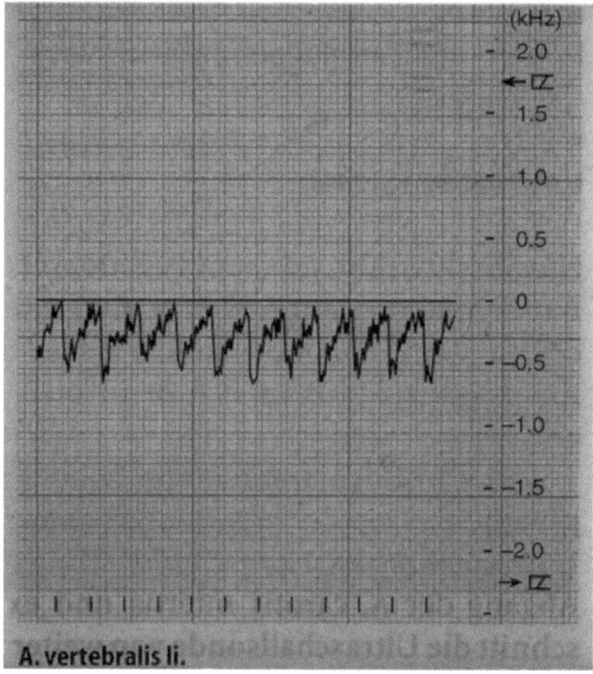

Abb. 102. Normalbefund einer A. vertebralis im cw-Doppler

Die Identifizierung der A. carotis externa kann evtl. durch Kompression von Seitenästen erleichtert werden. Auch die Identifizierung von weiteren Abgängen der A. carotis externa kann durch entsprechende Kompressionstests durchgeführt werden.

Als Beispiel sei hier nur die A. lingualis genannt. Durch Anpressen der Zunge am Gaumen verändert sich deutlich das Strömungsprofil.

Neben dem hörbaren Geräusch dienen vor allem auch die abgeleiteten Kurven als deutlicher Hinweis für das jeweilig abgeleitete Gefäß. Der enddiastolische Wert steht hierbei im engen Zusammenhang mit dem Widerstand im nachgeschalteten Versorgungsgebiet. So zeigt sich bei der A. carotis externa ein relativ niedriger enddiastolischer Wert im Vergleich zur A. carotis interna, die das Gehirn als eine Niedrigwiderstandsregion versorgt. Die A. carotis communis bietet ein Mischbild aus beiden vorgenannten Arterien.

Nach erfolgter Beschallung der A. carotis folgt die Ableitung der A. vertebralis. Am einfachsten gelingt dies im Bereich der Atlasschlinge am Mastoid.

Der Kopf des Patienten wird hierzu seitlich gedreht und die Sonde lateral des M. sternocleidomastoideus in Richtung auf die kontralaterale Orbita oder das Ohr aufgesetzt. Das abgeleitete Signal hat vom Klangcharakter und von der Kurve her Ähnlichkeiten mit der A. carotis interna bei geringerer Lautstärke. Es unterscheidet sich vom Klang her deutlich von der in der gleichen Region liegenden A. occipitalis. Eine weitere Möglichkeit der Beschallung der A. vertebralis ist die Beschallung am Abgang. Man orientiert sich dabei an der A. subclavia, die man weiter von medial nach lateral verfolgt. Man gelangt schließlich bis zum Abgang der A. vertebralis. Verifizieren kann man die Richtigkeit der Ableitung mit Kompression im Mastoidbereich, was zu fortgeleiteten Pulsationen führt.

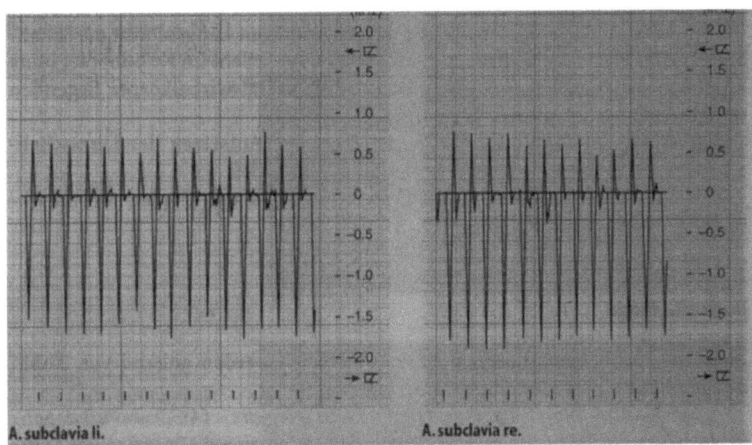

Abb. 103. Normalbefund der A. subclavia im cw-Doppler

Die A. subclavia kann sehr leicht in der Supraklavikularregion aufgesucht werden. Man erkennt sie typischerweise am Klang und am triphasischen Verlauf von Vor- und Rückwärtskomponenten.

Der gleiche Untersuchungsgang muss dann auf der gegenüberliegenden Seite im Bereich der Carotis externa, interna und communis sowie der A. vertebralis und A. subclavia nochmals durchgeführt werden.

Die Normalbefunde sollen anhand der Abbildungen kurz erläutert werden. Abbildung 100 zeigt die Ableitung der A. supratrochlearis links: physiologischer Fluss von endo- nach extrakraniell, der Fluss auf die Sonde zu ist in negative Richtung aufgetragen. Bei Kompression kommt es zu einer deutlichen Zunahme der Dopplerfrequenz bzw. der Geschwindigkeit. Abbildung 101 zeigt die direkte Ableitung der Aa. carotis communis, interna und externa. Man erkennt sehr schön beidseits die A. carotis interna als Niedrigwiderstandsgefäß mit hohen enddiastolischen Werten. Im Vergleich hierzu liegt der enddiastolische Wert der A. carotis externa bei nahezu Null. Die vermehrten Oszillationen bei Druck auf die A. temporalis superficialis sind im Bereich der A. carotis externa rechts im mittleren Bildabschnitt sehr gut zu erkennen. Eine Mischform aus Hoch- und Niedrigwiderstandsgefäß mit einem mittleren Wert im Bereich der enddiastolischen Geschwindigkeit stellt die A. carotis communis dar. Abbildung 102: A. vertebralis links. Der Blutstrom erfolgt hier in Richtung Dopplersonde. Die enddiastolischen Werte erreichen nicht die Nulllinie. Abbildung 103: A. subclavia. Deutlich ist hier der triphasische Verlauf (mit Rückflussanteilen) der gemischten Hirn-Extremitäten-Arterie zu erkennen.

4.4.2
Duplex- und Farbdoppleruntersuchung

4.4.2.1
Untersuchungsgang

Den direkten Duplex- und Farbdoppleruntersuchungen sind die A. carotis communis, die Aa. carotis externa und interna sowie die A. vertebralis (hier besonders in der Farbdopplersonographie) und die A. subclavia sehr gut zugänglich. Auch hier sollte man sich prinzipiell einen einheitlichen Untersuchungsgang aneignen.

Die Karotiden werden von kaudal nach kranial im Querschnitt mit einem geeigneten Dopplerwinkel kleiner als 60° untersucht. Gleichzeitig muss immer auch eine Untersuchung im Längsschnitt erfolgen. Oft lässt sich die Bifurkation mit dem Abgang der Aa. carotis interna und externa dann darstellen, wenn im Längsschnitt die Ultraschallsonde von weiter lateral auf die Gefäße gehalten wird. Eine gleichzeitige Darstellung aller 3 Arterien ist nicht immer möglich. Schwierigkeiten können sich ergeben, wenn die A. carotis interna bis zur Schädelbasis verfolgt werden soll. Hier ist sie oftmals so tief gelegen, dass keine sicheren Signale mehr empfangen werden.

Kippt man nach der Untersuchung der Karotiden im Längsschnitt die Schallebene etwas nach dorsal, erkennt man besonders exzellent im Farbdoppler ohne Probleme die zwischen den Wirbelfortsätzen der Halswirbelkörper liegenden unterbrochenen Signale der A. vertebralis.

Zusätzlich soll dann noch die A. subclavia bei Aufsetzen des Ultraschallscanners auf die Supraklavikulargrube geschallt werden.

Die Orbitalarterien werden gewöhnlich nicht mit der Duplex- oder Farbdopplermethode untersucht.

4.4.2.2
Normalbefunde

Wie beim cw-Dopplerverfahren sollen die Normalbefunde der einzelnen Arterien in den folgenden Abbildungen nochmals dargestellt werden.

Abbildung 104: Längsschnitt im Bereich der rechten A. carotis communis (*ACC*) im Farbdoppler. In der Mitte des Farbfensters kommt es zu einem Umschlag der Farbe von rot nach blau. Dies ist bedingt durch den Richtungswechsel des Blutstroms in Bezug zur Ultraschallsonde. Strömung auf die Sonde zu ist in diesem Fall rot, von der Sonde weg blau kodiert. Es handelt sich dennoch um eine normale Perfusion der Arterie. Abbildung 105: Längsschnitt im Bereich der linken A. carotis communis (*ACC*) mit Ableitung des typischen Dopplerspektrums (unterer Bildanteil) und eingestellter Winkelkorrektur zur Geschwindigkeitsbestimmung. Zusätzlich ist die V. jugularis interna (*VJI*) blau kodiert erkennbar.

Abbildung 106: Längsschnitt mit dem erkennbaren Abgang der A. carotis interna (*ACI*) aus der A. carotis communis (*ACC*). Im Dopplerspektrum abgebildet ist die A. carotis interna mit deutlich angehobenem enddiastolischem Wert im Vergleich zur A. carotis communis. Abbildung 107: Ableitung der A. carotis externa (*ACE*) im Längsschnitt. Niedriger enddiastolischer Wert als Kennzeichen eines Gefäßes mit nachgeschaltetem Versorgungsbereich mit hohem Widerstand. Abbildung 108: A. vertebralis (*AV*) links: deutlich sieht man die Farbsignale zwischen den Querfortsätzen der Wirbelkörper (Schallauslöschung). Die Ablei-

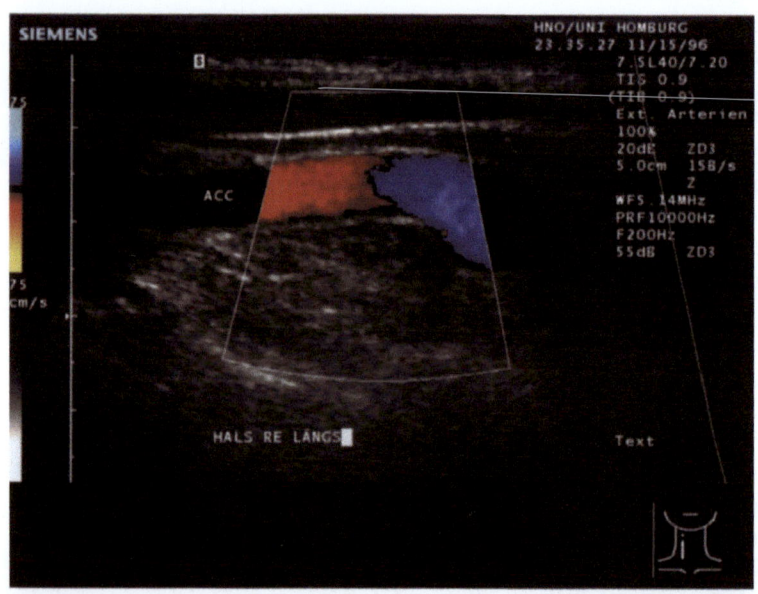

Abb. 104. Die A. carotis communis (*ACC*) im Farbdoppler. Die Farbumkehr in der Bildmitte ist bedingt durch den sich hier umkehrenden Blutstrom in Bezug auf die Bewegung zur Ultraschallsonde

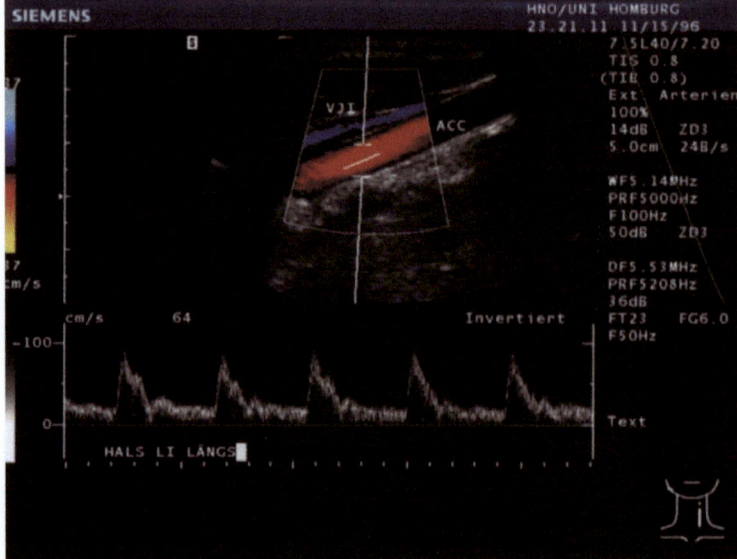

Abb. 105. Ableitung der A. carotis communis (*ACC*) mit zugehörigem Spektrum im unteren Bildanteil. Die V. jugularis interna (*VJI*) ist direkt neben der Arterie sichtbar

tung des Frequenzspektrums zeigt den typischen Verlauf eines Niedrigwiderstandsgefäßes, ähnlich der A. carotis interna. Abbildung 109: A. subclavia (*ASCL*) links, lateral der A. carotis communis (*ACC*) und über der Klavikula (*CLAV*) mit triphasischem Verlauf des Frequenzspektrums (physiologischer Rückfluss zum Herzen in der Diastole).

Neben den qualitativ zu beurteilenden Farbverteilungsmustern und der Möglichkeit der Darstellung des Frequenzspektrums bzw. der Geschwindigkeiten in Abhängigkeit vom zeitlichen Verlauf können auch vom Dopplerwinkel unabhängige periphere Widerstandsindizes für jedes Gefäß bestimmt werden. Von Bedeutung ist hierbei der mittlere Pulsatilitätsindex (MPI) und die Pourcelot-Ratio (PR):

$$MPI = (F_{max} - F_{min})/F_{med}$$
$$PR = (F_{max} - F_{min})/F_{max}$$

F_{max} = maximale systolische Dopplerverschiebefrequenz,
F_{min} = minimale diastolische Verschiebefrequenz,
F_{med} = mittlere Dopplerverschiebefrequenz über den gesamten Herzzyklus.

Diese Pulsatilitätsparameter sind zum jeweiligen Gefäßwiderstand direkt proportional, d.h. große Werte für die Pulsatilitätsparameter entsprechen hohen Widerstandswerten der peripheren Gefäße. Es können so unabhängig von der Position des Schallkopfes und damit unabhängig vom Winkel der auf ein Gefäß auftreffenden Sendefrequenz inter- und intraindividuelle Vergleiche aufgestellt werden. Die Pulsatilitätsparame-

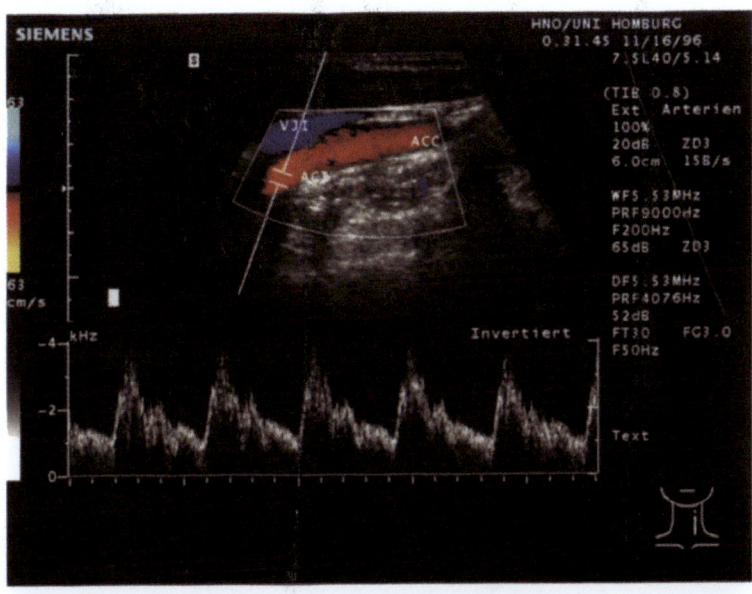

Abb. 106. Ableitung der A. carotis interna (*ACI*) mit zugehörigem normalem Spektrum – hier im Längsschnitt gezeigt. *VJI* V. jugularis interna, *ACC* A. carotis communis

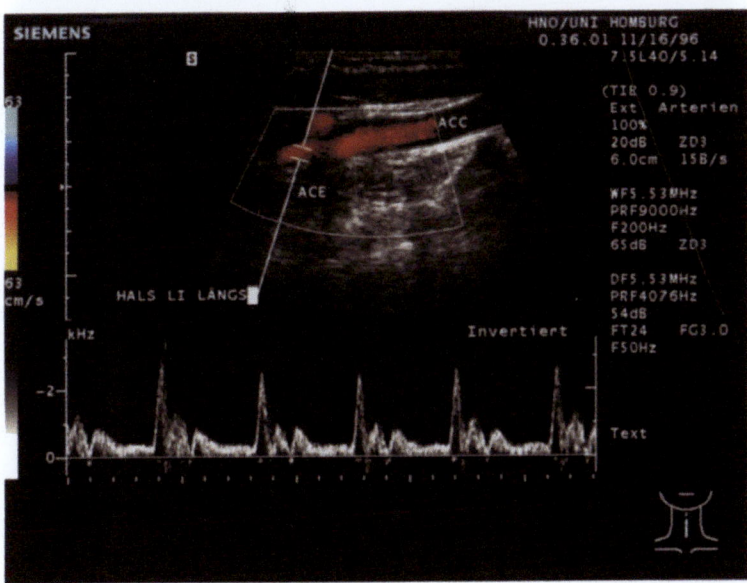

Abb. 107. Ableitung und normales Spektrum der A. carotis externa (*ACE*). *ACC* A. carotis communis

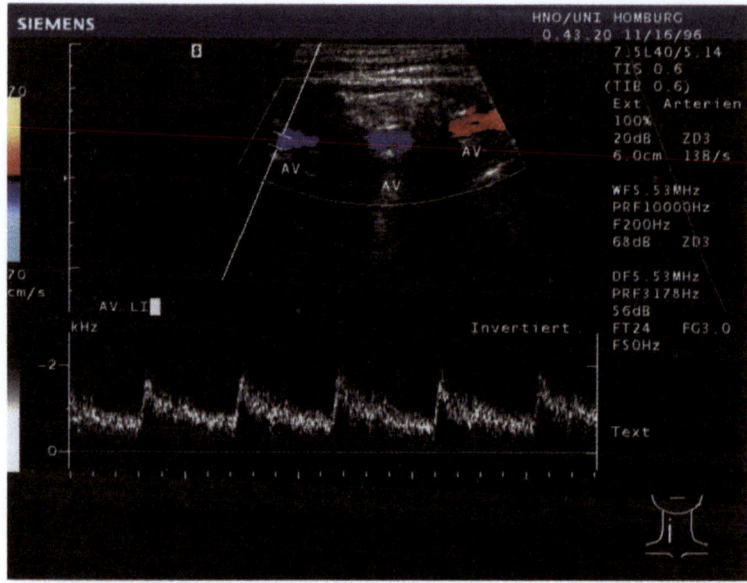

Abb. 108. Ableitung und normales Spektrum der A. vertebralis (*AV*) hier auf der linken Seite. Man erkennt am Hals im Längsschnitt die einzelnen Gefäßabschnitte zwischen den Querfortsätzen der Halswirbelkörper

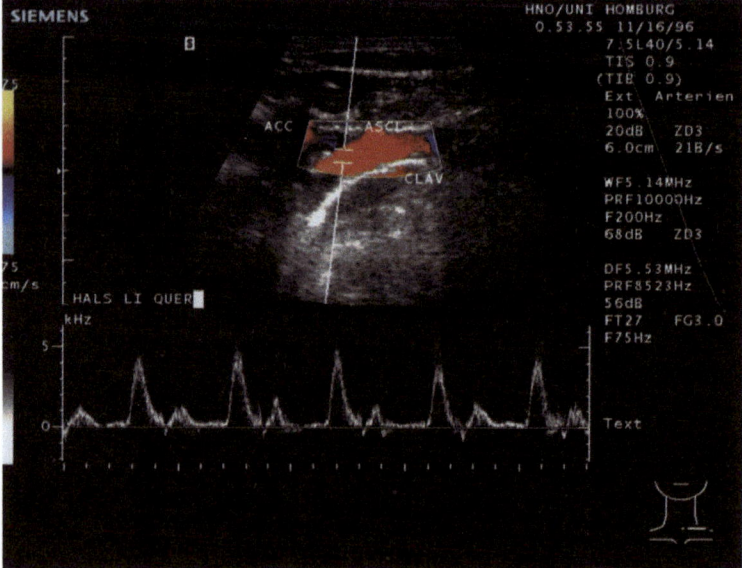

Abb. 109. Ableitung und normales Spektrum der linken A. subclavia (*ASCL*). Klavikula (*CLAV*) und A. carotis communis (*ACC*) zusätzlich im Bild sichtbar

ter werden für die Gefäßbeurteilung seit langem in der herkömmlichen Doppleruntersuchung bestimmt. Sie bieten die Möglichkeit zur Beurteilung von Stenosen oder Gefäßverschlüssen oder dienen auch zur Erfolgsbeurteilung gefäßchirurgischer Maßnahmen. Detailliertere Informationen sind der weiterführenden Literatur zu entnehmen.

Die Auswertung des Real-time-Farbdopplerbildes und des Frequenz-und/oder Geschwindigkeitsspektrums liefert somit von der Zeit abhängige Informationen hinsichtlich der Erkennung von Fluss bzw. von fehlendem Fluss, der Blutflussrichtung, der mittleren Flussgeschwindigkeit des Strömungsverlaufes und etwaiger auftretender Turbulenzen.

4.5 Beurteilung pathologischer Befunde

Grundlage für die sonographische Stenoseabschätzung ist der Vergleich mit der Angiographie. Trotz aller Fehlermöglichkeiten, die sich auch bei der angiographischen Einschätzung des Stenosegrades ergeben können, ist die Angiographie „Goldstandard". Man unterscheidet prinzipiell zwischen dem lokalen Stenosegrad, der das Verhältnis vom Restdurchmesser in der Stenose zum Durchmesser des ursprünglichen Lumens beschreibt. Dieser gibt die beste Aussage über das tatsächliche Ausmaß der Stenosierung. Der distale Stenosegrad bezieht sich dagegen auf den distalen unstenosierten Gefäßdurchmesser.

In der Terminologie unterscheidet man verschiedene Arten von Stenosen:

- Hämodynamisch wirksame Stenose: Stenose, die zu einer Abnahme der Stromstärke im stenosierten Gefäß führt (Stenosegrad >80%).
- Lokale Stenose: Hämodynamisch nicht relevante Stenose mit einer lokal höheren Strömungsgeschwindigkeit (Stenosegrad >50%).
- Nichtstenosierende Plaque: Lumeneinengung, die nicht zu einer lokalen Strömungsbeschleunigung führt (Stenosegrad <50%).

Insgesamt ergibt sich bei den verschiedenen zur Verfügung stehenden Untersuchungsmethoden von cw-Doppler mit direkter und indirekter Ableitung, pw-Doppler mit Spektrumanalyse, B-Bild und Farbdoppleruntersuchungen eine Vielzahl von morphologischen und dopplersonographischen Kriterien für die Bestimmung von Stenosegraden. Widder hat diese Kriterien am Beispiel der A. carotis interna in einer Zusammenstellung sehr gut aufgezeigt (Tabelle 3).

Zur Verdeutlichung der Befunde seien im Folgenden nochmals einige typische pathologische Befunde als Auswahl gezeigt.

Abbildung 110 zeigt die Ableitung der A. carotis interna im cw-Doppler im Seitenvergleich mit Verlust der Pulsatilität im Bereich der Stenose und poststenotischer Normalisierung. Die Befunde der übrigen Gefäße waren unauffällig. Es liegt hier eine mittelgradige Stenosierung (60–70%) der linken A. carotis interna im Abgangsbereich vor.

Abbildung 111: hämodynamisch nicht wirksamer echoarmer Plaque im Längsschnitt der linken A. carotis communis (ACC) unterhalb des M. sternocleidomastoideus (MSCM). Abmessungen zur Bestimmung des distalen und lokalen Stenosegrades.

Abbildung 112: filiforme Abgangsstenose der linken A. carotis externa (ACE) mit Dopplerfrequenzen über 6 kHz. A. carotis communis (ACC) und A. carotis interna (ACI) zusätzlich erkennbar.

Abbildung 113: mittel- bis hochgradige Stenose der A. carotis interna (ACI) links.

Tabelle 3. Kriterien und Definitionen zur Bestimmung von Stenosegraden mit der Dopplersonographie. (Nach Widder 1995)

	Nichtstenosierende Plaques	Geringgradige Stenose	Mittelgradige Stenose	Hochgradige Stenose	Subtotale Stenose
Lokaler Stenosierungsgrad	<40%	40–60%	60–70%	ca. 80%	>90%
Distaler Stenosierungsgrad	0	<30%	ca. 50%	ca. 70%	>90%
Indirekte Kriterien	Keine Strömungsbehinderung	–	–	A. ophtalmica: Nullströmung oder retrograde Strömung, A. carotis communis: Strömung vermindert	
Direkte Kriterien im Stenosebereich (cw-Doppler)	Unauffällig	Veränderung im Audiosignal, geringe lokale Strömungszunahme	Strömungszunahme, Verlust an Pulsatilität, systolische Dezeleration	Starke Strömungszunahme und Dezeleration	Variables Stenosesignal, Intensitätsminderung
Spektrumanalyse	Unauffällig	Verbreiterung	Verbreiterung, Intensitätszunahme niederfrequenter Strömungsanteile	Verbreiterung, inverse Frequenzanteile	Reduziert, inverse Frequenzanteile
Poststenotisch	Unauffällig	Unauffällig	Unauffällig	Verminderte systolische Geschwindigkeit	Stark reduziertes Signal
Spitzenfrequenz bei 4 MHz Sendefrequenz	<4 kHz	>4 kHz	4–8 kHz	>8 kHz	Variabel
Systolische Maximalgeschwindigkeit (cm/s)	<120	>120	>120	>240	Variabel
Farbdoppler	Keine oder lokale Verwirbelung	Lange segmentale Beschleunigung	Umschriebene segmentale Beschleunigung	Eng umschriebene segmentale hochgradige Strömungsbeschleunigung, poststenotische Rückstromanteile	

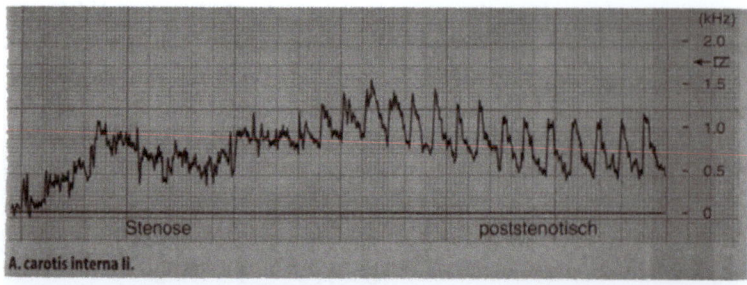

Abb. 110. Pathologischer Befund im Bereich der A. carotis interna links mit ca. 60- bis 70%iger Stenose

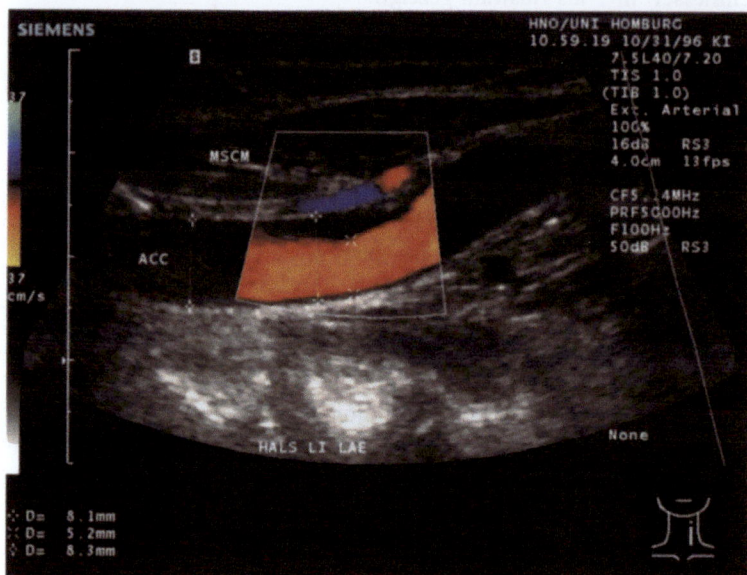

Abb. 111. Darstellung eines echoarmen Plaque im Bereich der A. carotis communis (*ACC*) im Längsschnitt direkt unter dem M. sternocleidomastoideus (*MSCM*). Die Abmessungen dienen zur Bestimmung des lokalen und distalen Stenosegrades (s. Text)

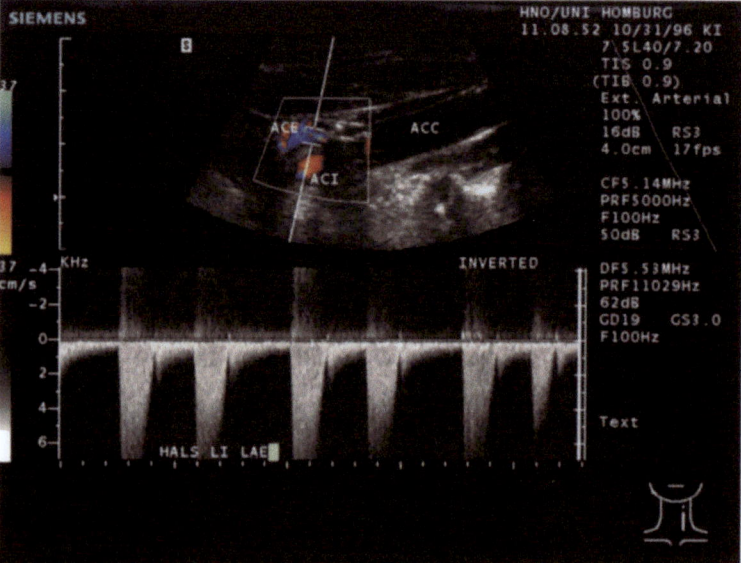

Abb. 112. Hochgradige Externaabgangsstenose mit Aliasing und Frequenzen über 6 kHz. *ACE* A. carotis externa, *ACC* A. carotis communis, *ACI* A. carotis interna

Abbildung 114: Kinking der A. carotis interna (*ACI*) im Querschnitt am rechten Hals zwischen V. jugularis interna (*VJI*) und V. facialis (*VF*). Farbumschlag durch Veränderung der Flussrichtung in Bezug auf die Schallsonde.

4.5 Beurteilung pathologischer Befunde

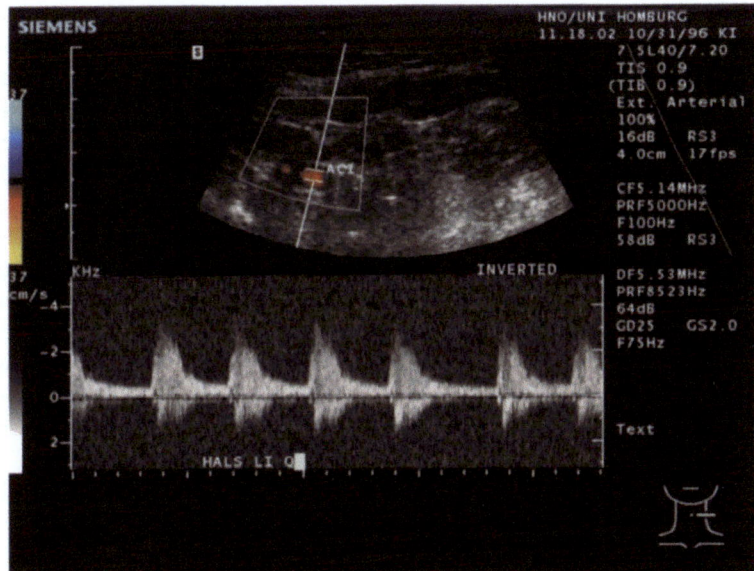

Abb. 113. Stenose im Bereich der A. carotis interna (*ACI*) mit zugehörigem Spektrum. Verschwinden des systolischen Fensters, negative Anteile des Spektrums

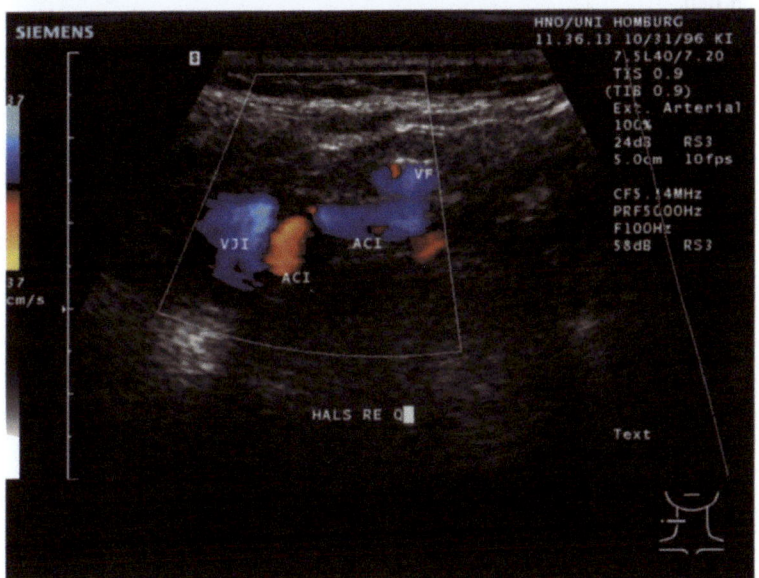

Abb. 114. Kinking im Bereich der A. carotis interna mit Richtungswechsel des Gefäßes; sichtbar am zugehörigen Farbumschlag trotz erhaltender Kontinuität. *ACI* A. carotis interna, *VF* V. facialis, *VJI* V. jugularis interna

4.6 Fehlerquellen

Die verschiedenen o.g. Doppleruntersuchungsmethoden sind selbst in der Hand des geübten Untersuchers als nicht immer einfach durchführbar und auswertbar einzuschätzen. Eine besonders häufige Fehlerquelle stellt daher die mangelnde Erfahrung des Untersuchers dar. Insbesondere kann es dann zu folgenden Problemen kommen:

- Verwechslung der A. carotis interna mit der A. carotis externa oder A. vertebralis, vermeidbar durch Vibrationsmanöver und anatomische Zuordnung.
- Knick- und Schlingenbildungen (Kinking, Coiling) führen besonders bei der cw-Doppleruntersuchung zu Fehldeutungen, da der Dopplerwinkel unbekannt ist und daher falsch-hohe oder falsch-niedrige Strömungsgeschwindigkeiten angezeigt werden.
- Ein steiler Dopplerwinkel mit der cw-Sonde kann zu höheren Flussgeschwindigkeiten in der distalen A. carotis interna führen als die Geschwindigkeiten, die am Internaabgang gemessen werden.
- Beim cw-Doppler können Schilddrüsengefäße manchmal mit der A. carotis interna verwechselt werden, eine Struma kann zur Verdrängung der A. carotis führen, die sich dann manchmal sehr weit in der Tiefe des Halses befindet.
- Eine schlechte B-Bild-Qualität kann zu einer falschen Einschätzung der Gefäßwände führen.
- Durch Messung der Fließgeschwindigkeit bzw. Dopplerfrequenz hinter kalzifizierenden Plaques mit distaler Schallauslöschung wird das Dopplersignal abgeschwächt bzw. verschwindet ganz, es kommt hierbei zu falschen Messungen.
- Beim gepulsten Doppler können sehr hohe Strömungsgeschwindigkeiten in Stenosen aufgrund der o.g. Nyquist-Grenze (s. Kap. 4.2.3) bei der pw-Doppler- und Farbdoppleruntersuchung nicht gemessen werden.
- Distal von subtotalen Stenosen können zu niedrige Strömungsgeschwindigkeiten gemessen werden.
- Das Messvolumen kann falsch plaziert werden. Die Bestimmung der maximalen Flussgeschwindigkeit erfordert oft längeres Suchen. Umschriebene höchstgradige Stenosen sind oft schwer zu finden und nur durch längeres Suchen von einem Verschluss zu unterscheiden. Für quantitative Messungen sollte das Messvolumen dem Gefäßlumen angepasst sein und zentral axial liegen.
- Für quantitative Messungen sollte der Schallwinkel korrekt eingestellt werden und möglichst nicht größer als 60° sein. Dies gilt vor allem bei vergleichenden Geschwindigkeitsmessungen.
- Bei hochgradigen Internastenosen und Verschlüssen können A. carotis interna und externa verwechselt werden, da die A. carotis externa dann als Kollateralgefäß ein internaähnliches Signal besitzt.

4.7 Farbdopplersonographische Differentialdiagnostik

4.7.1 Solide und zystische Raumforderungen

Die sichere Differenzierung solider von zystischen Raumforderungen ist B-Bild-sonographisch nicht immer zuverlässig möglich. Akut entzündlich veränderte Lymphknoten können ebenso echoleer erscheinen wie eine mit Sekret gefüllte laterale Halszyste.

In Abhängigkeit vom zugrundeliegenden Gewebetyp lassen sich dopplersonographisch in Lymphknoten oder Tumoren Binnengefäße darstellen.

Dieser Nachweis einer Binnenvaskularisation schließt eine Zyste aus. Ein entzündlich veränderter Lymphknoten mit deutlicher Vaskularisation ist in Abb. 115 zu erkennen. Günstig erweist sich bei solchen Messungen im Bereich kleinster Gefäße die Verwendung des Powermodus (P-Mode, Farbdopplerangiographie).

Eine Zyste lässt sich demgegenüber farbdopplersonographisch daran erkennen, dass keine Vaskularisation nachweisbar ist. Besonders deutlich wird dieser Befund, wenn neben dem echoarmen Zystenanteil auch die Grenzen zum umgebenden Gewebe im Untersuchungsgebiet liegen. Es kann dann eine Durchblutung des umliegenden Gewebes nachgewiesen werden, die Grenze zur avaskulären Zone ist durch die Zystenwand eindeutig vorgegeben (Abb. 116).

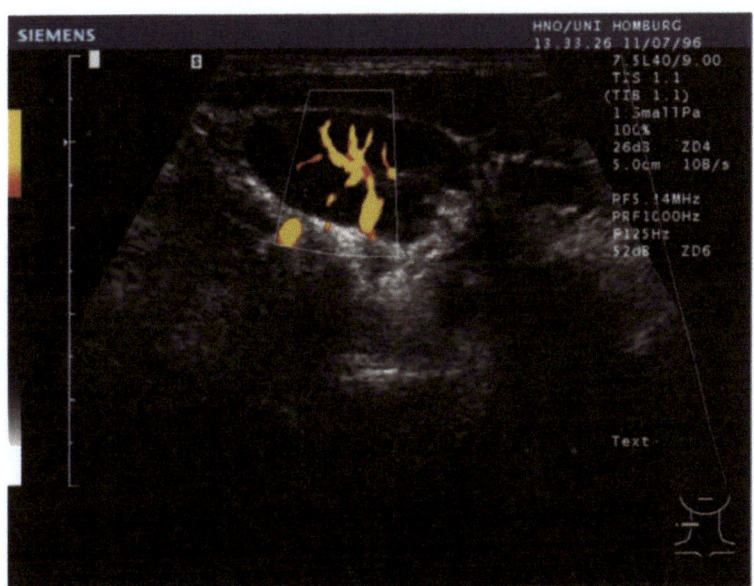

Abb. 115. Darstellung eines Lymphknotens mit zugehöriger Vaskularisation im Power-Mode (s. Text)

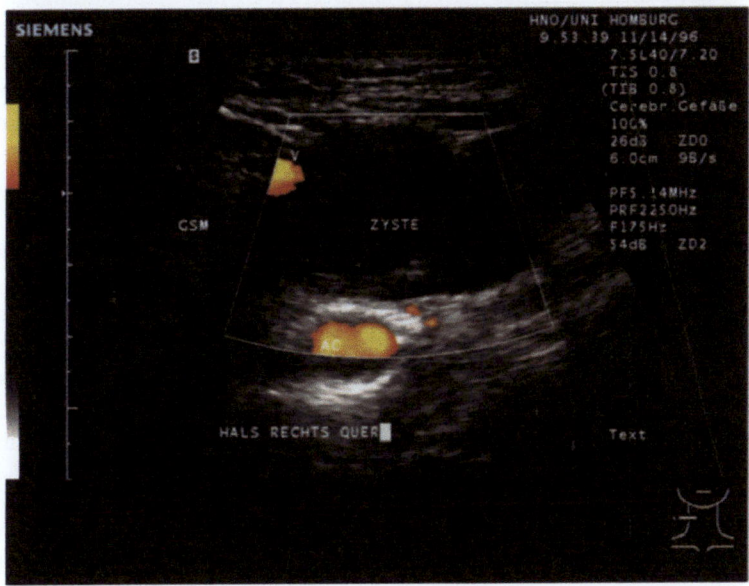

Abb. 116. Darstellung einer lateralen Halszyste mit fehlender Vaskularisation. Die im Power-Mode dargestellten Gefäße befinden sich deutlich außerhalb der echoleeren Raumforderung. *V* Vene, *GSM* Glandula submandibularis

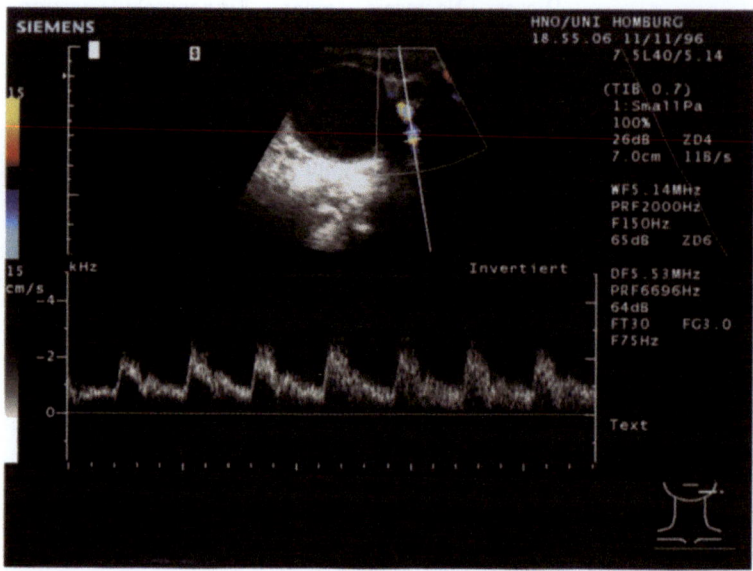

Abb. 117. Halsmetastase eines Plattenepithelkarzinoms im Bereich der Schädelbasis. Die Raumforderung erreicht die A. carotis interna in diesem Bereich. Das ableitbare Spektrum zeigt eine durchgängige Arterie

4.7.2
Gefäße

4.7.2.1
Tumorkompression/-infiltration

Die im Hinblick auf die therapeutische Konsequenz wichtige Frage einer Gefäßkompression bzw. einer Gefäßinfiltration durch einen malignen Tumor kann mit Hilfe der B-Bild-Sonographie oft nicht eindeutig beantwortet werden.

Eine diagnostische Hilfestellung aber keine endgültige Klärung bietet hier die Farbdopplersonographie. Grundlage sind hierbei ein fehlender, reduzierter oder erhaltener Blutfluss und Abweichungen des Frequenzspektrums im Bereich des Tumorwachstums. Wie in der B-Bild-Sonographie erleichtert im venösen Schenkel das Durchführen des Valsalva-Manövers die Untersuchung. Abbildung 117 zeigt eine echoarme Raumforderung (Halsmetastase bei unbekanntem Primärtumor) distal der Bifurkation mit einer Ausdehnung von über 4 cm. Präoperativ interessierten hier die Lage und Durchgängigkeit der A. carotis interna am Übergang zur Schädelbasis; mit Hilfe der Farbdopplersonographie konnte eine Verdrängung nach medial bei normalem Internafrequenzspektrum festgestellt werden.

4.7.2.2
Thrombosen, Verlaufsanomalien, Aneurysmen

Der topographischen Orientierung dienen im gesamten Halsverlauf die großen Gefäße. Im Bereich des Venenwinkels lässt sich im Querschnitt das typische Quartett der jeweils gleichartig farbkodierten A. carotis externa und A. carotis interna einerseits sowie der V. jugularis interna mit V. facialis andererseits darstellen.

Mittels der Farbdopplersonographie können die Zuflüsse und Abgänge zu bzw. von den einzelnen Gefäßanteilen eindeutig lokalisiert und sicher verfolgt werden. Eine Verwechslung mit Lymphknoten, Bindegewebestrukturen oder Muskelgewebe ist somit ausgeschlossen.

Anhand der qualitativen Farbverteilung, des Frequenzspektrums und der quantitativen Bestimmung von Pulsatilitätsparametern erhält der Untersucher einen Aufschluss über die Durchblutung in den jeweiligen Gefäßen. Thrombosen und Engstellen der V. jugularis interna lassen sich somit anhand einer fehlenden oder reduzierten Durchblutung sicher erfassen.

Aber auch Anomalien im Gefäßverlauf der A. carotis (z. B. Kinking) oder Aneurysmen können farbdopplersonographisch diagnostiziert werden. Typisch für das Kinking ist der richtungswechselnde Strömungsfluss (s. Abb. 114), ein ausgeweiteter Aneurysmasack imponiert durch turbulente Strömungsanteile, erkennbar an einer wechselnden, unregelmäßigen Farbkodierung und Vermehrung der im Frequenzspektrum auftretenden Anzahl der Einzelfrequenzen.

4.7.2.3
Gefäßreiche Tumoren

Eine Differenzierung zwischen Hämangiomen und Lymphangiomen aufgrund sonomorphologischer Charakteristika im B-Bild ist nicht möglich. Je nach Füllungszustand weisen die nicht immer scharf begrenzten Raumforderungen eher echoarme bis echoleere oder echoreichere Anteile auf, die bei Muskelkontraktion oder Kompression mit dem Schallkopf ihre Größe ändern und teilweise völlig zum Verschwinden gebracht werden können.

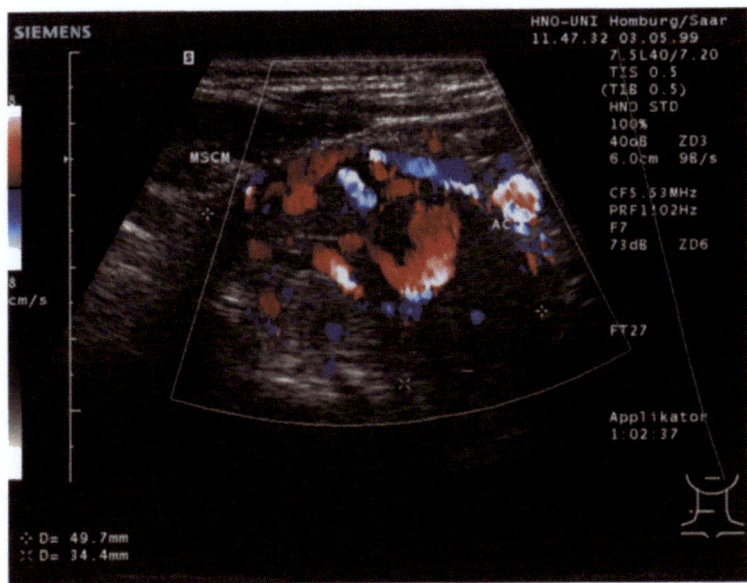

Abb. 118. Paragangliom (+) (Glomustumor) am rechten Hals im B-Bild (Farbdopplerbefund s. Kap. 3, Abb. 64). *AC* A. carotis, *MSCM* M. sternocleidomastoideus

Während sich Lymphangiome in der Regel farbdopplersonographisch ohne Fluss darstellen, ist der Nachweis von Hämangiomen möglich, da auch geringe Blutströmungsgeschwindigkeiten erkennbar sind. Eine diagnostische Erschwernis stellen jedoch Hämangiome mit kavernösen Anteilen und einer nahezu sistierenden Blutzirkulation dar. Durch Sonopalpation kann in diesen Fällen jedoch eine Flüssigkeitsbewegung induziert und im Bild sichtbar gemacht werden.

Die sich im Bereich der Karotisgabel manifestierenden Glomustumoren lassen sich von vergrößerten zervikalen Lymphknoten B-Bild-sonographisch nicht immer sicher differenzieren. Farbdopplersonographisch lässt sich jedoch die Diagnose durch den Nachweis eines vaskularisierten Tumors erhärten, im Idealfall zeigt sich eine stark vaskularisierte Raumforderung im Bifurkationsbereich der A. carotis (Abb. 118).

4.7.3
Tumornachsorge

Eine Erleichterung bringt die Farbdopplersonographie diagnostisch auch in der Tumornachsorge mit sich, da bei Zustand nach Chemoradiotherapie und/oder Neck dissection oft erhebliche Gewebefibrosen und Vernarbungen vorliegen, die die Orientierung manchmal sehr erschweren.

Farbkodiert können die Halsgefäße von entsprechenden Lymphknoten und Bindegewebeformationen sicher und schnell abgegrenzt werden.

4.7.4
Differenzierung benigner und maligner Raumforderungen

Die Erwartungen bzgl. einer möglichen farbdopplersonographischen Differenzierung benigner von malignen Halslymphknoten sowie benigner und maligner Parotistumoren durch qualitative und/oder quantitative Strömungsparameter haben sich bisher nicht erfüllt. Bis heute existieren im normalen Untersuchungsablauf keine sicheren farbdopplersonographischen Kriterien zur Unterscheidung benigner von malignen Neubildungen.

Denkbar wäre jedoch die Kombination des Einsatzes eines Farbdopplers in Verbindung mit computergestützten Texturanalysen des zu untersuchenden Gewebes. Möglicherweise lassen sich hierdurch in Zukunft weitergehende diagnostische Erkenntnisse gewinnen.

4.8 Zusammenfassende Wertung

Die Farbdopplersonographie ist ein hilfreiches Instrumentarium in der Diagnostik von Raumforderungen und pathologischen Veränderungen im Kopf-Hals-Bereich, insbesondere die arterielle und venöse Gefäßversorgung betreffend. Sie kann in vielen Fällen als Ergänzung zur konventionellen B-Bild-Sonographie zusätzliche Informationen liefern und auch primär zur Gefäßdiagnostik eingesetzt werden.

Dieser zusätzliche Informationsgewinn ergibt sich aus der Darstellung und Quantifizierung des physiologischen und pathologischen Blutflusses der Gefäße im Kopf-Hals-Bereich und der Art und Größe der Vaskularisation von Raumforderungen. Insbesondere Erkrankungen, die das Gefäßsystem direkt betreffen (Glomustumoren, Thrombosen, Verlaufsanomalien, Aneurysmen) lassen sich wesentlich besser als lediglich alleine durch die B-Bild-Sonographie erkennen und vor allem auch funktionell und quantitativ beschreiben.

Eine Differenzierung benigner von malignen Prozessen aufgrund farbdopplersonographischer Beurteilungskriterien ist derzeit jedoch nicht sicher möglich.

Als Indikationen für die Anwendungen der Dopplersonographie gelten:

- frühzeitige Erkennung von Stenosen der A. carotis, insbesondere auch zur Gefäßdiagnostik nach Operation und Bestrahlung;
- differentialdiagnostische Abklärung neurootologischer Symptome;
- Diagnostik vaskulärer Tumoren;
- präoperative Beurteilung der Halsgefäße bei ausgedehnten Tumoren;
- Beurteilung der Gefäße im Kopf-Hals-Bereich bei gefäßgestielten Lappenplastiken.

KAPITEL 5
Funktionelle Ultraschalldiagnostik

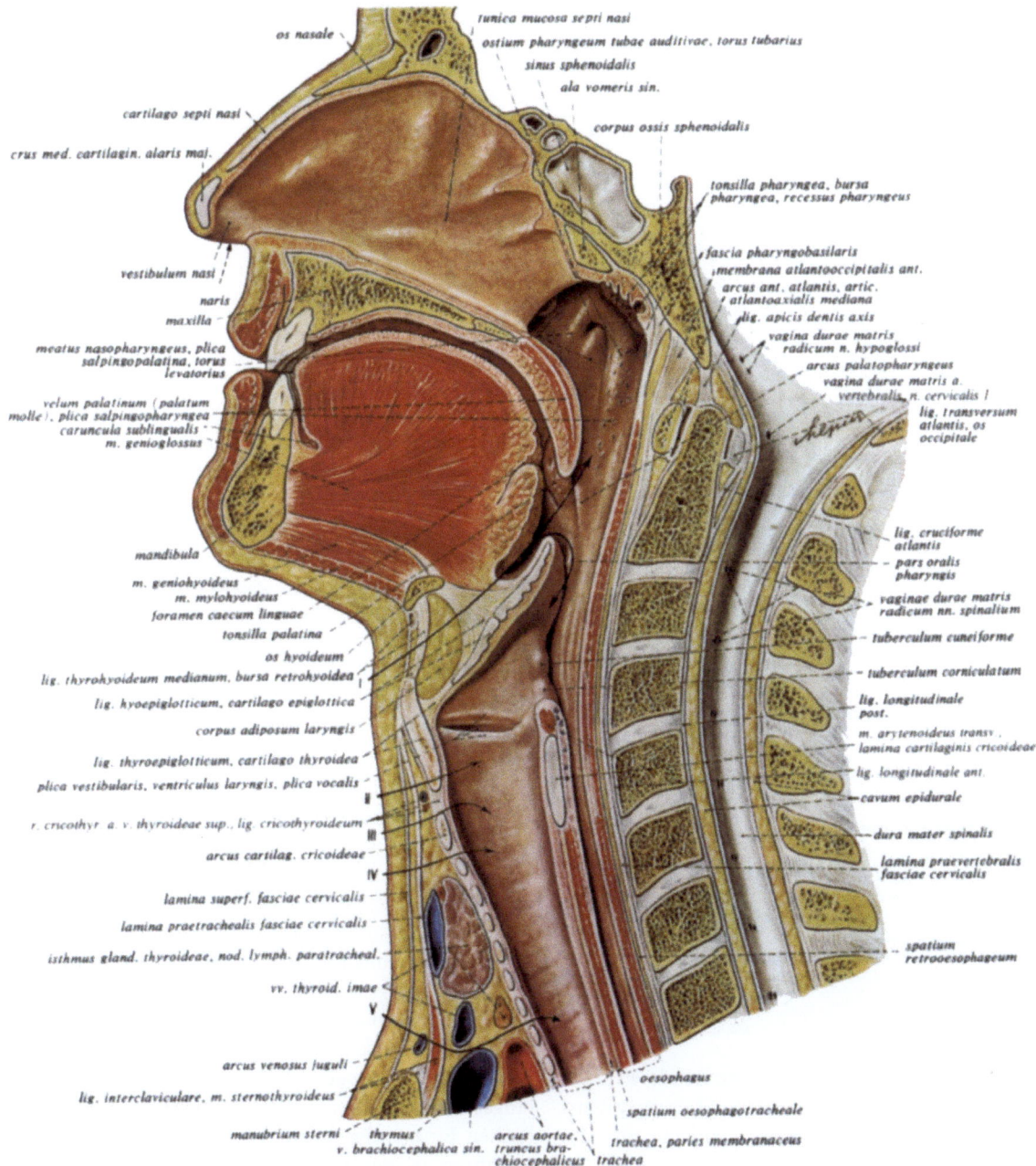

Anatomische Darstellung: Paramedianschnitt durch den Gesichtsteil des Kopfes und den Hals (aus: Sobotta, Atlas der Anatomie des Menschen. Urban & Schwarzenberg 1982)

Die diagnostischen Möglichkeiten in der Sonographie haben sich in den letzten Jahren durch technische Entwicklungen derart geändert, dass heute damit funktionelle Fragestellungen teilweise beantwortet werden können. Im Kopf-Hals-Bereich sind dies überwiegend Funktionsstörungen des Sprechens, der Sprache, der Stimme und des Schluckens. Die Diagnostik fällt damit in den Aufgabenbereich des Hals-Nasen-Ohren-Arztes und des Phoniaters. Für die präoperative Planung, die postoperative Diagnostik und Therapie sowie für die Untersuchung und therapiebegleitenden Kontrollen physiologischer und pathophysiologischer Funktionszustände bietet die Ultraschalluntersuchung ein zusätzliches nichtinvasives, aber zeitlich aufwendiges Diagnostikum.

Die funktionelle Ultraschalldiagnostik ist ein neues Gebiet, das von der noch stetigen Entwicklung der Untersuchungsverfahren profitieren wird. Die Erfahrungen mit den diagnostischen Möglichkeiten und Grenzen sind auf spezialisierte Untersucher begrenzt. Im Folgenden sollen Beispiele der Untersuchungsergebnisse bei Dysphasien, Dysglossien, Dyspraxien, Dysphonien und Dysphagien aufgezeigt werden.

Die technische Entwicklung auf dem Gebiet der Ultraschalldiagnostik bietet in rascher Folge neue Möglichkeiten. Die Entwicklung der Medizintechnik, die Verbesserung bekannter Diagnostikgeräte und die Entwicklung neuer Technologien (z. B. „Cine": Speichern einer funktionellen Bildfolge und deren Reproduzierbarkeit) erlaubt es, den Ultraschall in neue Bereiche diagnostischer Fragestellungen einzubinden. In der Hals-Nasen-Ohren-Heilkunde und insbesondere in der Phoniatrie und Pädaudiologie haben in den letzten Jahren folgende Störungen, mit überwiegend funktionellen Anteilen, an Häufigkeit und damit an Bedeutung zugenommen:

- Sprech- und Sprachstörungen (Dysarthrie, Dysglossie, Rhinophonie),
- Dyspraxien (myofunktionelle Dyspraxie),
- Stimmstörungen (Dysphonie),
- Schluckstörungen (Dysphagie).

Ursächlich dafür sind vermehrt auftretende Erkrankungen im Bereich des zentralen Nervensystems ebenso wie periphere Störungen im Schluck- und Artikulationsbereich nach Unfällen oder Operationen (myogene Defekte, Kompensationen, Zustand nach Langzeitintubationen u. a.). Außerdem werden zunehmend Probleme im myofunktionellen Bereich beobachtet, die bei Ernährungsgewohnheiten (Flasche) oder persistierenden Lutschhabits (Daumenlutschen) vermehrt auftreten können. Bei diesen Patienten ist die Aussagekraft einer endoskopische Untersuchung nicht selten durch eine gestörte Sensibilität eingeschränkt oder nicht möglich. Das Einbringen einer Sonde (Endoskop) über Nase oder Mund verhindert physiologische motorische Abläufe oder verändert pathophysiologische Vorgänge. **Die Untersuchung der Zungenfunktion kann mit dem Mundspatel nicht, mit dem Wangenhalter nur eingeschränkt gelingen.** Die auftretenden kinästhetischen Irritationen werden mit unphysiologischen Bewegungsabläufen beantwortet. Dies gilt sowohl für den Sprech- als auch für den Schluckvorgang. Eine Beurteilung dieser Funktionen gelingt nur dann, wenn afferente und efferente Nervenleitungen nicht zusätzlich beeinflusst werden. Eine Lokalanästhesie verhindert nicht selten beim Schluckvorgang, bei der Artikulation und bei der Stimmgebung eine korrekte Beurteilung des Funktionsablaufs.

Vor nahezu 30 Jahren berichteten die ersten Autoren über Ergebnisse bei der Untersuchung der Stimmbänder und der Epiglottis mittels Ultraschall.

Uttenweiler empfahl 1986, den Ultraschall als Diagnostikum bei funktionellen Störungen im Zungen- und Kehlkopfbereich (B- und M-Mode) einzusetzen. Erfahrungen in der Stimmbanddiagnostik und bei pathologischen Bewegungsabläufen bei Phonation werden beschrieben. In den folgenden Jahren findet man in der Literatur Veröffentlichungen über den Einsatz von Ultraschall in der Kehlkopfdiagnostik nach Laryngektomie, in der Zungen- und Mundbodendiagnostik sowie in der Diagnostik im Epiglottisbereich.

Die Dopplersonographie im Kehlkopfbereich findet 1968 Eingang in die Diagnostik. Schindler verwendete 1990 einen Sektor-B-Scan und zusätzlich die Dopplertechnik, um aus phoniatrischer Sicht die Schwingungsgeschwindigkeit der Stimmlippen zu beurteilen. Die Einführung der Duplexsonographie durch Barber et al. eröffnete neue Möglichkeiten der funktionellen Ultraschalldiagnostik. Böhme stellte 1991 und 1992 eine Bewegungsanalyse intralaryngealer Strukturen mittels Duplexsonographie vor. Er schätzte den Wert dieser – mit hohen Anschaffungskosten verbundenen – Untersuchungsmethode in einer Erhöhung der Sensitivität der B-Bild-Sonographie des Larynx.

Der teilweise sehr große Untersuchungsaufwand, die kostspielige Untersuchungstechnik und die insgesamt eingeschränkte Aussagekraft verhinderten bisher den breiten Einsatz der zuletzt genannten Untersuchungsverfahren in der funktionellen Diagnostik. Eingang fand dagegen die Ultraschalldiagnostik mittels B- und M-Mode-Verfahren in folgenden Bereichen:

- Beurteilung der Motilität und Koordination der oralen, perioralen, pharyngealen und peripharyngealen Muskulatur bei Sprech- und Sprachstörungen, insbesondere bei Erkrankungen des zentralen Nervensystems.
- Diagnostik phonematischer Störungen bei sprachentwicklungsverzögerten und -gestörten Kindern, insbesondere beim Vorliegen einer myofunktionellen Dyspraxie als Symptom oder Ursache der Erkrankung.
- Beurteilung der Motilität und Koordination der lanygealen und perilaryngealen Muskulatur bei funktionellen Stimmstörungen, nach operativen Eingriffen und vor einer Stimmrehabilitation.
- Beurteilung der oralen und pharyngealen Phase des Schluckaktes bei zentralen Störungen, nach operativen Eingriffen und nach Verletzungen.

5.1 Sprech- und Sprachstörungen

Experimentellen Untersuchungen von Luchsinger und Arnold folgend kann angenommen werden, dass der Resonanzraum des Mundes besonders durch die Umwandlung des im Kehlkopf gebildeten, weitergeleiteten Grundtones (primärer Kehlkopfton) der Bildung der Sprachlaute dient. Die Zunge ist dabei – als beweglichstes Muskelsystem unseres Körpers – in ihrer Form stets wechselnd, in ihrem Volumen jedoch gleichbleibend. Eine enorme Kraft und Beweglichkeit und eine fein abgestufte Koordination sind die motorischen Voraussetzungen für 2 Grundmerkmale der menschlichen Laute:

- endlose Vielfalt und Variabilität in Bezug auf die uneingeschränkten Möglichkeiten der Lautabstufung in verschiedenen Sprachen (Landessprachen, Dialekte);
- genaue Wiederholbarkeit innerhalb enger physiologischer Spielräume zur Wahrung ihrer bedeutungsunterschiedlichen Eigenheiten (z. B. Fragesätze, Aussagesätze).

Es bestehen enge Beziehungen zwischen den physiologischen Leistungen der Zunge und der Qualität des Sprechens. Die Zungenspitze spielt dabei in der Lautbildung eine hervorragende Rolle. Um diese Leistungen zu erreichen, verfügt das Zungensystem über einige organisatorische Besonderheiten. Die Zunge ist ein dreidimensionales Muskelsystem, das im Gegensatz zur anderen quergestreiften Muskulatur zwar einen Ursprung, nicht aber einen Ansatz besitzt. Der Muskel wirkt nicht über ein Gelenk und hat als Masse praktisch nur sich selbst. Außerdem besitzt die Zunge die Oberflächensibilität mit dem größten Auflösungsvermögen. Durch den Kontakt mit dem Gaumen wird eine zusätzliche Information über die Lage der Zunge rückgemeldet. Dieser Eigenkontakt spielt z. B. bei der Motorik im Extremitätenbereich keine Rolle, sie ist an Außenobjekten orientiert. Die Rezeptorversorgung der Zunge zeigt weitere Besonderheiten: Golgi-Rezeptoren sind nicht nachweisbar und Muskelspindeln finden sich in der Zunge der Primaten nur in geringer Zahl.

Die Rolle der Oberflächensensibilität für die orolinguale Sensomotorik wird bei der Beobachtung der Motorik von Patienten mit beidseitigem Ausfall des N. trigeminus (z. B. nach therapeutischer Durchtrennung wegen Neuralgie) deutlich. Sie sind nicht in der Lage, Zungen- und Lippenstellung sowie die Mundöffnung zu kontrollieren. Sie müssen beim Essen und Trinken einen Spiegel zur Hand nehmen. Sie wissen nicht, ob sie den Mund geöffnet oder geschlossen haben. Beim Ausfall der Funktion der Muskelspindeln nach Ausschalten deren Afferenzen (z. B. nach Durchtrennung der Zervikalwurzeln I–III zur Behandlung eines Schiefhalses) zeigen sich dagegen keine Störungen der artikulatorischen und nichtartikulatorischen Zungenmotorik. Diese Tatsache verdeutlicht die Notwendigkeit der ganzheitlichen Untersuchung der Artikulationsmuskulatur, gerade auch unter dem Gesichtspunkt der Sensibilität und der oralen Stereognosefähigkeit (s. Kap. 5.3.2).

5.1.1 Zunge

Eine besondere Stellung in der Beurteilung funktioneller Vorgänge beim Sprechen und Schlucken nimmt die Zunge ein. Ihre ungestörte Beweglichkeit und ihre Koordination in der Bewegung sind Voraussetzung sowohl für einen störungsfreien Artikulations- und Schluckvorgang als auch für eine ungestörte Modulation bei der Artikulation. Diese zentrale Stellung und Bedeutung machen eine differenzierte Sicht und Beurteilung der Zunge notwendig. Sie steht damit im zentralen Interesse der Beobachtung.

Aufgrund der anatomischen Besonderheiten der Zunge (s. o.) und ihrer Bewegungsvielfalt unterscheidet sich das Echogramm wesentlich von dem anderer Muskelstrukturen. Im Ultraschallbild stellt sich der Muskelkörper der Zunge echoreich bis echodicht dar. Die Beurteilung des Sonogramms der Zunge setzt eine große Erfahrung voraus.

Wein et al. versuchten 1988 eine weitergehende Auswertung der Bewegungsfolgen der Zunge durch die graphische Darstellung von Zungenformen in zeitlicher Folge mit Hilfe eines Bildverarbeitungscomputers. Die Bilder werden zu einer „pseudodreidimensionalen" Abbildung zusammengesetzt. Drei Einsatzmöglichkeiten wurden für diese Untersuchungsmethode beschrieben:

- Dokumentation von Bewegungsabläufen der Zunge beim Sprechen und Schlucken,
- Erfassung der Zungenformen bei normaler und gestörter Artikulation,
- visuelle Bio-Feedback-Therapie.

Die Zungenbewegungen beim Sprechen von Silben und beim Schlucken liegen in einem Frequenzbereich, der mit dem B-Mode- und M-Mode-Verfahren erfasst werden kann. Schnellere Bewegungsabläufe wie passive Schwingungen der Zungenspitze (z. B. r-Bildung) können sonographisch dagegen nur mit dem M-Mode-Verfahren erfasst werden. Zur komplexen sonographischen Beurteilung der Zungenbeweglichkeit bieten sich somit 2 Methoden an:

- pseudodreidimensionale Darstellung der Formveränderungen im B-Mode-Verfahren,
- Frequenzbestimmung im M-Mode-Verfahren.

Der Aufwand für die obengenannten Untersuchungsverfahren ist groß, die Bedeutung der interindividuellen Variabilität im Bewegungsablauf der Zunge wird unterschiedlich angegeben und eingeschätzt. Ein routinemäßiger Einsatz ist beim derzeitigen Entwicklungsstand dieser Untersuchungstechniken noch nicht gegeben.

Keller untersuchte 1987 die Bewegungen des Zungenrückens bei der Artikulation mit dem M-Mode-Verfahren. Er entwickelte dazu ein Instrumentarium, mit dem er die vertikalen Bewegungen des Zungenrückens systematisch dokumentierte. Als Messvariable wurden die Länge und Regelmäßigkeit der Bewegung, ihre Dauer und die interartikulatorische Koordination erfasst. Sie dienten der Beurteilung von Störungen der Sprechmotorik bei hirngeschädigten Patienten (Morbus Parkinson, Senildemenz) und bei Stotternden. Der Einsatz des M-Modes ermöglicht zwar die Bestimmung der Frequenz in einer hohen zeitlichen Auflösung, sichert aber nur die Aufzeichnung der Bewegungscharakteristik einzelner Punkte des Zungenkörpers und der Zungenoberfläche in der Ausbreitungsrichtung des Echolotes. Bei der Bewegungsvielfalt der Zunge (s. o.) ist der Informationsgehalt bei dieser Untersuchung deshalb eingeschränkt.

Die extraorale, transkutane Ultraschalldiagnostik der Zunge im B-Mode-Verfahren wird in den letzten Jahren zunehmend praktiziert und auch empfohlen. Die Indikationen reichen von der Diagnostik bei Zungentumoren – einschließlich Rezidivdiagnostik – bis hin zur Funktionsdiagnostik bei neurologischen Erkrankungen und funktionellen Störungen im Fachgebiet Phoniatrie-Pädaudiologie. In der Diagnostik organischer Veränderungen (s. Kap. 3) wird zusätzlich auch die enorale Ultraschalldiagnostik eingesetzt. Die Ultraschalluntersuchung bietet gegenüber anderen bildgebenden Verfahren bei diesen Fragestellungen Vorteile:

- Die Zunge ist in ihrem Schallbild homogen und echoreich. Erkrankungen führen früh zu Impedanzsprüngen und sind bald nachweisbar. Die Organgrenzen zur Mundhöhle sind durch einen hohen Schallhärtesprung (Muskulatur/Sekret/Luft) gut nachweis- und darstellbar.
- Artefakte (Zahnfüllungen) treten bei richtiger Anwendung (Schallkopf) und Durchführung (Position) nicht auf.
- Die Ultraschalldiagnostik ist beliebig oft wiederholbar und in der möglichen Untersuchungsdauer nicht eingeschränkt, da nicht belastend.

5.1.2
Untersuchungstechnik

Experimentelle Untersuchungen haben gezeigt, dass parallele Ultraschallschnitte nur in vitro zu bekommen sind, so dass eine, der Kernspintomographie und Computertomographie entsprechende, technische Rekonstruktion zu einem dreidimensionalen Bild in vivo nicht möglich ist. Sohn et al. (1989) konstruierten einen Schallkopf, der um einen fixen Drehpunkt bewegt wird und dadurch konstante Abbildungen von Schallschnitten ermöglicht. Sie unterscheiden sich durch definierte Winkelabstände zwischen den einzelnen Ultraschallschnitten und erlauben so eine dreidimensionale Rekonstruktion in vivo. Dies mag bei statischen Gebilden gelingen, die Variabilität der zu untersuchenden Strukturen bei funktionellen Untersuchungen überfordert allerdings diese Darstellungsform.

Zum Einsatz kamen in der Vergangenheit hauptsächlich Sektorschallköpfe und „Small-part-Linearschallköpfe" mit 5–7,5 MHz. In neuerer Zeit werden zunehmend Konvexschallköpfe verwendet mit dem Vorteil der „unverzerrten Darstellung" bei guter Ankopplungsmöglichkeit. Die Übersichtsdarstellung sollte grundsätzlich mit sagittaler und transversaler Schallkopfposition erfolgen. Die transversale Untersuchung (Abb. 119) erlaubt die Beurteilung der Aktivitäten des Zungenmuskels in Bezug auf eine seitendifferente oder gleichseitige Bewegung [Hypoglossusparese, Lateralisation (Dyslalie, Dysglossie), lateraler Druck (myofunktionelle Dyspraxie)]. Die sagittale Untersuchung (Abb. 120) zeigt das Zungenrelief und damit die möglichen Kontakte und Hemmstellen zwischen Zunge und Gaumen. Diese Informationen sind sowohl für den Schluckakt als auch für die Artikulation von Bedeutung. Ein Problem bei dieser Untersuchung liegt darin, dass jeweils nur eine Schnittebene pro Aktion (Schlucken, Artikulieren) dargestellt werden kann. Zungenbereiche, die lateral der Untersuchungsebene liegen, werden nicht erfasst. Die Darstellung des Untersuchungsablaufs wird dadurch verlängert und schwierig.

5.1 Sprech- und Sprachstörungen

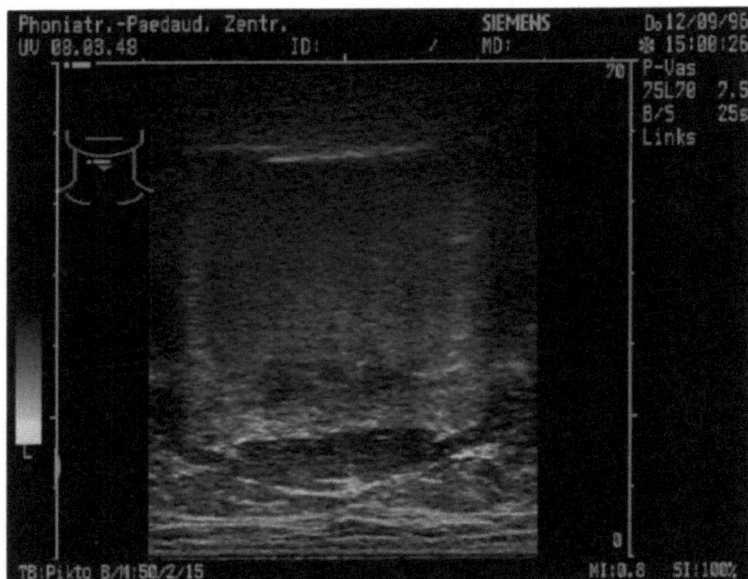

Abb. 119. Ultraschalluntersuchung (B-Mode-Verfahren) der Zunge mit transversaler Schallkopfposition

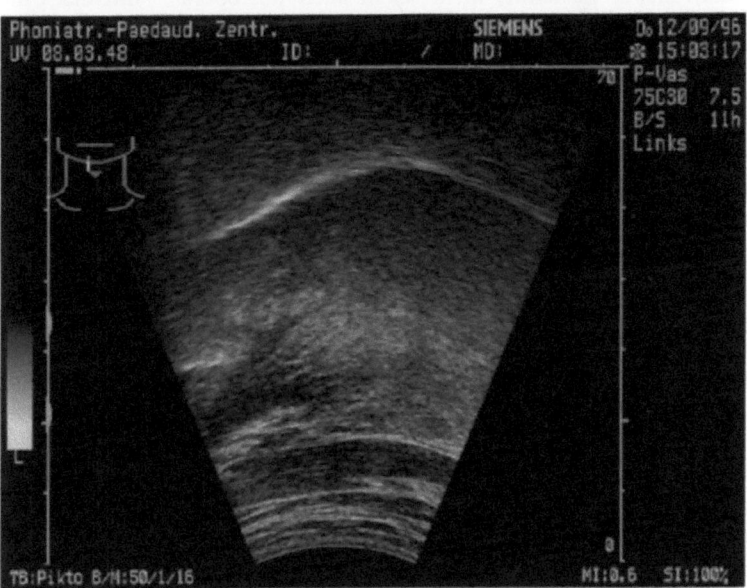

Abb. 120. Ultraschalluntersuchung (B-Mode-Verfahren) der Zunge mit sagittaler Schallkopfposition

5.1.3 Sonomorphologie

Die sonographisch relevanten Grenzen stellen bei der Untersuchung ventral der Unterkiefer und dorsal das Hyoid dar. Sie verhindern durch ihren hohen Schallhärtesprung und den dadurch dorsal auftretenden Schallschatten die Untersuchung tiefer liegender Strukturen. Der Zungenrücken, die Dorsalaponeurose, zeigt ebenfalls einen hohen Schallhärtesprung infolge des großen Impedanzsprungs zwischen Muskulatur einerseits und Luft oder Speichel andererseits. Wenn die Zunge in Ruhelage ist, oder bei der Artikulation von Vokalen, hat sie keinen Kontakt zum Gaumen. Beim Schluckvorgang überbrückt der Bolus diesen Raum, und es lässt sich so die Bewegung im bolusnahen Bereich in der oralen Vorbereitungsphase und der oralen Phase des Schluckens gut darstellen.

Im Bereich des Zungengrundes lassen sich echoarme Strukturen abgrenzen. Es handelt sich dabei um das peripher liegende Platysma und die äußeren Zungenmuskeln: den anterioren Bauch des M. digastricus, den M. mylohyoideus und den M. geniohyoideus. Der M. genioglossus ist der größte darstellbare äußere Zungenmuskel, er entspringt der Innenseite des Unterkiefers und strahlt fächerförmig in den Zungenkörper ein (Abb. 119).

Die innere Zungenmuskulatur stellt sich in Ruhe eher echoreich dar und ist homogen strukturiert. Neben den Mm. longitudinales superiores et inferiores, die seitlich von der Spitze zum Grund des Zungenkörpers angeordnet sind, bildet der M. transversus linguae ein kompaktes System querverlaufender Muskelfasern (Abb. 120).

5.1.4
Untersuchungsergebnisse bei Sprech- und Sprachstörungen

Das vorrangige Zielobjekt bei der Untersuchung artikulatorischer Störungen ist die Zunge (s. Kap. 5.1.1). Sie ist an der Bildung der meisten Laute maßgebend beteiligt. An der Dokumentation der Bewegungsabläufe ist neben der Medizin (HNO-Heilkunde, Phoniatrie und Pädaudiologie, Neurologie, Neurochirurgie, Zahn-, Mund- und Kieferheilkunde, Pädiatrie, Neuropädiatrie u. a.) auch die Linguistik und Hörgeschädigtenpädagogik interessiert. Die Erfassung der Zungenformen bei normaler und gestörter Artikulation ist maßgebend für die Diagnostik organischer und funktioneller Zustände, nicht selten auch postoperativ. Sie ist Voraussetzung für die Auswahl gezielter logopädischer Therapieformen und kann dabei eine visuelle Feed-back-Hilfe für den Patienten sein und damit möglicherweise auch seiner Motivation dienen.

Die *gestörte Lautbildung* (Dyslalie) ist eines der häufigen Symptome einer Spracherwerbsstörung. Bei der Dysglossie und der Dysarthrie findet man regelmäßig phonematische Störungen, d. h. die Artikulation ist beeinträchtigt. Die Ursachen dieser Erkrankungen sind vielfältig, ihre Auswirkungen ebenso.

Wein et al. werteten bei sprachunauffälligen Probanden die sonographisch erfassten Zungenkonturen bei der Bildung der langen Vokale im Deutschen statistisch aus. Sie fanden bei der 7maligen Wiederholung aller Vokale eine hohe Korrelation (r >0,98) der Einzelkonturen und bewiesen damit eine geringe intraindividuelle Variabilität. Diese ist Voraussetzung für eine mögliche Reproduzierbarkeit der sonographischen Ergebnisse und damit die Basis für die Validität in der Befundung.

Bei der Untersuchung werden sagittale und transversale Schnittbilder angefertigt. Der Längsschnitt informiert vorrangig über die Bewegungen und Stellungen des Zungenrückens, seine Position zu angrenzenden anatomischen Strukturen und über seine Vorwärts- bzw. Rückwärtsbewegung bei der Phonation. Die Schallbilder, die man bei der Untersuchung erhält, zeigen weitgehend die aus der Phonetik bekannten Konturen der Zunge und können danach beurteilt werden. Während sich die Zungenrückenkontur gut darstellen lässt, können Probleme bei der Bildung der vorderen Vokale durch die mangelnde Abbildung der Zungenspitze (Schallschatten hinter dem Unterkiefer) auftreten. Hier kann der Einsatz eines Sektorscanners meistens Abhilfe schaffen.

Im Querschnitt kann bei der Artikulation ein „phonemspezifisches Muster" gesehen werden. Bei der Bildung des Zischlautes „s" erkennt man eine Rinne durch Absenken der Zungenmitte und Anheben der lateralen Zungenanteile. Bei der gestörten Phonembildung, z. B. beim lateralen Sigmatismus, flacht sich der Zungenrücken ab, die lateralen Muskelanteile sind dominant und liegen eng der Zahnreihe an.

Mit der interaktiven Erfassung der Zungenbewegung im B-Mode-Verfahren durch ein Bildverarbeitungssystem und der pseudodreidimensionalen Darstellung wurde versucht, die kombinierte Bewegung der Zunge komplexer darzustellen, als dies bei der Beobachtung einzelner Schnittebenen und -punkte möglich ist. Mit dem M-Mode-Verfahren wurden schnelle Bewegungen wie die passive Vibration der Zungenspitze bei der r-Bildung untersucht. Beide Methoden wurden zur komplexen sonographischen Beurteilung der Zungenbeweglichkeit empfohlen. Der mit der Untersuchung, der Auswertung und der Dokumentation verbundene Aufwand ist allerdings erheblich, so dass diese Untersuchungsmethoden derzeit speziellen Institutionen mit entsprechenden Fragestellungen vorbehalten bleiben.

Für Artikulationsstörungen ist die Hinzunahme von Ultraschall im B-Mode-Verfahren eine sinnvolle Ergänzung. Sie erfordert allerdings eine große Erfahrung mit der Untersuchungstechnik und Übung im Erkennen von Bewegungsabläufen im zweidimensionalen Ultraschallbild im zeitlichen Ablauf. Sind diese Voraussetzungen gegeben, erlaubt die funktionelle Ultraschalldiagnostik folgende pathologische Bewegungsmuster zu erkennen und zu beurteilen:

- Seitendifferenz,
- Lateralisation,
- Protrusion,
- Retroflexion,
- Dyskoordination,
- Verlangsamung.

Damit kann man zusätzliche Parameter für die Indikation zur Therapie finden und hilfreiche Informationen bei der Suche nach einer optimalen Therapieform erhalten.

Patienten mit *zentralmotorischen Störungen* haben gegenüber Normalsprechenden stark verlangsamte Artikulationsbewegungen. So können Silbenfolgen seltener und undeutlicher reproduziert werden. Dies drückt sich im Ultraschallbild nicht nur in einer Reduktion der Bewegungsfrequenz aus, sondern auch in einer ungleichförmigen, dyskoordinierten Einzelbewegung. Als Folge einer Kompensation findet man im Ultraschall beim Sprechen eine verstärkte Ersatzfunktion der Mundbodenmuskulatur (Volumen, Aktivität).

Bei *peripheren Störungen*, z. B. postoperativ nach Eingriffen im Zungen- und Mundbereich oder bei peripheren Lähmungen, kommt es zu seitendifferenten

Bewegungsmustern. Sie sind mit der transversalen Schallkopfposition am besten darstellbar. Man findet eine Seitendifferenz im Muskelvolumen und eine eingeschränkte oder aufgehobene Beweglichkeit der betroffenen Seite. Die Motilität und Koordination der oralen, perioralen, pharyngealen und peripharyngealen Muskulatur bei Sprech- und Sprachstörungen kann so dargestellt und – beispielsweise postoperativ – kontrolliert werden.

Da die ortsspezifischen Bewegungen sich im Ultraschall eindrucksvoll verfolgen lassen, die Untersuchung selbst – auch bei längerer Dauer – nicht invasiv und biologisch inert ist, eignet sich dieses Verfahren auch als therapiemotivierendes und visuell unterstützendes Medium. Die Anbildung von Lauten und die Therapie von Dysarthriepatienten kann so unterstützt werden.

5.2 Sprechstörungen bei myofunktioneller Dyspraxie

Eine besondere Form der Sprechstörung findet man bei der myofunktionellen Dyspraxie. Es handelt sich dabei um eine funktionelle Beeinträchtigung der Artikulation und der Schluckfunktion, die mit einer Störung der oralen Stereognosefähigkeit einhergeht. Als mögliche Ursache gelten ein „antrainiertes" unphysiologisches Schluckmuster (Flasche, notwendiger Zungenvorstoß beim Saugen) oder Lutschhabits (Daumenlutschen). Diese Kinder weisen als Ursache der Artikulationsstörung (häufig Sigmatismus interdentalis) einen Zungenvorstoß und eine gestörte orale Stereognosefähigkeit auf. Bei der Untersuchung der Kinder hat sich neben der Überprüfung der oralen Wahrnehmung (Gegenstände mit der Zunge fühlen, „Tastkörper"), der muskulären Situation im Gesichts- (trianguläre Muskelkraft, Lippenkraft) und Artikulationsraum (Wangenhalter: Zungenvorstoß) auch die Ultraschalluntersuchung bewährt. Sie erlaubt es, bei geschlossenem Mund den Schluckakt und die Artikulation zu überprüfen. Damit werden pathophysiologische Bewegungsmuster ohne Irritation des untersuchten Raumes erkannt. Auch hier gilt, dass therapeutische Maßnahmen durch eine simultane sonographische Darstellung unterstützt werden können.

Mit der sagittalen Schallkopfposition findet man beim Schlucken einen sich stark nach vorne orientierenden Zungenkörper, die Zungenspitze „erlischt" im Ultraschallschatten des Unterkiefers. Bei der transversalen Schallkopfposition fällt ein abgeflachter Zungenrücken auf. Die lateralen Anteile des Zungenkörpers haben Kontakt zur Zahnreihe. Insgesamt ist der Zungenkörper in Aktion weniger homogen in der Schalldichte und die Bewegung ist seitendifferent, ungleichmäßig, entsprechend dem uneinheitlichen Bewegungsbild der Zunge bei diesem Störungsbild (Abb. 121). Häufig findet man bei Kindern mit einer myofunktionellen Dyspraxie ein Wangenödem, das durch Lymphdrainage mitbehandelt werden kann. Der therapeutische Erfolg kann mit der Ultraschalluntersuchung verfolgt werden (B-Mode, Schallkopfposition zwischen Tragus und Mundwinkel), dabei wird die Wangendicke gemessen. Eine Verbesserung des myofunktionellen Befundes drückt sich durch eine „freiere" Beweglichkeit der Artikulationsmuskulatur im Ultraschallbild aus.

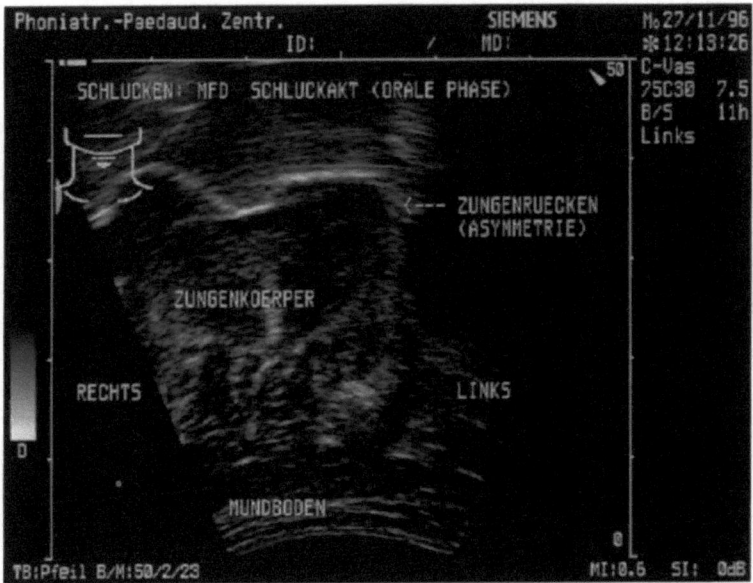

Abb. 121. Ultraschalluntersuchung (B-Mode-Verfahren) der Zunge mit transversaler Schallkopfposition bei einem Kind mit myofunktioneller Dyspraxie

5.3
Stimmstörungen

Stimmstörungen sind nicht selten begleitet von Sensibilitätsstörungen im Mund- und Rachenbereich, die oft in einer erhöhten Sensibilität und damit durch einen verstärkten Würgereiz zum Ausdruck kommen. Endoskopische Untersuchungen stellen dann Situationen dar, bei denen die Patienten, durch taktile Reize irritiert, eine hohe Spannung aufbauen, die ihrerseits die physiologischen Abläufe stört. Es zeigt sich bei der Untersuchung dann nicht der Befund, der normalerweise zu erwarten wäre. Bei der Ultraschalluntersuchung sind die Irritationen durch Auflage des Schallkopfes am Hals wesentlich geringer. Die Interpretation der Befunde ist jedoch nur bei guter Kenntnis der Sonomorphologie und Übung mit dem Untersuchungsverfahren möglich. In der Ultraschalldiagnostik gelingt es nur, jeweils eine Schnittebene anzusehen. Das räumliche Erfassen ist zeitaufwendig und erfordert ein gutes visuelles Gedächtnis und dreidimensionales Vorstellungsvermögen. Die Auflösung der 7,5-MHz-Schallköpfe ist so gut, dass auch kleine anatomische Bereiche oder geringe Bewegungen aufgelöst und registriert werden können. Für die Diagnose wichtige Merkmale bei Stimmstörungen – wie die Randkantenverschiebung an den Stimmbändern – können allerdings mit dem Ultraschall nicht dargestellt werden. Die Ultraschalluntersuchung ist eine Ergänzung in der Stimmdiagnostik. Ihr Einsatz und die zu erwartenden Ergebnisse werden in den folgenden Kapiteln dargestellt.

5.3.1
Ultraschalldiagnostik des Larynx und der Epiglottis

Eine Indikation für den Einsatz des Ultraschalls in der Larynxdiagnostik ist gegeben, wenn zusätzliche Informationen mit dieser Untersuchungsmethode zu erwarten sind. Dies ist bei Patienten der Fall, bei denen die Erhebung funktioneller Befunde mit dem Endoskop durch eine hohe Sensibilität im Meso- und Hypopharynxbereich erschwert ist. Außerdem präoperativ bei Larynxtumoren für die Beurteilung (s. Kap. 3) oder postoperativ für die Planung therapeutischer Möglichkeiten zur Erlangung einer Ersatzstimme.

Bei der Ultraschalluntersuchung des Larynx hat die transversale Schnittebene gegenüber der sagittalen den Vorteil, dass sie die Beurteilung der Glottisebene erleichtert. Die Position der Stimmbänder und ihre synchrone Bewegung aufeinander zu wird mit der transversalen Untersuchung dargestellt. Bei jüngeren Patienten gelingt die Darstellung der Stimmbänder in der Regel gut. Als sonomorphologische Leitstruktur zeigt sich nach der prälaryngealen Muskulatur der Schildknorpel im Querschnitt V-förmig, scharf begrenzt, und mit mittlerer bis höherer Echogenität, je nach Aufbau und Ossifikationsgrad. Nach dorsal gelingt die Darstellung der Mm. vocales, Rima glottidis, Cartilago arytaenoidea. Wird der Schallkopf wenig nach kranial bewegt, stellen sich die Taschenfalten, die aryepiglottische Falte und schließlich auch die Recessus piriformes dar. Probleme können beim ossifizierten Schildknorpel des älteren Patienten auftreten. Durch den hohen Schallhärtesprung können die dorsalen Strukturen schwerer erkannt werden. In diesem Fall muss der Schallkopf am oberen Rand des Schildknorpels positioniert und die Schallrichtung nach dorsal und geringfügig nach kaudal gewählt werden. Ein weiteres Problem kann bei einem sehr „schlanken" Hals mit ausgeprägter Prominentia laryngea durch eine erschwerte Ankopplung des Schallkopfes entstehen. Hier muss mit genügend Kontaktgel oder einer gut verformbaren Vorlaufstrecke gearbeitet werden. Es muss dabei bedacht werden, dass der Ort hoher Auflösung schallkopfnäher kommt. In entsprechenden Fällen müssen die Fokussierung geändert oder eine andere Senderfrequenz am Schallkopf gewählt werden.

Die Ultraschalldiagnostik der Epiglottis wird bisher hauptsächlich zur Untersuchung zystischer, tumoröser und entzündlicher Veränderungen eingesetzt. Beim Vorliegen einer Schluckstörung ist es wichtig, die Beweglichkeit und die Bewegung der Epiglottis zu erkennen. Mit dem B- und M-Mode-Verfahren kann die Bewegung während des Schluckens ohne zusätzliche Irritation – wie sie bei der endoskopischen Untersuchung auftritt – dargestellt werden. Gerade bei Schluckstörungen (s. Kap. 5.4) kann diese Untersuchung wichtige Hinweise für den Umfang der Störung geben.

5.3.2
Funktionelle Ultraschalldiagnostik bei Dysphonien

Die Diagnostik von Stimmbandlähmungen gelingt in der Regel mit der Endoskopie mühelos. Während nervale Störungen im Larynxbereich häufig mit einer eingeschränkten Sensibilität im Untersuchungsgebiet einhergehen (N. laryngeus superior), findet man bei funktionellen Stimmstörungen häufiger eine erhöhte Sensibilität im Meso- und Hypopharynxbereich. Bei diesen Patienten ist die Untersuchung des Kehlkopfbereiches erschwert und die Interpretation der Befunde möglicherweise verfälscht (s. Kap. 5.3). Mit der Ultraschalluntersuchung vermeidet man taktile Reize im Pharynxbereich, und es gelingt oft in der „normalen" Kommunikationssituation zu sehen, ob Taschenfaltenaktivitäten vorhanden sind und wie die Anspannung im Bereich der äußeren Kehlkopfmuskulatur ist. Die Motilität und insbesondere die Koordination der laryngealen und perilaryngealen Muskulatur werden beurteilt.

Besondere Bedeutung kommt dieser Untersuchung bei Patienten zu, bei denen ein operativer Eingriff im Larynxbereich ansteht. Die präoperative Planung für den Einsatz einer funktionellen Therapie postoperativ wird durch die Ultraschalldiagnostik um ein Qualitätsmerkmal erweitert. Aus funktioneller Sicht interessiert für die Planung therapeutischer Möglichkeiten zur Erlangung der Ersatzstimme der präoperative Status der Muskelfunktion. Der postoperative Status ist wichtig für die konkrete Therapieplanung bzgl. ihrer Schwerpunkte und Orte. Die Vernarbung um den Artikulationsraum bestimmt seine Verformbarkeit und damit die Qualität der Ersatzstimme.

Böhme untersuchte das „pharyngoösophageale Segment" und die Pseudoglottis bei 10 Laryngektomierten und hielt die Ultraschalluntersuchung zur phoniatrischen Beurteilung der Leistungsfähigkeit der Ösophagusstimme für geeignet. Er fand eine gute Darstellbarkeit der Funktion des Segments und der Pseudoglottis im B- und M-Mode-Verfahren und erkannte damit rasche Bewegungsfolgen bei Phonation. Böckler et al. setzten dieselbe Untersuchungsmethode ein und analysierten die Bewegungsabläufe der Pseudoglottis bei Laryngektomierten. Sie fanden eine hohe Übereinstimmung der sonographisch ermittelten Schwingungsrate mit den Ergebnissen der akustischen Grundfrequenzanalyse des gleichzeitig registrierten Sprachschalls. Sie schließen daraus, dass die Sonographie zur Diagnostik und Therapieunterstützung bzw. -kontrolle bei der Bildung der Ösophagusstimme eingesetzt werden kann.

Bei Dysphonien besteht bisher nur wenig Erfahrung mit der funktionellen Ultraschalldiagnostik an einem kleinen Patientengut. Die Verbesserung der Technik und Erfahrungen in der Ultraschalldiagnostik der Glottis (Abb. 122) an einem größeren Patientengut können künftig diese Methode zu einer wichtigen, folgediagnostischen Untersuchungstechnik werden lassen.

Bei Missbildungen oder Traumen mit konsekutiven funktionellen Störungen ist der Einsatz von Ultraschall in der Diagnostik der Glottisebene eine wertvolle Hilfe. Die Untersuchungssituation ist wenig belastend für den Patienten. Die räumliche Darstellbarkeit ist auch dann gegeben, wenn die Einsehbarkeit mit dem Endoskop über den Pharynx eingeschränkt ist.

Der simultane Einsatz des B- und M-Mode-Verfahrens (color flow) erleichtert die Beurteilung der Stimmbandbeweglichkeit (Abb. 123). Die Bewegung selbst und die Regelmäßigkeit der Bewegung können sichtbar gemacht werden.

Im Therapieverlauf bei Stimmbandparesen kann die Ultraschalluntersuchung als visuelle Hilfe unterstützend und motivierend für den Patienten eingesetzt werden. Die Taschenfaltenaktivität als kompensatorischer Aufwand bei Rekurrensparesen kann sichtbar gemacht werden. Dies unterstützt gleichzeitig mit der Förderung der Wahrnehmung in der Therapie, die Folgen der Lähmung (hyperfunktionelle Kompensation mit Verschlechterung der Stimme und Verstärkung der Missempfindungen) zu verringern oder zu vermeiden.

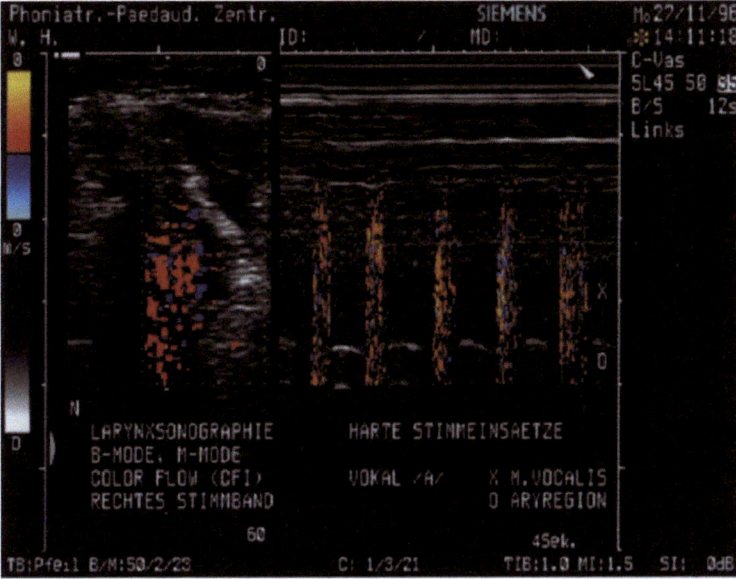

Abb. 122. Ultraschalluntersuchung (B- und M-Mode-Verfahren) der Glottis bei Phonation des Vokals „a" mit hartem Stimmeinsatz

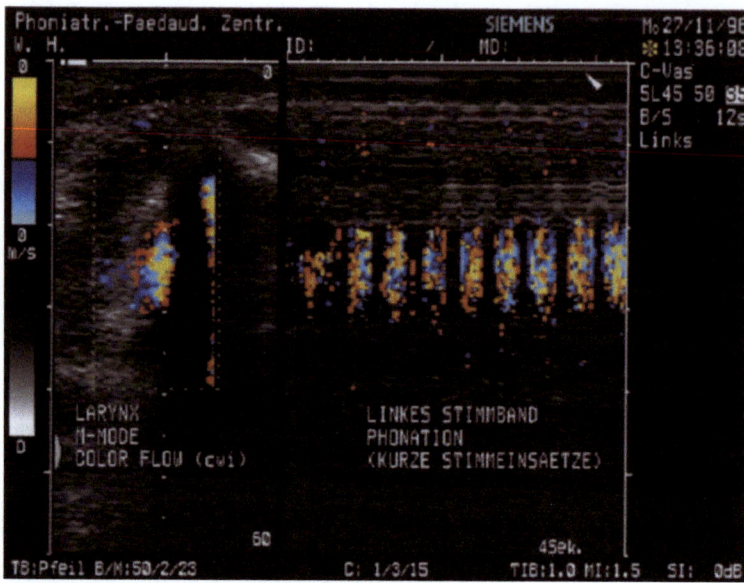

Abb. 123. Ultraschalluntersuchung (M-Mode-Verfahren) der Glottis bei Phonation mit kurzen Stimmeinsätzen

5.3.3
Doppler- und Duplexsonographie des Larynx

Die Wertigkeit der Doppler- und Duplexsonographie im Kehlkopfbereich wird heute unterschiedlich eingeschätzt. Böhme bezeichnet die farbkodierte Duplexsonographie des Kehlkopfes als aussagefähiges dynamisches Untersuchungsverfahren und erwartet, dass diese Methode insbesondere bei der bildlichen Darstellung von Funktionsabläufen im Kehlkopf klinische Bedeutung erlangen wird. Er differenziert mit diesem Verfahren normale und pathologische endolaryngeale Strukturen und stellt Funktionsabläufe bei Phonation mit Hilfe des gepulsten Dopplers dar. Bei Krescendo- und Dekrescendophonation mit Tonhöhenunterschied erkennt er die Harmonischen (Formanten).

Nach eigenen Erfahrungen erhält man mit diesem aufwendigen und kostspieligen Untersuchungsverfahren heute noch keine weiteren und wichtigeren Informationen über die mit anderen Untersuchungsverfahren (Stimmanalyse, Stroboskopie, Endoskopie) erhobenen hinaus. Dies mag auch daran liegen, dass die Glottisbewegungen bei Phonation so komplex sind, dass die Kurvenkonfigurationen im Dopplerspektrum nicht aussagekräftig sind. Eine Aperiodizität im Dopplerspektrum lässt eine diagnostische Aussage nicht zu.

5.4
Schluckstörungen

Schluckstörungen haben in den letzten Jahren signifikant an Häufigkeit zugenommen. Betroffen sind alle Altersgruppen, vom Neugeborenen bis zum Älteren. Sie haben in der Regel eine komplexe Pathogenese. Ursächlich liegt meist eine neurogene oder myogene Funktionsstörung vor. Gefürchtete Folge ist die Aspiration von Speichel, Flüssigkeiten und Speisen mit folgender Pneumonie.

Schluckstörungen werden im klinischen Alltag und in der Rehabilitation nicht selten zu spät erkannt. Etwa 40% der Dysphagiepatienten aspirieren ohne auffällige äußere Zeichen. Gerade in den Gebieten Hals-Nasen-Ohren-Heilkunde und Phoniatrie ist die Schluckstörung ein frühes Symptom einer organischen Veränderung oder einer funktionellen Störung und muss deshalb sorgfältig erkannt und genau untersucht werden.

Tumoren im Pharynx- und Larynxbereich müssen ausgeschlossen werden. Dazu kann die Ultraschalldiagnostik einen wertvollen Beitrag leisten (s. Kap. 3). Anteilmäßig häufiger treten Schluckstörungen bei motorischen Problemen im Kau- und Schlucktrakt auf. Die Ursachen sind vielfältig. Kausal sind überwiegend zentrale und periphere neurogene Störungen und myogene Schäden. Sie treten altersbezogen bei folgenden Erkrankungen oder Zuständen auf:

- Erwachsene
  - Zustand nach Apoplex,
  - neurologische und systemische Erkrankungen,
  - Kopf- und Halstumoren,
  - Zeichen des Alterns;
- jüngere Patienten
  - Kopf-, Hals- und Gesichtstraumen;
- Kinder
  - neuromotorische Störungen,
  - Entwicklungsstörungen,
  - posttraumatische Störungen,
  - Atemerkrankungen,
  - angeborene anatomische, neurale oder funktionelle Störungen.

Am Kau- und Schluckakt sind 50 Muskelpaare beteiligt. Sie werden jeweils ipsilateral von Kerngebieten im Hirnstamm über die Hirnnerven innerviert.

Supranukleär werden sie willkürlich, von kortikalen Efferenzen und auch vom Hirnstamm aus von Basalganglien gesteuert, sie unterliegen nicht der willkürlichen Kontrolle.

Die vorwiegend willkürlich gesteuerte orale Phase wird kortikal ausgelöst und vom Hirnstamm reguliert.

Die ösophageale Phase unterliegt zum Teil auch der Kontrolle durch den Hirnstamm, zum Teil aber läuft sie so autonom wie die Magen- und Darmperistaltik ab. Im Pharynx überwiegen vom Hirnstamm regulierte, über den N. vagus und glossopharyngeus verlaufende motorische Aktivitäten. Allerdings sind hier noch kortikale Einflüsse möglich.

Eine Schluckstörung kann also durch Erkrankungen folgender Organgebiete verursacht sein:
- Kortex,
- Hirnstamm,
- kaudale Hirnnerven,
- neuromuskuläre Synapsen,
- Muskulatur.

Neben der Motorik ist die Sensibilität für den Schluckvorgang von wesentlicher Bedeutung. Für die Sensibilität verantwortlich sind im engeren Sinne die Hirnnerven Trigeminus (N. V: vordere 2/3 der Zunge) und Vagus (N. X: Pharynx, Larynx, Ösophagus). Im weiteren Sinn ist die Funktionsfähigkeit der Hirnnerven Facialis (N. VII) und Glossopharyngeus (N. IX) für die Geschmackskontrolle wichtig. Um die Organisation eines ungestörten Schluckvorgangs zu verstehen, ist es notwendig, neben Anatomie und Funktion der motorischen Bahnen das somatosensible System und die Beziehung zwischen auditiver und kinästhetischer Rückmeldung zu kennen. Die zentrale Bereitstellung und Verarbeitung von Bewegungsmustern für die Artikulation (s. Kap. 5.1), das Kauen und das Schlucken hängen von der Nutzung peripherer Rückkopplungsschleifen ab. Die Benutzung dieser Regelkreise erlaubt eine Entlastung zentraler Speicherkapazitäten und eine optimierte Anpassung an Änderungen in der Umgebung. Diese Zusammenhänge sind in eine erfolgreiche Therapieplanung einzubeziehen.

Die Untersuchung des Schluckvorgangs ist in der Regel eine interdisziplinäre Aufgabe. Der Neurologe, der Kinderarzt, der Radiologe, der Hals-Nasen-Ohren-Arzt und nicht zuletzt der Phoniater-Pädaudiologe tragen mit ihrer Diagnostik und Kenntnis zur Therapieplanung bei und überwachen die therapeutischen Schritte.

5.4.1
Ultraschalldiagnostik des Schluckaktes

Der Schluckvorgang ist eine komplexe neuromuskuläre Aktivität, die in 3 Abschnitten verläuft:

- orale Phase,
- pharyngeale Phase,
- ösophageale Phase.

Die *orale Phase* beginnt mit der Nahrungsaufnahme und der Bolusverarbeitung (orale Vorbereitungsphase). Sie beinhaltet die Aufnahme flüssiger oder fester Nahrungsbestandteile, das Kauen, die Bolusansammlung, das Halten und die Kontrolle des Bolus (Abb. 124). In dieser Phase wird die feste Nahrung zerkleinert und mit Speichel vermischt, um eine schluckgerechte Konsistenz zu erreichen. Durch die so gegebene Ankopplung der Speisen an die anatomischen Strukturen lässt sich die Passage im Ultraschall gut erkennen.

Für die Untersuchung ist wichtig, die physiologischen Abläufe zu kennen, um Abweichungen zu erkennen. Feste Speisen werden durch Kaubewegungen zerkleinert, mit Speichel vermischt und auf der Zunge zentriert. Flüssigkeiten und breiige Kost werden direkt auf der Zungenmitte gesammelt. Zugleich muss der Bolus (5–15 cm^3) vor dem Abgleiten in tiefere Pharynxregionen gehindert werden. Diese Boluskontrolle (Abb. 125) erfordert ein differenziertes Zusammenspiel von Lippen-, Kiefer-, Zungen-, Wangen- und Gaumenmuskulatur. Außerdem sind eine gute taktile Kontrolle und Rückkopplungsmeldung Voraussetzung für eine ungestörte Funktion.

Die orale Phase und die orale Vorbereitungsphase können mit Ultraschall gut verfolgt werden. Die Position des Schallkopfes (Linear- oder Sektorscanner, 5 oder 7,5 MHz) ist zunächst am Mundboden, in Höhe der Zungenmitte, in vertikaler Richtung. Die Bearbeitung des Bolus und der Bolustransport können so verfolgt werden.

In der *pharyngealen Phase* des Schluckaktes mit Anhebung des Gaumensegels und des Kehlkopfes selbst, Glottis- und Epiglottisschluss, tritt der Bolus in den Hypopharynx ein. Auch diese Phase lässt sich ultrasonographisch verfolgen (Abb. 126). Beurteilt wird dabei:

- Muskulatur
  - Sonomorphologie der beteiligten Organe,
  - Beweglichkeit und Bewegungsrichtung während des Schluckaktes,
  - pathologische Bewegungsabläufe,
  - kompensatorische Hypertonie nicht direkt beteiligter Muskulatur;

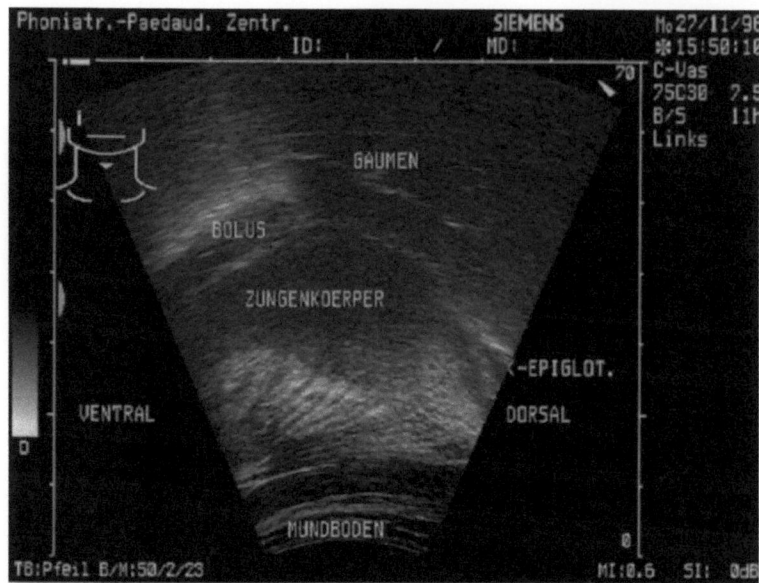

Abb. 124. Ultraschalluntersuchung (B-Mode-Verfahren) des Schluckvorganges mit sagittaler Schallkopfposition. Bolusaufnahme und -ansammlung im vorderen Drittel der Zunge (orale Vorbereitungsphase)

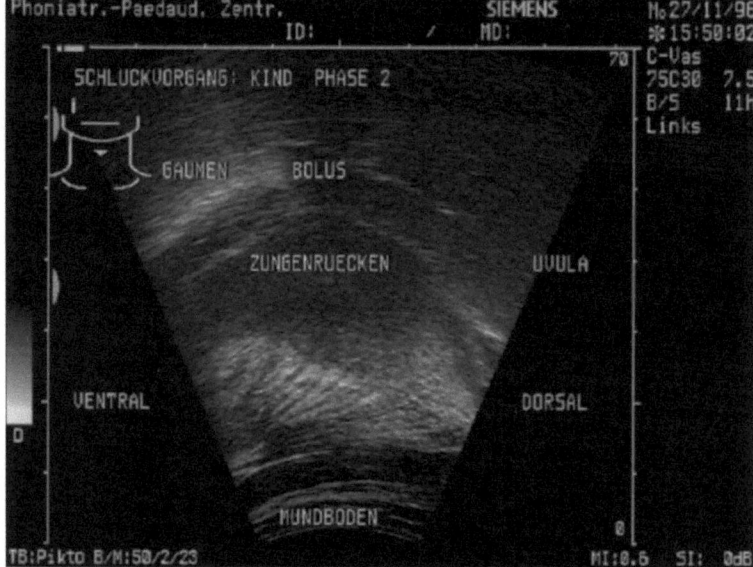

Abb. 125. Ultraschalluntersuchung (B-Mode-Verfahren) des Schluckvorganges mit sagittaler Schallkopfposition. Boluskontrolle auf der Zungenmitte (orale Phase)

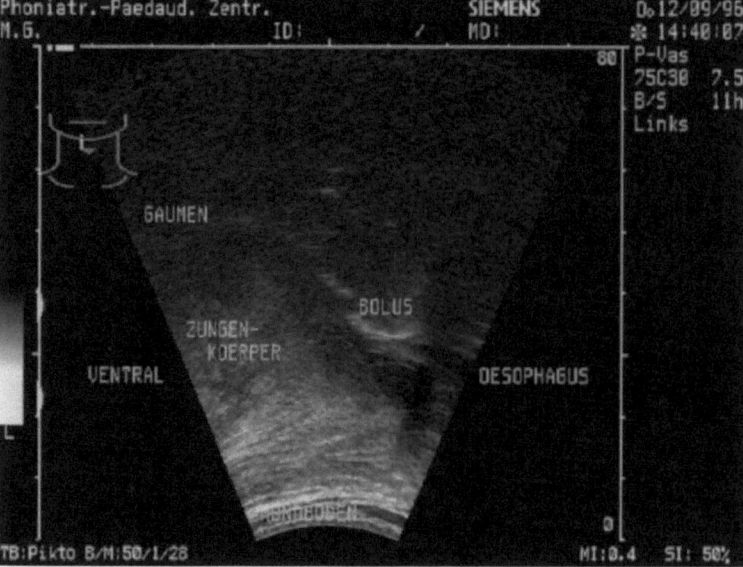

Abb. 126. Ultraschalluntersuchung (B-Mode-Verfahren) des Schluckvorganges mit sagittaler Schallkopfposition. Bolustransport über den Zungengrund in den Hypopharynx (pharyngeale Phase)

- Bolus
  - Verformung und Transport (Richtung),
  - Geschwindigkeit der Bewegung,
  - Verzögerung, Stillstand,
  - verbleibende Reste,
  - Reflux.

5.4.2
Funktionelle Ultraschalldiagnostik bei Dysphagien

Die Beurteilung der oralen und pharyngealen Phase des Schluckaktes mit Ultraschall erlaubt eine Differenzierung der Schluckstörung nach der Aspirationsart. Die Einteilung bezieht sich auf die Triggerung des Schluckreflexes. Der Beginn der Reflextriggerung lässt sich radiologisch und sonographisch durch das Eintreten der pharyngealen Peristaltik festlegen. Bartolome unterscheidet 3 Arten der Aspiration und ordnet ihnen die wichtigsten Ursachen zu:

- prädegluditive Aspiration
  - gestörte orale Boluskontrolle,
  - gestörter oraler Bolustransport,
  - verzögerte/fehlende Reflexauslösung;
- intradegluditive Aspiration
  - eingeschränkter laryngealer Verschluss,
  - eingeschränkte Kehlkopfhebung;
- postdegluditive Aspiration
  - eingeschränkte pharyngeale Peristaltik,
  - eingeschränkte Kehlkopfhebung,
  - unvollständige Öffnung des oroösophagealen Spinkters,
  - gastroösophagealer Reflux.

Die prädegluditive Aspiration tritt auf, wenn vor der Reflextriggerung Nahrungspartikel in den Kehlkopfbereich eintreten. Ist der Glottisschluss erschwert oder die Beweglichkeit der Epiglottis eingeschränkt, kommt es zur intradegluditiven Aspiration. Bei Aufstau von Speiseresten oder Flüssigkeiten kommt es zur postdegluditiven Aspiration, nachdem sich der Kehlkopfeingang durch Heben der Epiglottis wieder geöffnet hat und die Glottis (Stimmbänder in Aspirationsstellung) den Weg zur Trachea freigegeben hat.

Die Störungen, die möglicherweise zu einer Aspiration führen, werden den 3 Phasen des Schluckvorganges zugeordnet (s. Kap. 5.4.1).

Die Nahrungsaufnahme in der *oralen Vorbereitungsphase* (Kieferöffnung, Lippenschluss) kann in der Regel gut ohne Hilfsmittel beobachtet werden. Die Bolusverarbeitung mit der Zunge kann durch die Ultraschalluntersuchung verfolgt werden. Die Zunge schiebt durch rotierende, laterale Bewegungen Nahrung zwischen die Molaren, zugleich wird der Zungengrund angehoben. Es bildet sich so eine Rinne, die den Bolus leitet. Bei der Ultraschalluntersuchung wird eine ähnliche Zungenstellung (Hufeisenform) gefunden wie bei der Bildung des Frikativs „sch".

Bei Schluckstörungen findet man Bolusreste auf der Zunge und insbesondere zwischen Zunge und Zahnreihe. Bei Störungen der Bewegung im Bereich der Zungenspitze und des Zungenrandes findet man Nahrungsreste in den Sulci oder im gesamten Mundraum verteilt.

Die Velumfunktion ist mit der Ultraschalluntersuchung schwer festzustellen. Es gelingt nur, wenn die Zunge oder der Bolus selbst Kontakt zum Gaumensegel haben, und dies ist räumlich eingeschränkt und nur kurz der Fall.

Bei Sensibilitätsstörungen findet man restliche Nahrung im betroffenen Bereich verblieben, der Patient nimmt sie nicht wahr.

Auch die Lippen- und Kieferbewegungen in der *oralen Phase* werden von außen beobachtet. Schlucken ist auch mit geöffnetem Mund möglich, allerdings erschwert. Kompensatorische Anspannungen im triangulären Muskelbereich (M. mentalis, M. orbicularis oris, M. buccinator) sind dann zu sehen. Die Kontraktion der Wangenmuskulatur auf beiden Seiten während des Bolustransportes lässt sich darstellen. Störungen der Motilität zeigen sich durch Speisereste in den Wangentaschen.

Störungen der Zungenbewegungen wie mangelhafte Hebung und beeinträchtigte Bewegung nach dorsal können bei der Untersuchung mit Ultraschall gut dargestellt werden. Nahrungsreste verbleiben auf der Zunge oder im Mundbodenbereich. Die Zungenspitze hebt sich nur ungenügend an. Eine gestörte dorsale Bewegung verlängert die Dauer des Bolustransportes.

Bei neurologischen Erkrankungen findet man pathologische Bewegungsmuster der Zunge wie Zungenstoß und Pumpbewegungen (z.B. bei Morbus Parkinson) genauso wie Ausfälle mit Seitendifferenz und nur langsam in Gang kommende Schluckbewegungen.

Die *pharyngeale Phase* des Schluckaktes beginnt mit der Kontraktur des M. mylohyoideus. Nach dem Anheben des Gaumensegels und dem Lippenschluss nähern sich die Aryknorpel einander an (M. arytaenoideus), und Supraglottis und Glottis schließen. Die Reflextriggerung (s.o.) dauert normalerweise weniger als eine Sekunde. Bei Verzögerung ist die Gefahr für ein Überschlucken groß. Nahrungsteile gleiten dabei über den Zungengrund in die Vallekulae und sind dort nachzuweisen. Man erkennt bei diesen Patienten im Ultraschall übermäßige kompensatorische Zungenbewegungen.

Der Kehlkopfverschluss kann meist einfach und genau mit der Laryngoskopie und Stroboskopie festgestellt werden. Bei Würgereiz ist diese Untersuchung nur eingeschränkt möglich. Hier kann die Ultraschalluntersuchung eine wertvolle Ergänzung in der Diagnostik sein. Die Adduktion der Stimmlippen und der Taschenfalten sowie die Bewegung der Epiglottis werden dargestellt (s. Kap. 5.3.1 und 5.3.2). Bei Störungen des Larynxverschlusses ist eine Aspiration die Regel.

Die Untersuchung der Öffnung des pharyngoösophagealen Segments und die *Ösophagusphase* selbst sind in der Ultraschalldiagnostik schwerer zu erfassen. Das Hypopharynxsegment enthält oft größere lufthaltige Bereiche. Die Darstellung der Strukturen ist dadurch erschwert oder gar nicht möglich. Die Aufzeichnung der Ösophaguspassage über den lufthaltigen Thoraxraum ist nur sehr eingeschränkt möglich.

Die Diagnostik von Schluckstörungen ist eine interdisziplinäre Aufgabe. Eine genaue Anamneseerhebung kann in etwa 80% der Fälle entscheidende Hinweise auf das Vorliegen einer Dysphagie geben. Nach der Anamnese bietet die radiologische Untersuchung die wichtigsten Befunde und damit Hinweise auf das Vorliegen einer Schluckstörung. Die Ultraschalluntersuchung ist eine neue Methode mit Zukunft. Sie kann ohne Belastung für den Patienten beliebig oft in der Folgediagnostik eingesetzt werden. Insbesondere bei vorbekannten Befunden ist sie ein sensitives Diagnostikum, auch therapiebegleitend.

KAPITEL 6

Sonographisch gezielte Punktionen

Die Zuhilfenahme der B-Bild-Sonographie erlaubt Punktionen von unterhalb der Hautoberfläche gelegenen Strukturen unter unmittelbarer Beobachtung und leistet somit einen wichtigen Beitrag zur Verbesserung der diagnostischen Treffsicherheit.

Sonographisch gezielte Punktionen können hierbei zum einen zur diagnostischen Materialgewinnung, zum anderen zu therapeutischen Zwecken eingesetzt werden. Bei diagnostischen Punktionen muss methodisch zwischen einer Feinnadelpunktion (Aspirationsbiopsie, Fine needle aspiration biopsy, FNA) und einer Grobnadelpunktion unterschieden werden. Als Folge des unterschiedlichen Durchmessers der Punktionsnadeln kann mit Grobnadeln ein Gewebezylinder zur anschließenden histologischen Untersuchung gewonnen werden, während mit Feinnadeln in der Regel die Zellen aus ihrem Gewebsverband gelöst werden und somit nur eine zytologische Begutachtung möglich ist.

6.1
Indikationen zur sonographisch gezielten Punktion

Nadelbiopsien werden überwiegend zu diagnostischen Zwecken eingesetzt, d.h. zur Materialgewinnung zur anschließenden zytopathologischen, histopathologischen und/oder mikrobiologischen Untersuchung. Sondereinsatzgebiete sind therapeutische Punktionen zur Drainage von Zysten und Abszessen und zur Einbringung von Gefäßkathetern (z.B. Einlage eines zentralen Venenkatheters in die V. jugularis interna).

Insbesondere eignet sich die diagnostische Punktion zur Abklärung von Krankheitsprozessen an den Speicheldrüsen (Glandula parotis, Glandula submandibularis) und an zervikalen Lymphknoten. Die Feinnadelaspirationszytologie ist ein etabliertes Verfahren bei der Abklärung von Schilddrüsenerkrankungen (s. Kap. 7). Weitere Zielgebiete der sonographisch gezielten Punktion sind Zunge und Zungengrund (transkutane Inzision), Orbita und Parapharyngealraum.

Die transorale Inzision von Peritonsillarabszessen bereitet in der Regel auch ohne bildgebende Hilfsmittel keine Schwierigkeiten; bei erfolgloser Primärpunktion oder ausgeprägter Kieferklemme kann eine sonographisch geführte Punktion bzw. Inzision sowohl zu diagnostischen als auch therapeutischen Zwecken erwogen werden.

Vor der Durchführung einer Nadelpunktion im Kopf-Hals-Bereich muss natürlich wie bei allen anderen diagnostischen Verfahren die Frage, ob das Verfahren für die vorliegende Fragestellung die erforderliche diagnostische Aussagekraft und der Befund therapeutische Relevanz besitzt, positiv beantwortet sein.

Die Einwirkung von Sog auf Gewebe löst überwiegend epitheliale Zellen bzw. Zellgruppen aus dem Gewebeverband, während Stromazellen infolge ausgeprägterer Adhäsionen häufig zurückbleiben.

Zur Differenzierung maligner Lymphome sind Nadelbiopsien, insbesondere Feinnadelbiopsien in der Regel als unzureichend anzusehen, da die Beurteilung der Histoarchitektur eines ganzen Lymphknotens entscheidende differentialdiagnostische Bedeutung hat. Methodische Grenzen bestehen bei mesenchymalen Neoplasien und zystischen sowie zentral nekrotischen Tumoren.

Häufig beschränkt sich die diagnostische Aussagekraft von Nadelbiopsien auf die Unterscheidung zwischen malignen und benignen Raumforderungen; für die Planung des weiteren Vorgehens reicht diese Feststellung in bestimmten Fällen jedoch aus.

Bei bekannter Grundkrankheit (z.B. Malignom des oberen Aerodigestivtraktes) eignet sich die Fein- oder Grobnadelbiopsie zur diagnostischen Beurteilung und Dignitätsprüfung im Verlauf auftretender rezidivverdächtiger Raumforderungen.

Neben einer korrekten Indikationsstellung und einer technisch gelungenen Materialgewinnung hängt die diagnostische Ausbeute von der Kompetenz des die Biopsien beurteilenden Pathologen ab. Insbesondere die zytologische Beurteilung von Feinnadelbiopsaten verlangt nach hohem Erfahrungspotential. Jede dem Pathologen gegebene klinische Zusatzinformation schränkt die in Frage kommenden Diagnosen ein und erhöht somit die Treffsicherheit.

Ein entscheidendes Problem bei der Bewertung mittels Nadelbiopsien erhaltender Befunde liegt im Umgang mit negativen bzw. unspezifischen Ergebnis-

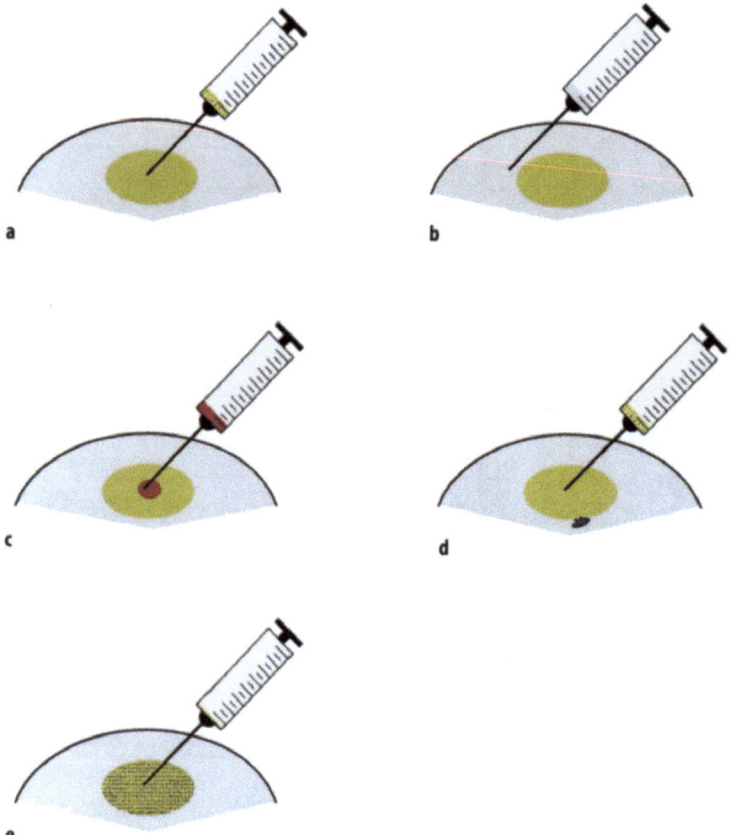

Abb. 127 a–e. Fehlerquellen bei der Fein- und Grobnadelbiopsie. (Nach einer Vorlage aus Orell et al. 1999). **a** Pathologische Raumforderung korrekt getroffen, pathohistologische Begutachtung erbringt dennoch nicht das richtige Ergebnis. **b** Pathologische Raumforderung verfehlt (Fehlpunktion). **c** Nicht repräsentativer Anteil der Raumforderung wird punktiert (z. B. zentrale Nekrose, zystische Degeneration). **d** Kleine maligne Raumforderung verbirgt sich hinter größerer gutartiger Raumforderung. **e** Zellarmes bzw. sklerotisches Gewebe

sen. Bei klinisch fortbestehendem Verdacht auf Malignität muss in einem solchen Fall grundsätzlich eine weitere Abklärung erfolgen. Auch anderweitig unplausible Befunde müssen einer kritischen Überprüfung unterzogen werden.

Zusammenfassend gilt also, dass die diagnostische Nadelpunktion eine vergleichsweise einfache, auch unter ambulanten Bedingungen durchführbare minimal-invasive diagnostische Methode ist, die bei plausiblen positiven Befunden größere diagnostische Eingriffe überflüssig macht, deren Grenzen aber in der mangelnden Aussagekraft negativer Befunde liegt (Abb. 127). Die Durchführung unter sonographischer Führung kann hier zwar die Sensitivität bzw. den negativen prädiktiven Wert steigern, jedoch bleiben diese grundsätzlichen Bedenken bestehen. Absolute Kontraindikationen gegen eine Nadelbiopsie bestehen nicht; das Verfahren eignet sich insbesondere als primäre diagnostische Methode bei erhöhtem Narkoserisiko oder nicht gegebener Narkosefähigkeit. Bei schweren Gerinnungsstörungen ist entsprechende Vorsicht geboten.

6.2
Anforderungen an das Ultraschallgerät

Grundsätzlich eignet sich jedes B-Bild-Ultraschallgerät, das den in Kap. 1 genannten Kriterien entspricht, auch für die Durchführung sonographisch gezielter Punktionen im Kopf-Hals-Bereich.

Spezielle Punktionsschallköpfe oder Hilfsmittel zur Punktion, wie sie von den meisten Herstellern angeboten werden (Abb. 128) erleichtern die Durchführung von Punktionen durch eine bessere Führung der Punktionskanülen und die Einblendung des Stichkanals am Monitor. Ein Nachteil von Punktionsschallköpfen mit fixierter Punktionskanüle besteht darin, dass keine fächerförmigen Aspirationen möglich sind.

Sonographisch gezielte Punktionen sind auch mit handelsüblichen Schallköpfen möglich, allerdings wird dann die Anwesenheit eines Assistenten (dritte Hand) meist unumgänglich sein.

6.3
Erforderliches Material

Die einfachste Art der Feinnadelpunktion besteht in der Verwendung einer Einweginjektionskanüle sowie einer 10-ml- bzw. 20-ml-Einwegspritze.

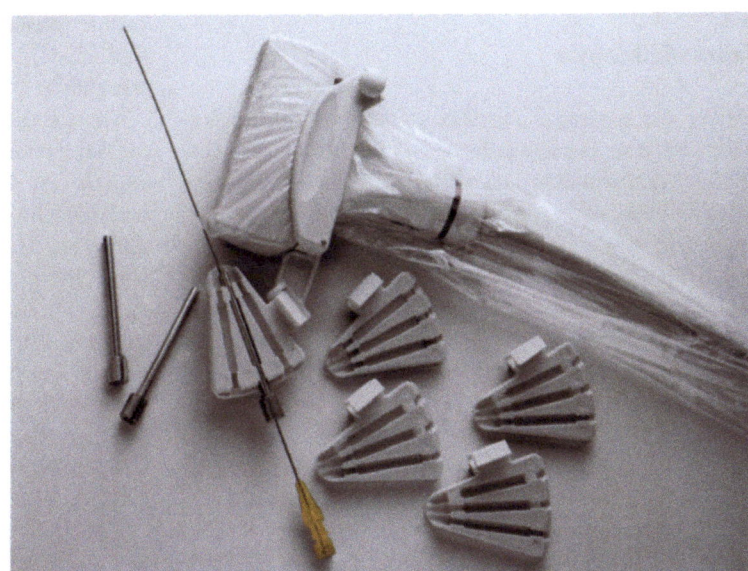

Abb. 128. Kommerziell erhältliche Aufsätze zur Durchführung der ultraschallgezielten Punktion (Reproduktion mit freundlichen Genehmigung der Fa. Siemens, Erlangen)

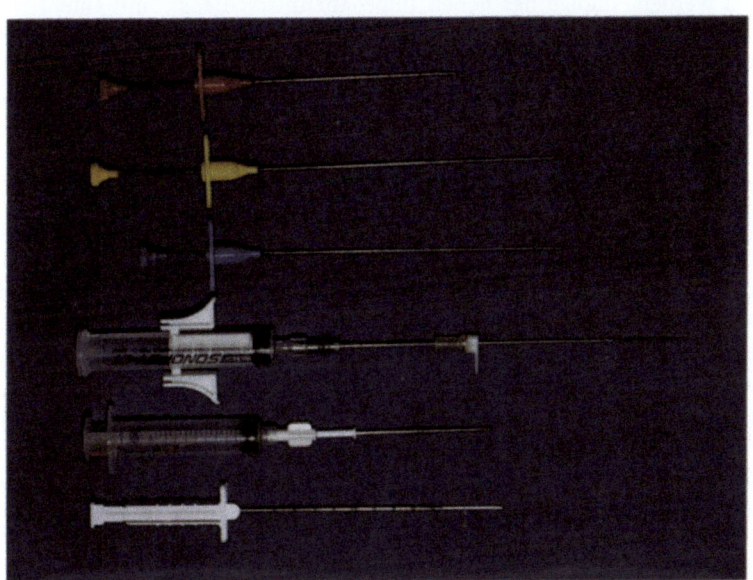

Abb. 129. Beispiele für kommerzielle Punktionssets für die Fein- und Grobnadelbiopsie

Hierbei ist die Benutzung eines Pistolengriffs zur Aspiration (z. B. Cameco-Griff) empfehlenswert, da er eine einhändige Aspiration mit hohem Sog ermöglicht.

Im Medizinprodukthandel sind Punktionssets verschiedener Hersteller zur Fein- und Grobnadelbiopsie erhältlich, die für den entsprechenden Einsatzzweck optimiert sind. Beispielhaft seien folgende Systeme angeführt (Abb. 129):

Feinnadelpunktion (typischer Durchmesser: 22–23 G entsprechend 0,8–0,7 mm Außendurchmesser):
- VacuCut nach Köhler (Fa. Angiomed),
- Sonopsy (Fa. Hakko Shoji, Japan).

Grobnadelpunktion (typischer Durchmesser: 14 G, entspricht 2,0 mm Außendurchmesser):
- Hepafix (Fa. Braun, Melsungen),
- TruCut (Fa. Baxter).

Als Hilfsmittel werden benötigt: Hautdesinfektionsmittel, sterile Hautabdeckung, (sterile) Untersuchungshandschuhe, Objektträger bzw. ein Gefäß für den Gewebezylinder, Formalin bzw. Fixierspray (z. B. Merckofix) zur Fixierung, physiologische Kochsalzlösung sowie ein Abwurf für verwendete Punktionskanülen.

Mit dem beurteilenden Pathologen sollten die genauen Modalitäten der Materialeinsendung abgesprochen werden.

6.4 Feinnadelbiopsie

Wegen des geringen Durchmessers der Punktionskanülen ist eine Lokalanästhesie in aller Regel verzichtbar; ggf. können eine Infiltrationsanästhesie oder eine Oberflächenanästhesie mit Emla-Okklusionspflaster erfolgen.

Im Rahmen einer B-Bild-Sonographie wird die zu biopsierende Raumforderung geortet; das entsprechende Hautareal wird einer für Injektionen üblichen Desinfektion unterzogen. Die Biopsie muss nicht unter sterilen Bedingungen erfolgen.

Die Punktionskanüle mit aufgesetzter, vorher mit NaCl-Lösung benetzter Spritze und ggf. Pistolengriff wird durch die Haut gestochen und auf die Raumforderung zu bewegt. Gegebenenfalls kann eine Kanüle größeren Durchmessers als Führungskanüle verwendet werden. Infolge des hohen Impedanzunterschieds zwischen metallischer Nadel und Gewebe ist die Kanüle meist gut auf dem Monitorbild abzugrenzen (Abb. 130), erforderlichenfalls sollte die Parametereinstellung des Ultraschallgeräts entsprechend angepasst werden. Sobald das Zielobjekt in 2 Ebenen(!) getroffen ist, erfolgt die Aspiration durch schnelles Herstellen eines Unterdrucks im Spritzenkolben. Bei fortbestehendem Unterdruck sollte die Kanüle innerhalb der Grenzen der Raumforderung hin- und her bewegt werden, um weitere Zellen aus dem Geweberband zu lösen. Ist die Materialgewinnung abgeschlossen, wird das Vakuum aufgehoben, solange die Kanüle sich noch in der punktierten Raumforderung befindet. Danach wird die Kanüle herausgezogen und von der Spritze getrennt. Nun wird die Spritze mit Luft gefüllt und anschließend wieder auf die Punktionskanüle aufgesetzt. Nun kann das - in der Kanüle befindliche(!) - Material auf einen sauberen, zuvor beschrifteten Objektträger aufgetragen werden.

Gelegentlich wird auch die Feinnadelpunktion ohne Aspiration durch eine Spritze empfohlen. Dieses Prinzip ist beispielsweise in den Vacu-Cut-Kanülen verwirklicht, bei denen nach Einstechen der Kanüle durch das Herausziehen eines Trokars ein Sog erzeugt wird; hierbei lässt sich bei optimalen Bedingungen auch ein Gewebezylinder zur histologischen Untersuchung gewinnen.

Das Aspirat muss gleichmäßig auf dem Objektträger verteilt werden. Hierzu verwendet man am besten einen 2. Objektträger, mit dem man unter sanftem Druck das Material in Längsrichtung verteilt (Abb. 131).

Der Objektträger wird anschließend nach Maßgabe des Pathologen der Selbsttrocknung überlassen bzw. mit einem Fixierspray besprüht.

Wurde bei einer Feinnadelpunktion soviel Sekret gefördert, dass auch Flüssigkeit in die Spritze gelangt ist, sollte zunächst das in der Kanüle befindliche Material mittels einer 2. Spritze auf einen Objektträger ausgebracht werden; der Spritzeninhalt sollte zentrifugiert werden, um die zellulären Bestandteile anschließend ebenfalls auf einen Objektträger aufbringen zu können. Aus dem azellulären Überstand können - sofern diagnostisch weiterführend - klinisch-chemische und mikrobiologische Untersuchungen (z. B. Laktatdehydrogenase, Triglyzeride etc.) vorgenommen werden.

Die zytologische Beurteilung erfolgt in der Regel mittels der Papanicolaou- oder der May-Grünwald-Giemsa-Färbung. Erstere Färbung findet vor allem in der gynäkologischen Zytodiagnostik Verwendung,

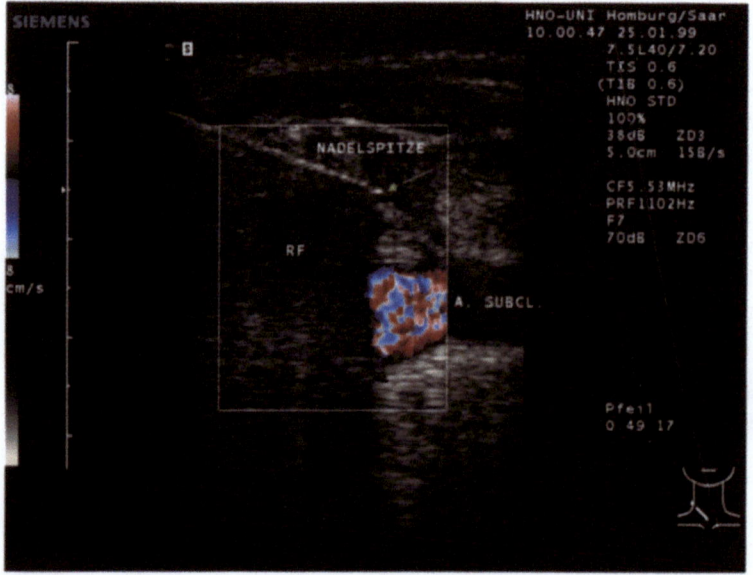

Abb. 130. Sonographisch kontrollierte Feinnadelbiopsie einer echoarmen Raumforderung (*RF*) supraklavikulär rechts (V. a. Tumorrezidiv nach Operation und Bestrahlung). Der Reflex der eingestochenen Punktionskanüle ist deutlich abgrenzbar. *A. SUBCL.*: A. subclavia

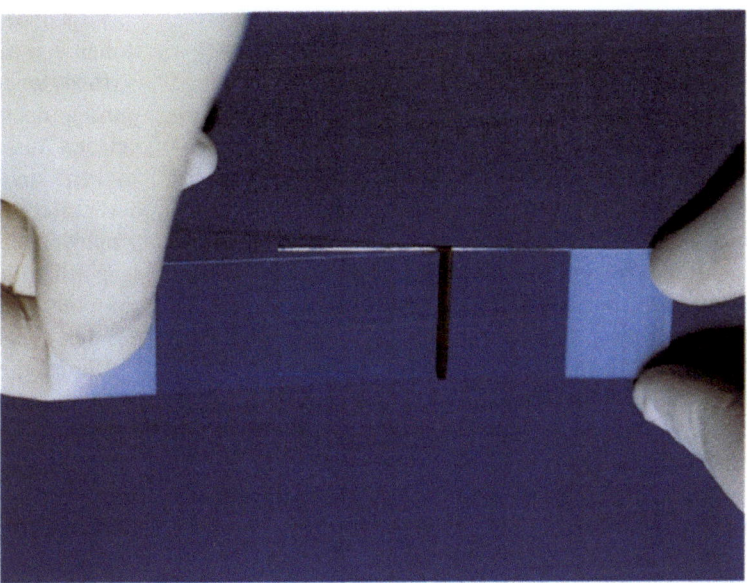

Abb. 131. Herstellen eines Ausstrichs auf einem Objektträger

Tabelle 4. Klassifikation zytologischer Befunde nach Papanicolaou

Grad	Beschreibung
I	Regelrechtes Zellbild einschließlich leichter entzündlicher oder degenerativer Veränderungen
II	Normales Zellbild mit deutlichen entzündlichen Veränderungen, unreifen metaplastischen Zellen, stärkeren degenerativen bzw. regenerativen Zellveränderungen, Para- und Hyperkeratosezellen
III	Unklarer Befund: schwere entzündliche, degenerative oder atrophische Veränderungen bzw. schwer regressiv veränderte Zellen (auffällige Zellen eines Drüsenepithels, deren Herkunft aus einem Karzinom nicht sicher auszuschließen ist)
III D	Leichte bis mittelgradige Dysplasie
IVa	Pathologische Zellen (schwere Dysplasie, zelluläre Atypie) – Verdacht auf Ca. in situ
IVb	Pathologische Zellen (schwere Dysplasie, zelluläre Atypie) – invasives Karzinom nicht auszuschließen
V	Zellen eines malignen Tumors – hochgradiger Verdacht auf invasives Karzinom

während die zweite ursprünglich in der Hämatologie beheimatet ist. Die Papanicolaou-Färbung betont hierbei vor allem das Chromatin im Zellkern und die Nukleoli, während die MGG-Färbung insbesondere das Zytoplasma anfärbt.

Bei der zytologischen Befunderhebung wird häufig die in Tabelle 4 wiedergegebene Papanicolaou-Klassifikation benutzt.

6.5 Grobnadelbiopsie

Die Grobnadelbiopsie erfordert spezielle Punktionskanülen; grundsätzlich muss die Durchführung unter sterilen Bedingungen (chirurgische Händedesinfektion, sterile Handschuhe, Hautdesinfektion, sterile Abdeckung) empfohlen werden. Dies setzt natürlich die Sterilisierbarkeit des Ultraschallkopfes voraus. Ein akzeptabler Kompromiss dürfte die Behandlung des Schallkopfes mit geeignetem Flächendesinfektionsmittel sein; Ultraschallgel ist in sterilisierter Form erhältlich.

Die Vorgehensweise hängt vom verwendeten Punktionsset ab (Packungsbeilage beachten!); manche Systeme arbeiten mittels durch eine Spritze erzeugten Unterdrucks (z. B. Hepafix), während andere Systeme durch einen Stanztrokar (z. B. Tru-Cut) ohne dieses Hilfsmittel auskommen. In jedem Fall ist eine Stichinzision mit einem Skalpell vor dem Einführen der Punktionskanüle empfehlenswert, da ansonsten ein Hautstückchen mit ausgestanzt wird. Eine Lokalanästhesie ist notwendig.

Der gewonnene Gewebezylinder lässt sich mittels eines Trokars aus der Kanüle entfernen und in ein Probengefäß überführen. Üblicherweise erfolgt eine Formalinfixierung. Die Weiterbearbeitung erfolgt in der Regel durch Paraffineinbettung und nachfolgende Färbung.

6.6 Komplikationen

Die Komplikationsdichte von Grob- und insbesondere Feinnadelbiopsien ist im allgemeinen als gering anzusehen. Die sonographische Kontrolle minimiert das Risiko von versehentlichen Gefäßpunktionen. Sollte dennoch ein (arterielles) Gefäß punktiert werden, kann durch eine kräftige Kompression über einige Minuten in der Regel ein größeres Hämatom vermieden werden. Bei versehentlicher Venenpunktion müssen Vorkehrungen zur Vermeidung einer Luftembolie getroffen werden.

Hämatome nach Nadelbiopsien sind in der Regel harmlos und heilen spontan ab; bei bekannten Gerinnungsstörungen muss eine sorgfältige Nachkontrolle sichergestellt sein.

Nervenverletzungen sind selbst im Bereich der Glandula parotis als Rarität anzusehen. Wenngleich der N. facialis sonographisch nicht darstellbar ist, trat bei der von Cohen 1986 berichteten Biopsieserie keine Fazialisläsion auf. Dennoch sollte der Patient über dieses potentielle Risiko aufgeklärt werden.

Wegen der Gefahr einer Fistelbildung sind Punktionen von medianen Halszysten kontraindiziert.

Infektionen nach Nadelbiopsien sind selten und werden nach den üblichen Grundsätzen behandelt; bei der Auswahl des Antibiotikums sollten Staphylokokken und Streptokokken als typische Erreger berücksichtigt werden; eine prinzipielle Antibiotikaprophylaxe ist nicht erforderlich.

Ein häufig vorgetragener Vorbehalt gegen Biopsien aus potentiell malignen Raumforderungen ist die Induktion von Implantationsmetastasen im Stichkanal.

Dieses theoretisch unbestreitbare Risiko wird jedoch durch die praktischen Erfahrungen relativiert. Fallberichte über Stichkanalmetastasierungen sind in der Literatur rar (errechnetes Risiko: 0,003–0,009%) und wurden vor allem bei Verwendung dicker (Grob-)Nadeln beschrieben; die prognostische Relevanz ist zudem zweifelhaft. Schließt sich an die Nadelbiopsie eine chirurgische Therapie bei Malignomen an, sollte der Stichkanal dennoch wann immer möglich exzidiert werden; in entsprechender Voraussicht sollte der Stichkanal ausgewählt und markiert werden.

KAPITEL 7

Sonographie der Schilddrüse

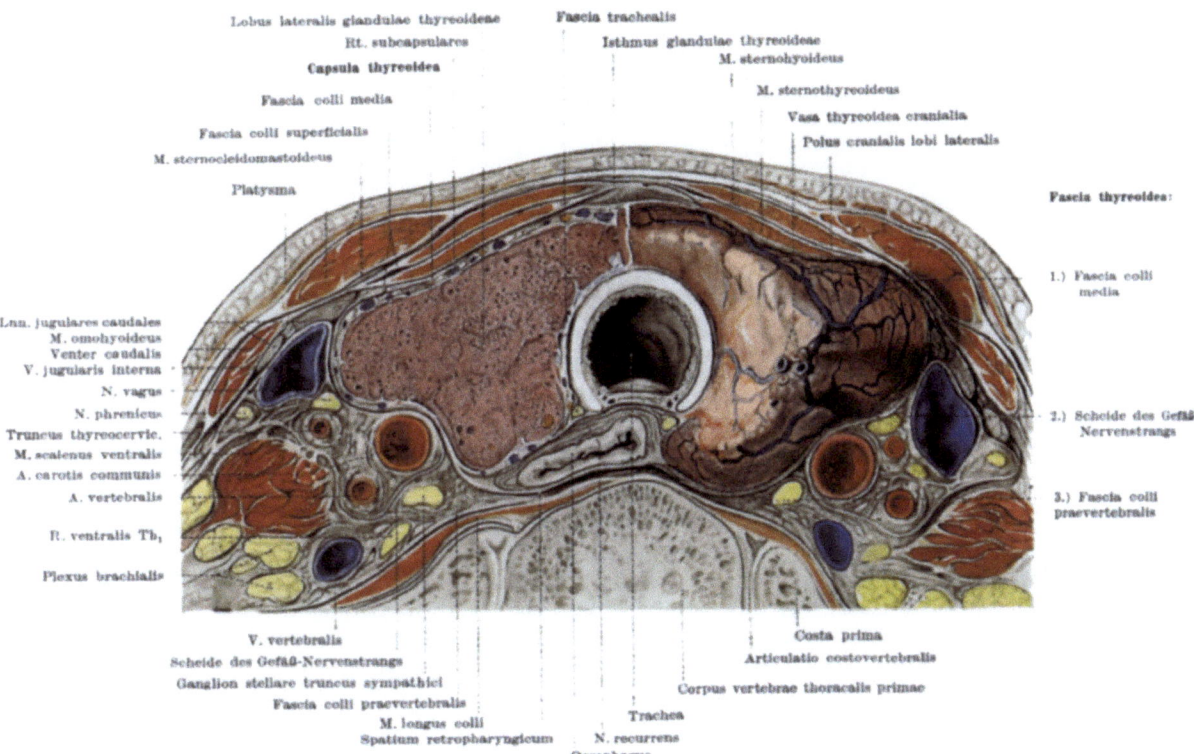

Anatomische Darstellung; Sicht von kranial (aus: Lanz/Wachsmuth, Praktische Anatomie, Bd. I, Teil 2, Hals, Springer 1955)

7.1 Einleitung

Die Sonographie der Schilddrüse ist ein sehr erfreuliches Kapitel der Sonographie aus der Sicht des Untersuchers. Anders als bei vielen Anwendungsbereichen in der Inneren Medizin wird die sonographische Sicht auf die Schilddrüse nicht durch luftgefüllte Hohlorgane, wie bei der abdominellen Untersuchung, gestört. Eine Luftüberlagerung ist sehr selten und allenfalls iatrogen nach Einlage eines Venenkatheters oder als Traumafolge möglich. Durch die oberflächliche Lage kann das Organ mit hochfrequenten, also hochauflösenden Schallköpfen untersucht werden. Diese Kombination führt dazu, dass die Sonographie das bildgebende Verfahren mit der höchsten Ortsauflösung ist. Computertomographie und MRT erreichen diese Ortsauflösung derzeit nicht. Die Untersuchung ist einfach, preiswert, und trotzdem von hoher Aussagekraft. Eine Strahlenbelastung fehlt, die Gabe von Kontrastmittel ist nicht erforderlich.

Bei allen sonographischen Untersuchungen im Halsbereich fällt der Blick zwangsläufig auch immer auf die Schilddrüse. Im Folgenden sollen die Untersuchungstechnik, die Normalbefunde sowie die wichtigsten pathologischen Befunde dargestellt werden. Wie schon erwähnt, wird die Schilddrüsensonographie mit hochfrequenten Schallköpfen durchgeführt. Bei modernen Geräten reichen qualitativ hochwertige 5-MHz-Schallköpfe aus, die Verwendung eines 7,5-MHz-Schallkopfes bietet jedoch insbesondere bei preiswerteren oder älteren Geräten eine deutlich bessere Darstellung des Organs.

Die systematische Untersuchung des Organs beginnt im Querschnitt. Wegen der Krümmung des Halses ist meistens die getrennte Darstellung des rechten

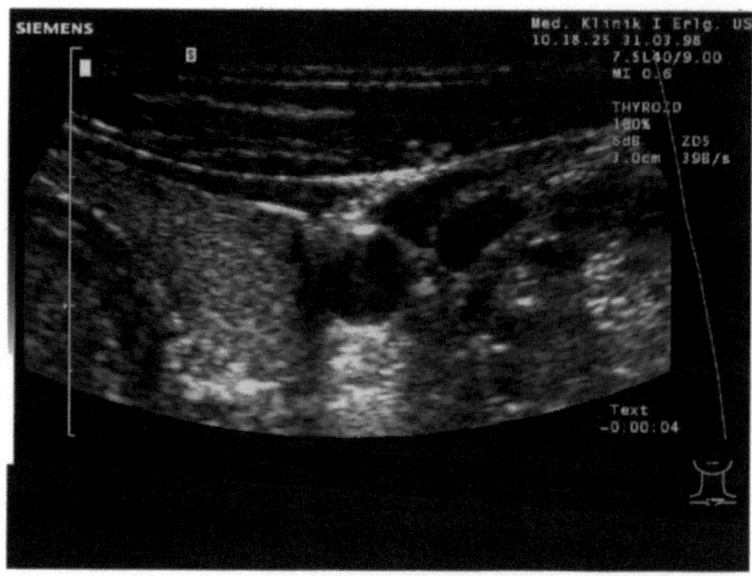

Abb. 132. Normalbefund linker Schilddrüsenlappen im Querschnitt

und des linken Schilddrüsenlappens nötig, bei Verwendung von mehr Gel, einer Wasservorlaufstrecke (Gelkissen) oder einer geringeren Krümmung des Halses ist die komplette Darstellung beider Lappen bei normal großer Schilddrüse im Querschnitt auch von der Medianlinie aus möglich.

Zunächst wird die Schilddrüse (ein Lappen oder beide Lappen) im Querschnitt dargestellt. Hierbei ist auf eine korrekte Einstellung der B-Bild-Verstärkung zu achten. Im Echovergleich sollte das Parenchym der normalen Schilddrüse echoreicher als das der benachbarten Muskulatur sein, die Gefäße sind bei korrekter Geräteeinstellung echofrei.

Nach diesem kurzen Abgleich der Geräteeinstellung beginnt die eigentliche Untersuchung des Organs. Man orientiert sich bei der Untersuchung an den physiologischen Begrenzungen: dorsal Halsmuskulatur, lateral A. carotis communis und V. jugularis interna, medial Trachea, und ventral M. sternocleidomastoideus (Abb. 132).

Zunächst wird die Größe der Schilddrüse bestimmt. Hierzu werden die Länge, die Breite und die Tiefe eines jeden Schilddrüsenlappens in Zentimetern gemessen. Das Produkt dieser 3 Werte wird mit 0,5 multipliziert, so erhält man das Volumen des gemessenen Schilddrüsenlappens. Bei allen 3 Messungen wird, wie in der Sonographie sonst auch üblich, der größte Durchmesser herangezogen, wobei darauf zu achten ist, dass es nicht durch schräge Schallebenen zu artefizieller Vergrößerung der Messwerte und des Organvolumens kommt. Im Querschnitt werden Breite und Tiefe bestimmt, im Längsschnitt die Länge. Die Messung der Tiefenausdehnung im Längsschnitt ist erfahrungsgemäß ungenau. Das der Volumetrie zugrunde gelegte Verfahren ist dabei das sog. Rotationsellipsoid nach Brunn. Diese Messung wird für beide Schilddrüsenlappen durchgeführt, die Werte der Volumina werden addiert. Vereinbarungsgemäß wird der Isthmus der Schilddrüse nicht in die Volumenmessung mit einbezogen, dieser Umstand enthebt jedoch den Untersucher nicht von der Pflicht, den Isthmus genauso sorgfältig zu untersuchen wie den Rest des Schilddrüsenparenchyms.

Die Normalwerte für Erwachsene sind geschlechtsabhängig und betragen bei der Frau bis 18 ml (Summe beider Lappen), beim Mann 25 ml (Summe beider Lappen). Für Kinder sind altersabhängig andere Normwerte festgelegt (s. Lehrbücher der pädiatrischen Sonographie), als grober Anhaltspunkt kann ein Volumen von max. 12 ml bei Kindern im Alter von 10 Jahren gelten.

Diese Messung der Schilddrüsenvolumina ist ein sehr genauer Parameter um festzustellen, ob der Patient eine Struma hat oder nicht. Selbstverständlich sind auch hier, wie bei allen Messungen parenchymatöser Organe mit dem Ultraschall, Messfehler möglich. Der Untersucher sollte sich jedoch hier nicht an einem oder 2 ml mehr oder weniger aufhalten; der Patient mit einer deutlich vergrößerten Schilddrüse (Struma) wird sonographisch sicher detektiert, ebenso kann das Vorliegen eine Struma bei einem Schilddrüsenvolumen von weniger als 15 ml sicher ausgeschlossen werden. Die sonographische Messung des Schilddrüsenvolumens kann in eine Gradeinteilung der Struma (ähnlich der WHO-Graduierung) münden, eine exakte Angabe des Volumens in ml ist jedoch hilfreicher. Diese dient insbesondere dazu, den Erfolg einer Therapie zur Verkleinerung der Struma zu kontrollieren.

7.2 Diffuse Schilddrüsenveränderungen

7.2.1 Struma (-diffusa, -nodosa, mit Knoten)

Wir sind damit schon bei den wichtigsten Schilddrüsenerkrankungen, hier bei den wichtigsten diffusen Schilddrüsenerkrankungen. Im Jodmangelgebiet Deutschland wird die Strumaprävalenz auf 20–30% Prozent geschätzt. Es handelt sich also um eine Erkrankung, die bei der Ultraschalluntersuchung der Halsregion häufig anzutreffen ist. Man unterscheidet hierbei zwischen einer Struma diffusa, einer Struma diffusa mit Knoten und einer Struma nodosa (Knotenstruma). Die Struma diffusa ist sonographisch dadurch gekennzeichnet, dass in einer vergrößerten Schilddrüse (Normalwerte s.o.) allenfalls ein inhomogenes Echomuster, jedoch keine Knoten zu finden sind (Abb. 133). Diese Konstellation ist eher selten, zumeist finden sich in einer vergrößerten Schilddrüse auch Knoten. Sind die Knoten voneinander abgrenzbar, so spricht man von einer Struma mit Knoten. Setzt sich das vergrößerte Organ nur noch aus knotigen Veränderungen zusammen, so spricht man von einer Struma nodosa (Knotenstruma). Über die Sonomorphologie knotiger Schilddrüsenveränderungen wird weiter unten berichtet. Wichtig ist bei der sonographischen Beschreibung der Schilddrüsengröße, ob die Schilddrüse nach kaudal abgrenzbar ist. Strumen tauchen häufig hinter die Klavikula oder das Sternum ein und sind dann in ihrem kaudalen Teil

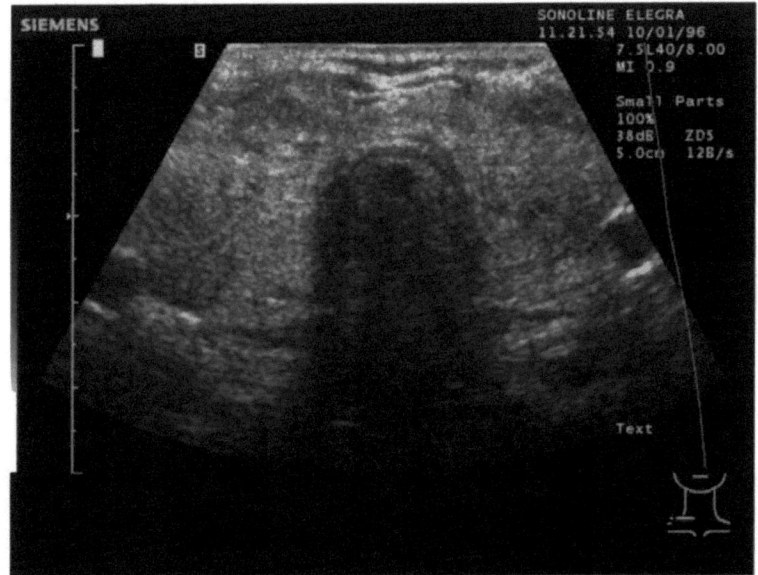

Abb. 133. Struma diffusa mit inhomogenem Echomuster

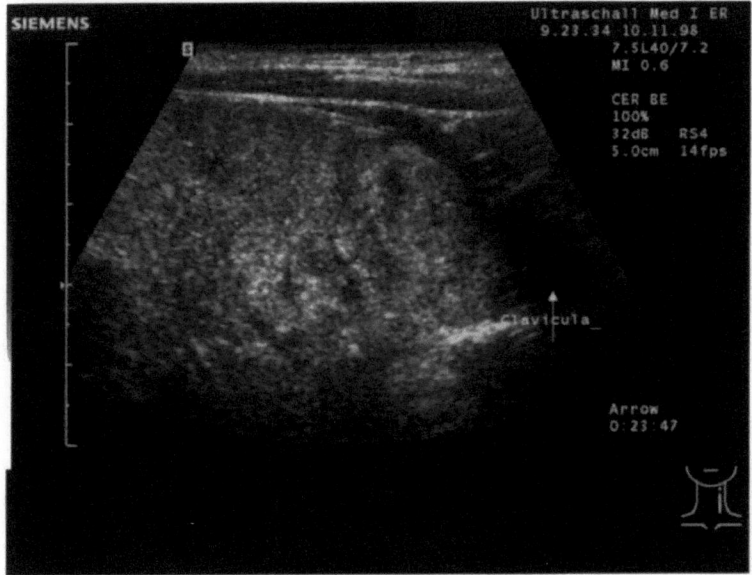

Abb. 134. Struma mit Längsschnitt links, nach kaudal Richtung Klavikula keine Abgrenzung möglich

nicht mehr einsehbar, man spricht dann auch von der retrosternalen Struma (Abb. 134). Die Konsequenz aus dieser Befundbeschreibung ist, dass bei der Szintigraphie besonders auf die kaudalen Anteile geachtet werden muss, da sich hier in der (sonographisch inkomplett dargestellten) Struma fokale Veränderungen von pathologischer Bedeutung verbergen können. Eine exakte Messung des Schilddrüsenvolumens ist in diesen Fällen sonographisch nicht mehr möglich, man behilft sich dann durch die Beschreibung dieses Befundes und die Messung des größten Sagittaldurchmessers.

Die Funktion der Schilddrüse ist aus ihrer Größe kaum ableitbar. Bei einer kompletten Aplasie der Schilddrüse kann der Patient trotzdem euthyreot sein, wenn ektopes Gewebe ausreichend Hormone produziert (z. B. Zungengrundstruma), auch bei sehr kleiner Schilddrüse kann der Patient euthyreot sein. Hingegen kann ein Patient mit einer massiv vergrößerten Schilddrüse hypothyreot sein, häufig ist gerade im Jodmangelgebiet Deutschland die latente oder schon manifeste Hypothyreose Ursache für die Strumabildung, da bei erhöhtem TSH die Schilddrüse durch Volumenzunahme versucht, eine euthyreote Stoffwechsellage herzustellen.

7.2.2
Thyreoiditiden (Morbus Basedow)

Bei allen Thyreoiditiden, also entzündlichen Veränderungen der Schilddrüse, ist das sonomorphologische Erscheinungsmuster uniform. Die Schilddrüse verliert ihr echoreiches Parenchymmuster (im Vergleich zur Muskulatur), sie wird diffus oder fokal echoarm. Man spricht dann von dem typischen sonographischen Befund der echoarmen Schilddrüse (Abb. 135). Die 3 wichtigsten Krankheitsbilder, die sich hinter diesem sonographischen Bild verbergen, sind der Morbus Basedow, die Thyreoiditis Hashimoto und die Thyreoiditis de Quervain. Vom sonographischen Bild sind die 3 Erkrankungen nicht zu unterscheiden, dies ist nur klinisch und laborchemisch möglich. Beim Morbus Basedow handelt es sich um eine Autoimmunthyreoiditis mit Hyperthyreose, klinisch ist bei ca. 70% der Patienten ein Exophthalmus durch die endokrine Orbitopathie erkennbar. Die Thyreoiditis de Quervain ist eine viral ausgelöste Entzündung der Schilddrüse. Klinisch wegweisend ist hierbei, dass die Schilddrüse bei Druck mit dem Schallkopf schmerzempfindlich ist. Bei der Thyreoiditis Hashimoto gibt es keine wegweisenden klinischen Befunde, in der Initialphase kann diese Erkrankung auch mit einer Hyperthyreose einhergehen, so dass eine Abgrenzung vom Morbus Basedow nur laborchemisch möglich ist.

Die Echoarmut der Schilddrüse kann sich unter Therapie komplett oder partiell verlieren, sie kann jedoch auch unter einer ausreichend dosierten Therapie der jeweiligen Erkrankungen persistieren. Neben diesen beschriebenen B-Bild-Kriterien für die Thyreoiditiden kann farbdopplersonographisch eine diffuse Mehrdurchblutung des Organs detektiert werden (Abb. 136).

7.3
Knotige Veränderungen der Schilddrüse

Schilddrüsenknoten (knotige Veränderungen) sind in Deutschland sehr häufig. Ob diese Knoten eine pathologische Bedeutung haben, ist in den seltensten Fällen mit der Sonographie allein erkennbar. Die Aufgabe der Sonographie ist vielmehr der Ausschluss

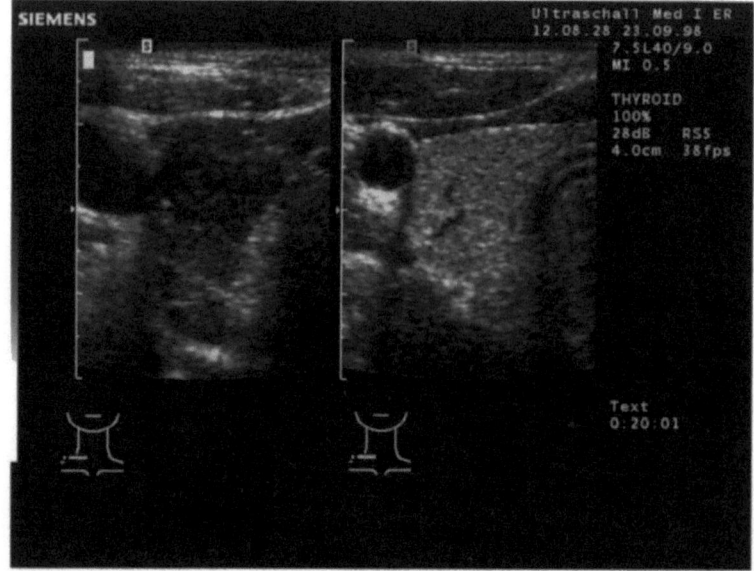

Abb. 135. Echoarme Schilddrüse links im Bild, im Vergleich dazu echonormale Schilddrüse rechts

7.3 Knotige Veränderungen der Schilddrüse

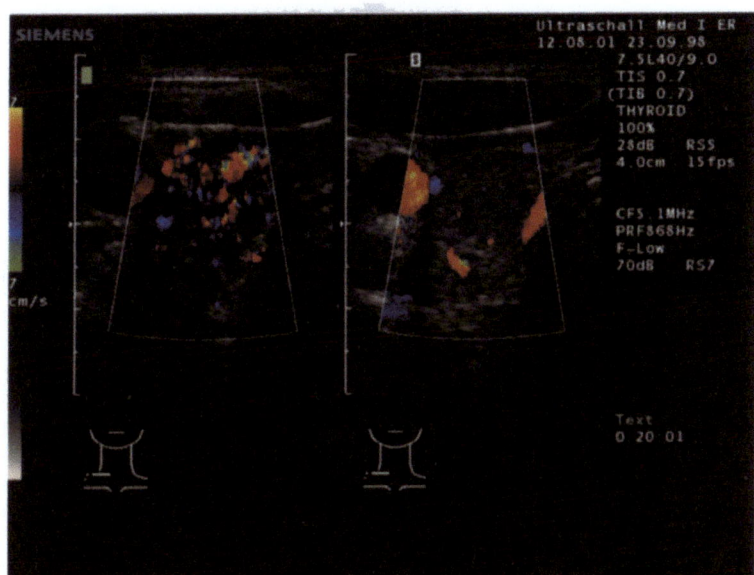

Abb. 136. Farbdopplersonographie bei echoarmer Schilddrüse (hier: Morbus Basedow), links im Bild deutlich hyperperfundierte echoarme Schilddrüse, rechts normal echogene und normal perfundierte Schilddrüse

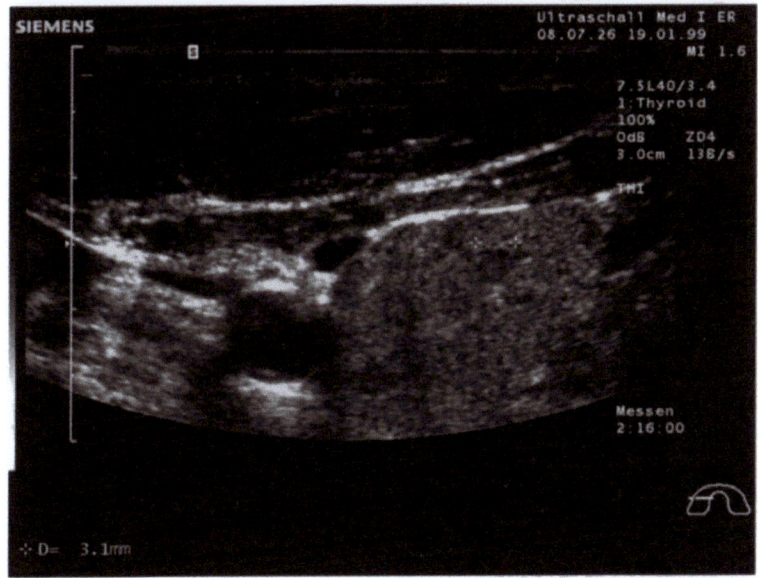

Abb. 137. Sehr kleiner echoarmer Knoten, 3 mm im Durchmesser, mit der Sonographie klar erkennbar

oder die Aufdeckung von Schilddrüsenknoten. Das weitere Prozedere richtet sich insbesondere nach der Größe der festgestellten Schilddrüsenknoten. Aus klinischer Sicht sollte eigentlich jeder neu festgestellte Schilddrüsenknoten durch eine Schilddrüsenszintigraphie weiter untersucht werden. Die Auflösungsgrenze der Szintigraphie zum Ausschluss eines heißen oder kalten Knotens liegt, insbesondere bei kalten Knoten, in der Größenordnung von 10 mm. Daher ist es nicht sinnvoll, einen Patienten mit einem Knoten von 5 mm Größe in der Schilddrüse zur Szintigraphie zu überweisen (Abb. 137). Alle Patienten mit Knoten größer 10 mm sollten jedoch einmal szintigraphiert werden. Bei dieser Szintigraphie muss dann insbesondere der Frage nachgegangen werden, ob es sich bei der knotigen Veränderung um einen sog. heißen Knoten (vermehrte, autonome Stoffwechselaktivität in der Schilddrüse, sog. autonomes Adenom), oder um einen kalten Knoten (Malignomverdacht) handelt. Das szintigraphische Bild darf nicht ohne die Sonographie interpretiert werden. So kann z. B. eine Asymmetrie beider Schilddrüsenlappen zur fälschlichen Diagnose eines kalten, also minder speichernden Bezirks in dem an sich kleineren Lappen führen. Ebenso können Zysten oder zystisch degenerierte Knoten in der Schilddrüse fälschlicherweise als kalte Areale im Sinne eines Malignomverdachts angesehen werden.

Schilddrüsenknoten werden wie andere fokale Veränderungen parenchymatöser Organe auch gemäß ihrer Echogenität (echoarm, echoreich oder echogleich) beschrieben (Abb. 138–140). Die Größenangabe er-

122 Kapitel 7 **Sonographie der Schilddrüse**

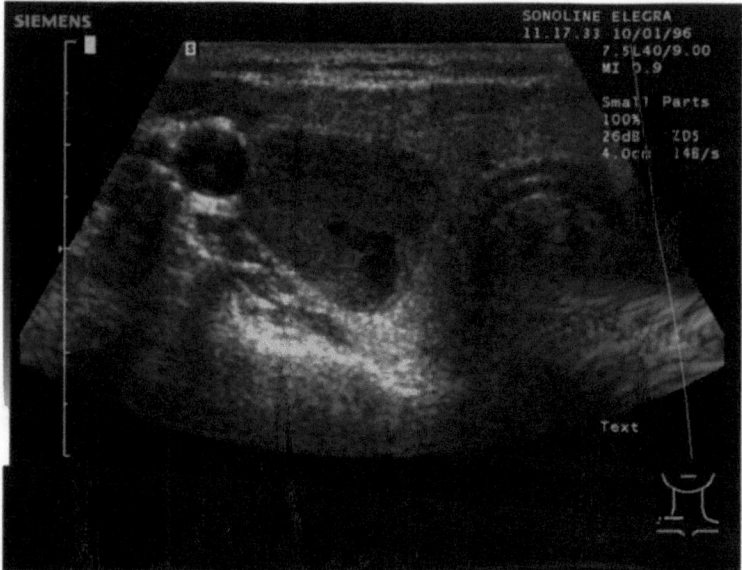

Abb. 138. Echoarmer Knoten

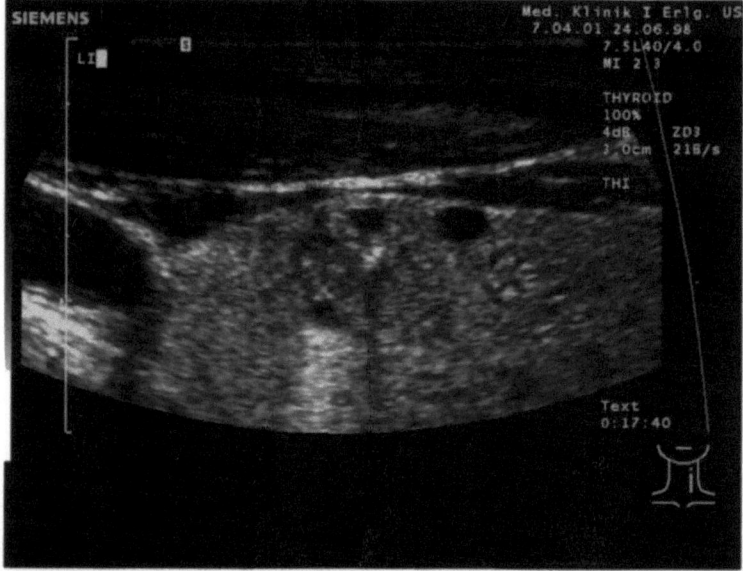

Abb. 139. Echogleicher Knoten mit „Halo-sign", kleinen zystischen Veränderungen und Verkalkungen

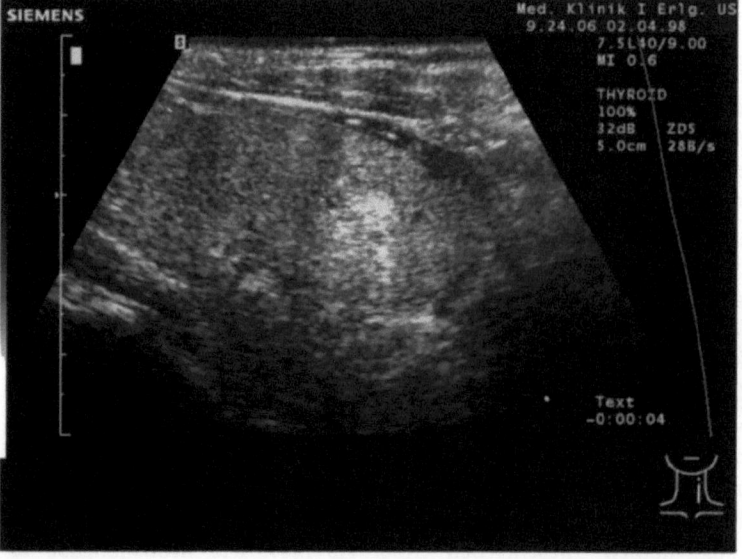

Abb. 140. Echoreicher Knoten

folgt nach dem größten Durchmesser, egal in welcher Schnittführung dieser gemessen wurde. Sind bis zu 5 Knoten abgrenzbar, so wird die Anzahl der Knoten genau angegeben. Bei mehr als 5 Knoten spricht man im Befund von mehreren (mehr als 5) Knoten, ist die Schilddrüse nur noch aus knotigen Veränderungen aufgebaut, lautet der Befund „Struma nodosa". Neben der Echogenität und dem maximalen Durchmesser des größten Knotens sollte eine ungefähre Beschreibung der Lage der oder des Knotens vorgenommen werden. Diese Lagebeschreibung ist wichtig, um bei einem eventuellen Fokalbefund in der Szintigraphie eine Zuordnung zu sonographisch beschriebenen Knoten vornehmen zu können (s.o.). Am besten wird jedoch das Szintigraphiebild direkt mit den sonographischen Bildern verglichen. Neben der Beschreibung der Echogenität wird auch angegeben, ob zystische Anteile in den Knoten erkennbar sind. Solche zystisch-regressiven Veränderungen in Schilddrüsenknoten sind bei Größenzunahme der Knoten sehr häufig. Sie müssen abgegrenzt werden von echten Schilddrüsenzysten, die im Gegensatz zu anderen Parenchymorganen seltener sind. Diese Abgrenzung gelingt, indem man den Rand des zystischen Areals nach einem verbliebenen Gewebesaum absucht, der Hinweis für einen sekundär zystisch degenerierten Knoten ist. Beispiele dazu zeigen die Abb. 141 u. 142.

Schilddrüsenzysten können sehr groß werden und dem Patienten starke Beschwerden bereiten. Wenn dann noch eine spontane Einblutung auftritt, ist der Patient von starken Schmerzen geplagt. Es können Schluck- und Atembeschwerden auftreten.

Das typische sonographische Bild besteht dann in einer inhomogenen, überwiegend echofreien „Raum-

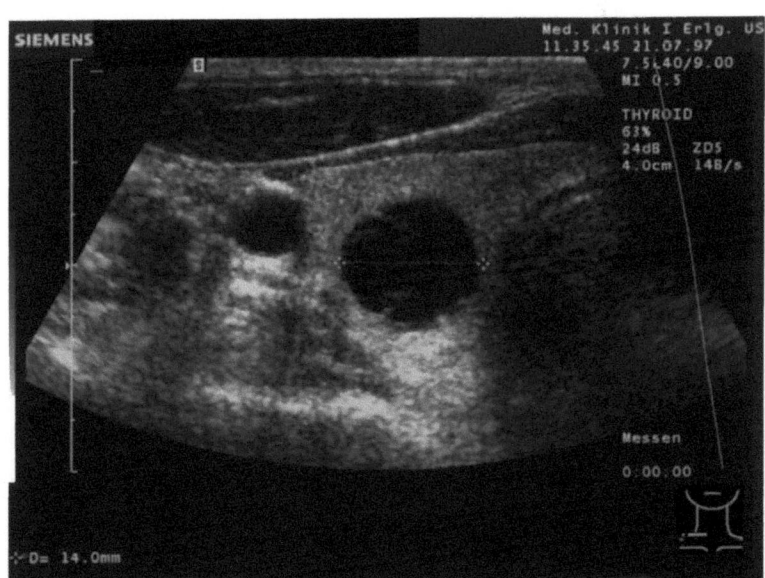

Abb. 141. Echte Schilddrüsenzyste ohne Randsaum eines Knotens mit scharfer Abgrenzung zum umgebenden Schilddrüsengewebe

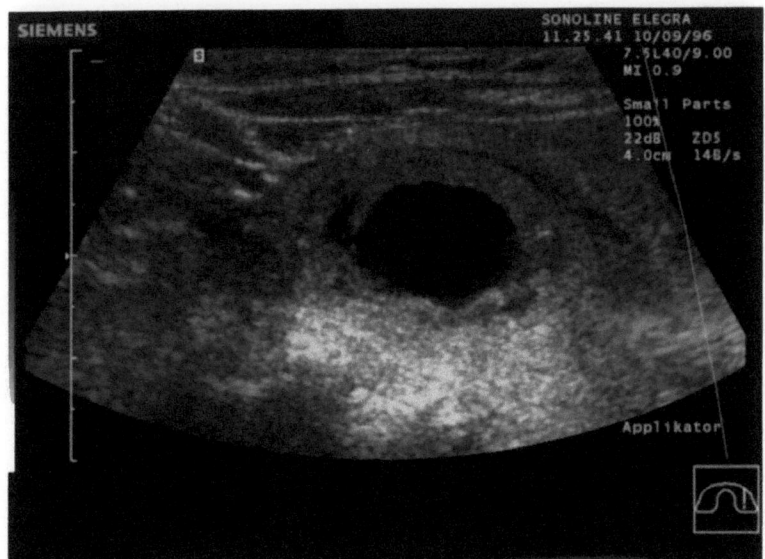

Abb. 142. Zystisch degenerierter Knoten. Man beachte den Rand des Knotens mit Halo und die zentrale zystische Degeneration

forderung" mit zentralen Binnenechos, die teilweise septiert imponieren können (Abb. 143). Bei starken Beschwerden ist die Therapie der Wahl die Punktion und Entleerung der Zyste unter Lokalanästhesie.

Weiterhin von Bedeutung ist die sonographische Detektion von Verkalkungen. Große, grobschollige Verkalkungen sind zumeist Ausdruck regressiver Veränderungen in den Schilddrüsenknoten (Abb. 144). Sehr kleine Verkalkungen sind ein möglicher Hinweis auf eine maligne Genese des Schilddrüsenknotens (Abb. 145). Das Vorliegen eines echoarmen Randsaums, des sog. „Halo-signs", ist bei knotigen Veränderungen der Schilddrüse im Gegensatz zu Abdominalorganen eher ein Zeichen für Benignität, man spricht im sonographischen Umgangston auch vom Heiligenschein. Dennoch kann sich prinzipiell hinter jeder knotigen Veränderung ein pathologischer Befund mit Bedeutung für den Patienten verbergen. Die wichtigsten pathologischen Korrelate knotiger Schilddrüsenveränderungen sind:

- autonome Adenome,
- Schilddrüsenkarzinome,
- Metastasen (insbesondere von Hypernephromen).

Andere Ursachen für Fokalbefunde der Schilddrüse sind seltener (Infiltrationen bei Systemerkrankungen). Die Mehrzahl aller pathologischer relevanten Schilddrüsenknoten ist echoarm, zeigt keinen echoarmen Randsaum und zeigt keine zystisch-regressiv veränderten Areale. Jedoch kann dieser Leitsatz nicht bei allen knotigen Veränderungen Anwendung finden, so dass, wie oben schon erwähnt, bei allen knotigen Veränderungen der Schilddrüse zumindest einmal eine Szintigraphie erforderlich ist.

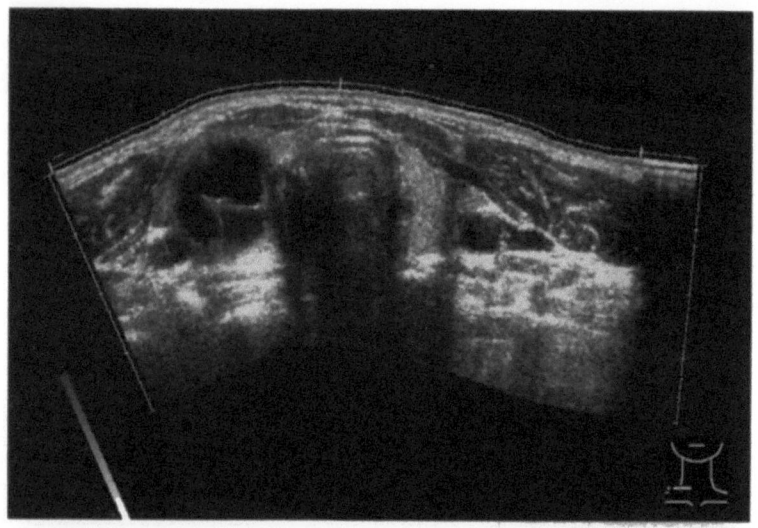

Abb. 143. Eingeblutete Zyste im rechten Schilddrüsenlappen (Panoramabild)

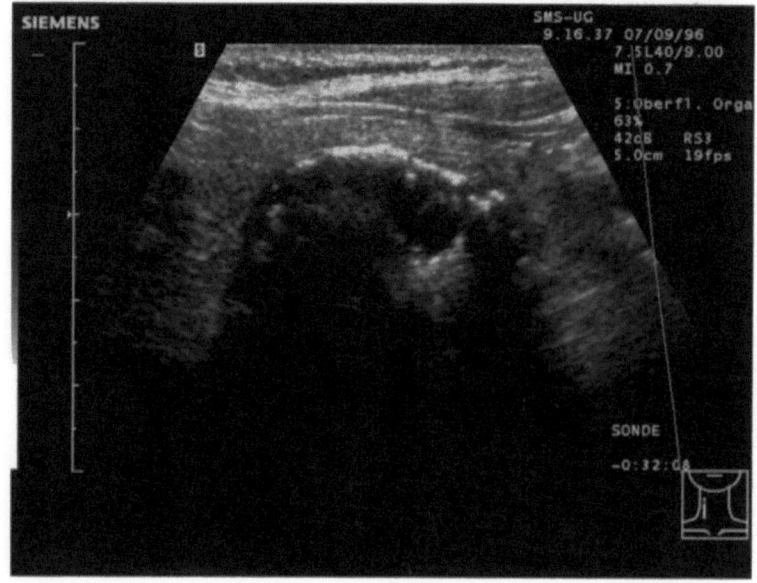

Abb. 144. Schalenförmige Verkalkung eines Knotens im rechten Schilddrüsenlappen

In einer prospektiven Studie zeigte sich, dass die Mehrzahl der autonomen Adenome der Schilddrüse echoarm ist, allerdings handelte es sich hierbei nur um 62% aller Knoten. Fast alle autonomen Adenome zeigen sich in der Farbdopplersonographie hyperperfundiert im Vergleich zum umgebenden Schilddrüsengewebe, eine Tatsache, die auch zur Kontrolle von sonographisch gezielten interventionellen Therapieverfahren der Schilddrüsenautonomie, wie der perkutanen Ethanolinjektion, genutzt werden kann.

Andere Untersuchungen weisen darauf hin, dass die Kombination sonographisch echoarmer Knoten und szintigraphisch kalter Herdbefund zu 25% ein Malignom als Ursache hat. Diese Zahlen machen deutlich, dass eine definitive Erklärung knotiger Herdbefunde wichtig ist. Wie schon erwähnt, lässt das Auflösungsvermögen der Szintigraphie eine weitere Abklärung von Knoten kleiner als 10 mm kaum zu. Im klinischen Alltag beschränken wir uns dabei auf die Empfehlung einer kurzfristigen Kontrolluntersuchung. Bei soliden Knoten, die szintigraphisch einen kalten Herdbefund aufweisen, besteht ein Malignomverdacht. Die sonographisch gezielte Feinnadelpunktion ist hierbei nur von begrenzter Hilfe. Lassen sich in der Zytologie maligne Zellen nachweisen, so ist das Malignom bewiesen und eine Operation unbedingt indiziert. Falls sich aber nur nekrotische oder regressiv veränderte Anteile nachweisen lassen, ist der Befund zweifelhaft und muss eine weitere Klärung nach sich ziehen. Diese kann zumeist nur operativ ausreichend sicher erfolgen. Eine Zwischenstellung nimmt der zytologische Befund der sog. folliku-

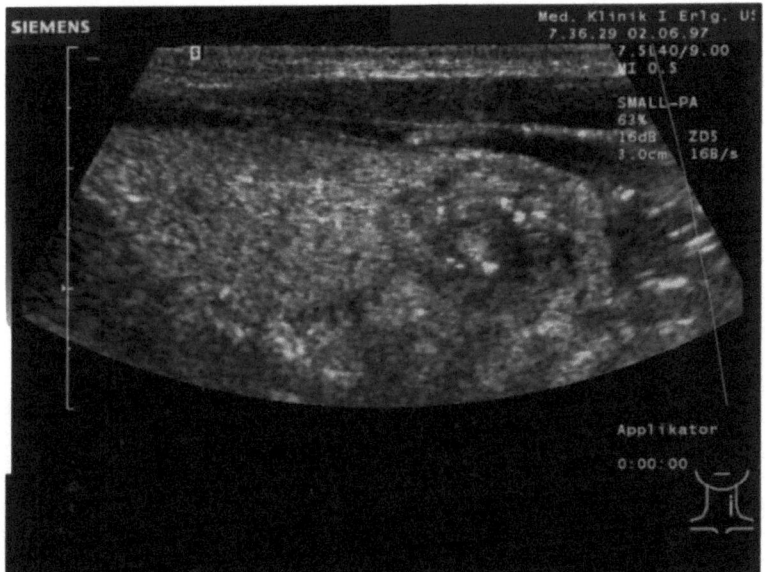

Abb. 145. Kleines papilläres Karzinom im linken Schilddrüsenlappen. Man beachte die kleinen Verkalkungen (echoreiche Reflexe mit angedeuteter distaler Schallauslöschung)

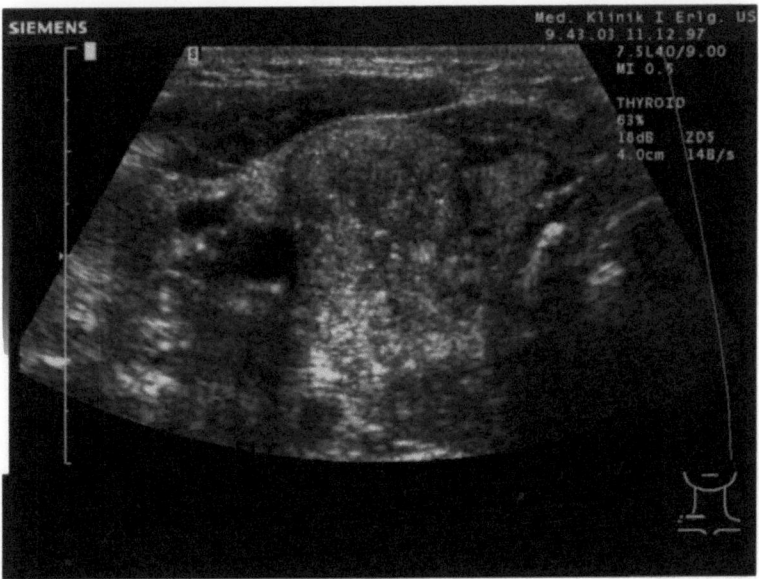

Abb. 146. Follikuläres Karzinom des rechten Schilddrüsenlappens

lären Neoplasie ein. Dieser zytologische Befund kann entweder auf ein follikuläres Adenom oder ein follikuläres Karzinom hinweisen, so dass in diesem Falle eine operative Entfernung des Schilddrüsenknotens indiziert ist.

Sonographische Hinweise auf eine maligne Genese sind die Infiltration in die Umgebung und das Vorliegen von Lymphknotenmetastasen (Abb. 146). Inhomogene Echotextur, „unruhiges" Binnenmuster etc. sind ebenfalls nur Hinweise, nie Beweise.

7.4 Zusammenfassung

Die Sonographie der Schilddrüse ist bei diesem Organ das Verfahren mit der höchsten Ortsauflösung. Bei normal großer Schilddrüse mit regelrechtem Echomuster und ohne fokale Veränderungen ist im allgemeinen keine weitere Diagnostik notwendig. Alle fokalen Veränderungen über 10 mm Größe sollten szintigraphiert werden, ebenso alle inhomogenen Strumen. Bei fokalen Veränderungen kleiner 10 mm ist eine Verlaufskontrolle indiziert, die sich nach der Klinik des Patienten richtet.

Eine Aussage über die Funktion von Schilddrüsenknoten ist nur in ausgewählten Fällen möglich, ebenso eine Aussage über die Dignität. Hier ist die Szintigraphie überlegen (wobei die o.g. Größeneinschränkungen zu beachten sind). Bei szintigraphisch kalten Knoten, die sonographisch solide sind, sind eine Biopsie oder sogar eine histologische Klärung durch eine Operation indiziert.

7.5 Nebenschilddrüsen

Die normal großen Nebenschilddrüsen (NSD) sind sonographisch auch mit hochauflösenden Schallköpfen nicht darstellbar. Üblicherweise liegen 4 Nebenschilddrüsen vor, die jeweils dorsal der Pole der Schilddrüsenlappen lokalisiert sind. In einzelnen Fällen können auch mehr NSD vorhanden sein, die auch ektop liegen können. Die gezielte sonographische Exploration der NSD-Region ist bei primärem oder sekundärem Hyperparathyreoidismus indiziert. Hierzu werden die Polregionen der Schilddrüse nach echoarmen Fokalbefunden abgesucht. Ab einem Durchmesser von 5 mm sind die vergrößerten NSD sonographisch nachweisbar. In fast allen Fällen imponieren diese echoarm. Bei optimalen Untersuchungsbedingungen lassen sie sich vom Schilddrüsengewebe durch die sichtbare Kapsel der Schilddrüse abgrenzen. Jeder echoarme Fokalbefund an den Schilddrüsenpolen ist verdächtig auf das Vorliegen eines NSD, bei entsprechender Klinik mit Hyperkalzämie (beim primären Hyperparathyreoidismus) oder lange bestehender Hypokalzämie mit sekundärem Hyperparathyreoidismus (bei lange bestehender Niereninsuffizienz) ist die Vergrößerung der NSD durch das typische sonographische Bild bewiesen (Abb. 147). In der präoperativen Lokalisationsdiagnostik ist die Sonographie auch in diesem Einsatzareal besser geeignet als CT und MRT und wird nur noch von der chirurgischen Exploration übertroffen.

Falls die Schilddrüsenkapsel sonographisch nicht eindeutig abgrenzbar ist, kann die Differenzierung von einem intrathyreoidal gelegenen echoarmen Knoten sonographisch unmöglich sein. In Einzelfällen können ektope NSD auch primär intrathyreoidal vorkommen.

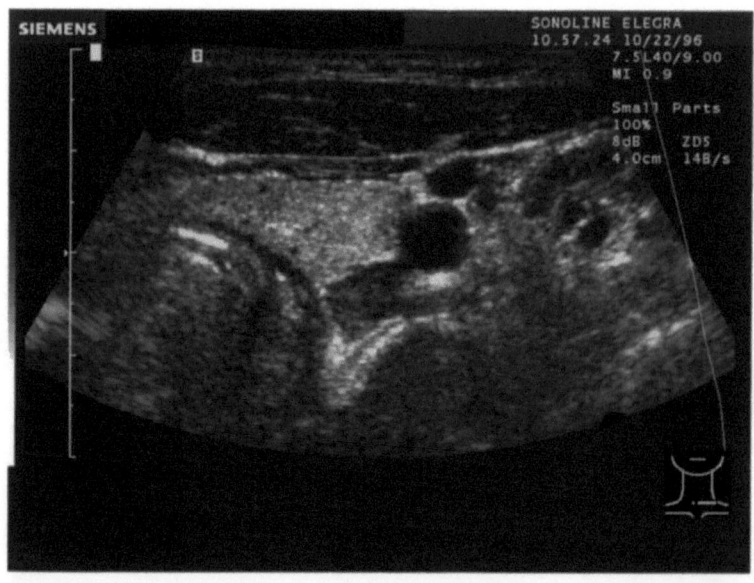

Abb. 147. Nebenschilddrüsenadenom am Unterpol des linken Schilddrüsenlappens

KAPITEL 8

Hochauflösende Sonographie der Haut

8.1
Einleitung

Die Ultraschalldiagnostik von Haut, Subkutis und Lymphknoten ist in der Dermatologie eine junge diagnostische Methode. Sie wurde 1995 in die Weiterbildungsordnung aufgenommen. In der Ultraschallvereinbarung ist für die Untersuchung der Haut ein hochauflösendes 20-MHz-Ultraschallgerät und für die Sonographie der Subkutis und der Lymphknoten 7,5- bis 10-MHz-Sonden vorgegeben.

Letztere finden weit verbreiteten Einsatz in der Onkologie, hier speziell für die Primärdiagnostik und Nachsorge bei Patienten mit malignem Melanom. Weitere Indikationen sind unklare Weichteiltumoren und in Kombination mit der Farbduplexsonographie die Beurteilung von vaskulären Fehl- und Neubildungen sowie Fragestellungen der Andrologie und Angiologie.

Zur definitiven Beurteilung von Fehl- und Neubildungen der Haut ist nach der klinischen Inspektion und Palpation die histologische Untersuchung einer Hautbiopsie oft unverzichtbar.

Als nichtinvasives, schnittbildgebendes Verfahren liefert die hochauflösende Sonographie mit 20 MHz wesentliche Informationen zur Struktur der Dermis und Subkutis vor einem operativen Eingriff (Tumordickenmessung) und eignet sich zur Verlaufsbeurteilung bei Erkrankungen des kollagenen Bindegewebes der Haut.

Die Entwicklung begann 1979 um Alexander u. Miller mit Untersuchungen zur Hautdickenmessung im gepulsten Ultraschall (A-Bild). Grundlegende Arbeiten zur B-Bild-Sonographie der Haut mit den ersten 20-MHz-Prototypen folgten in den nächsten 10 Jahren in England, Frankreich, Dänemark, Deutschland und Japan. Zwei kommerziell produzierte 20-MHz-Geräte konnten sich im klinischen Einsatz etablieren: Das Gerät Dermascan C (Cortex Technology, Hadsund, Dänemark) und der DUB 20 (Taberna pro medicum, Lüneburg, Deutschland). Beide Geräte arbeiten nach dem Prinzip eines mechanischen Scanners, in dem eine Stiftsonde motorgetrieben in einer Wasservorlaufstrecke über die zu untersuchende Hautregion hin und her bewegt wird. Das zweidimensionale B-Bild (Brightness-Mode) wird computergestützt aus den Signalamplituden der einzelne Ultraschalllinien beim Abfahren der Untersuchungsregion aufgebaut (Abb. 148a). Zur besseren Diskriminierung werden die Grauwerte des B-Bildes mit einer Falschfarbenskala emuliert.

Horizontale Schnitte einer interessierenden Region werden als C-Bild rechnergestützt erstellt. Optional sind 3-D-Rekonstruktion und weitere Sonden mit 30 und 50 MHz erhältlich.

Die Arbeitsgruppe um Hoffmann u. El Gammal in Bochum entwickelte in den letzten Jahren noch höher auflösende Ultraschallgeräte mit 100 und 150 MHz. Sie ermöglichen erstmals die Differenzierung verschiedener Schichten der Epidermis im Schnittbild. Der klinische Nutzen dieser Laborprototypen wird derzeit evaluiert.

8.2
Ultraschallanatomie der Haut in der 20-MHz-Sonographie

Bei einer axialen Auflösung von etwa 80 µm und einer lateralen Auflösung von 200 µm können Strukturen der Haut und Subkutis bis zu einer Tiefe von maximal 1 cm dargestellt werden.

Die gesunde Haut zeigt ein echoreiches Eingangsecho, das durch die hohe Impedanzdifferenz zwischen der Wasservorlaufstrecke und der Epidermis entsteht. Die Breite des Eintrittsechos korreliert nicht mit der Dicke der Epidermis. Strukturelle Prozesse in der Epidermis können nicht differenziert werden.

Das Korium kommt als echoreiches Band, in der Dicke abhängig von der Körperregion, zur Darstellung. Die Echogenität ist durch die Struktur, die Dichte, die räumliche Anordnung und Spannung des kollagenen Bindegewebes bedingt. Druck und Zug während einer Untersuchung verändern die Echogenität eindrucksvoll.

Das subkutane Fettgewebe ist durch Echoarmut bis Echoleere gekennzeichnet. Bindegewebesepten verlaufen in der echoarmen Subkutis parallel bis schräg zum Korium als reflexgebende Strukturen. Die Mus-

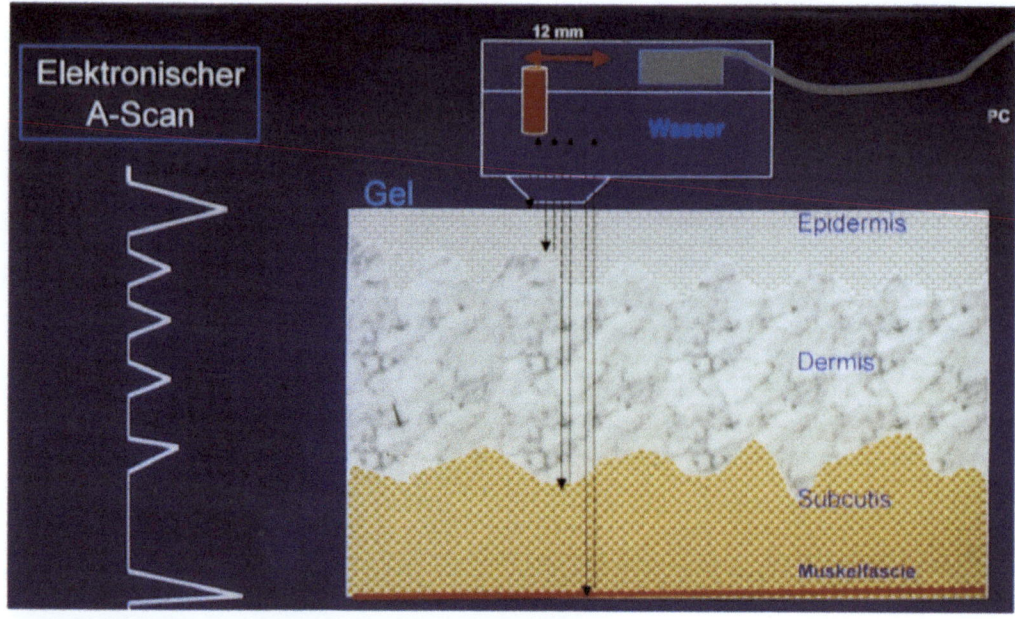

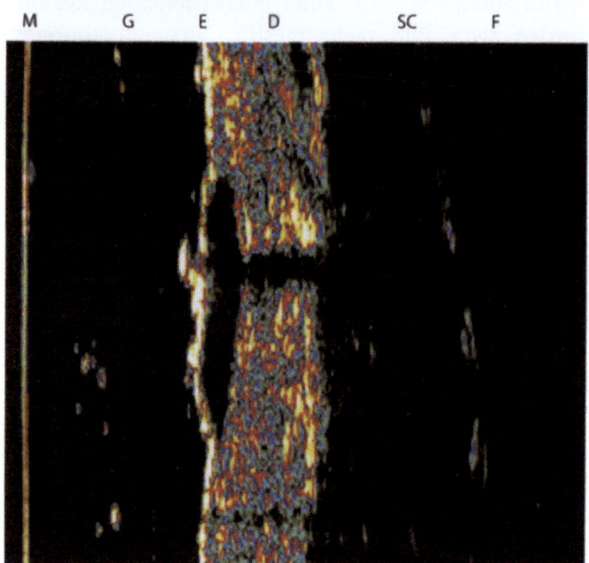

Abb. 148. a Untersuchungsschema des 20-MHz-Ultraschallkopfes. **b** Schnittbild der Haut mit einem benignen Pigmentnävus. Strukturen von links nach rechts: Membran des Schallkopfes (*M*), Ultraschallgel (*G*), Eingangsecho (*E*), Dermis (*D*), Subkutis (*SC*), Faszie (*F*)

kelfaszien imponieren sonographisch als echoreiche lineare Schichten. Sie sind aufgrund der begrenzten Eindringtiefe des Schalls nicht immer darstellbar (Abb. 148 b).

Die Adnexen der Haut wie Haarfollikel und Talgdrüsen erscheinen im sonographischen Bild als echolose, scharf begrenzte Strukturen, die in einem Winkel von 30–50° vom Eingangsecho durch das Korium bis zur Subkutis ziehen.

Multiple Faktoren wie körperliche Ruhe, Lagewechsel, Temperatur, Tageszeit und hormonelle Einflüsse (Menstruationszyklus) beeinflussen die Dickenmessung der Haut, vorwiegend durch Variation des Flüssigkeitsgehaltes im Interstitium. Deshalb sollten vergleichende Untersuchungen zum Verlauf stets unter identischen Bedingungen stattfinden.

8.3
Untersuchung

Für eine optimale Bildqualität des Sonogramms wird die schallkopfintegrierte Vorlaufstrecke mit destilliertem Wasser gefüllt. Heute sind die kommerziellen Geräte mit einer auswechselbaren µm-dünnen Membran verschlossen, was den Patientenkomfort wesentlich verbessert und die Bildqualität durch Dämpfung des Schalls an der Membran nur minimal beeinträchtigt.

Die Untersuchung der Patienten erfolgt in der Regel in liegender Position. Dabei sollte der Schallkopf ohne Druck im Ultraschallgel auf der Haut schwebend balanciert werden, um Artefakte durch Scherkräfte am kollagenen Fasernetz zu vermeiden.

Das Untersuchungsfenster der 20-MHz-Sonde ist 12 mm schmal. Größere Tumoren können nur segmentiert in mehrere Bilder dargestellt werden. Alle sonographischen Befunde werden in 2 zueinander senkrecht stehenden Schnittebenen dokumentiert. Bei pathologischen Befunden ist der Vergleich zur kontralateralen, gesunden Seite aufschlussreich.

Die Befundung erfolgt nach Vermessung der dargestellten Strukturen und beschreibt die wesentlichen Kriterien (s. Abb. 148b):

- Lokalisation,
- Schnittebene,
- Eingangsecho (E),
- Echogenität des Koriums (K), der Subkutis (SC) und ggf. der Muskelfaszie (F),
- Tumorform, laterale und dorsale Abgrenzbarkeit,
- Vorhandensein und Verteilung von Binnenechos,
- Vorhandensein und Ausprägung von diagnostisch wichtigen Bildartefakten wie Schallschatten oder Schallverstärkung.

Die Dokumentation des sonographischen Befundes erfolgt mittels Farbausdruck. Die Datenspeicherung im Computer ermöglicht die digitale Verarbeitung der Befunde.

8.4
Tumoren im Ultraschallbild

Die meisten benignen und malignen Tumoren der Haut stellen sich im 20-MHz-Ultraschallbild innerhalb des echoreichen Koriums spindelförmig bis oval, selten kreisförmig, und meist als echoarme bis echoleere Raumforderung dar. Das Eingangsecho ist inhomogen. Die meisten Tumoren sind seitlich und zur Tiefe abgrenzbar (Abb. 149–151). Überschreitet ihre Dicke die Dermis-Subkutis-Grenze, ist eine Abgrenzung der Tumorbasis im umliegenden ebenfalls echoarmen Fettgewebe nicht möglich. Eine differentialdiagnostische Abgrenzung der Tumoren untereinander ist nach sonomorphologischen Kriterien *nicht* möglich.

Im Vergleich von sonometrischer und histometrischer Tumordicke ist bei den meisten Tumoren eine geringe Überschätzung in der Sonometrie vorhanden. Ursache ist das sonographisch nicht abgrenzbare, weil ebenfalls echoarme subtumorale Begleitinfiltrat aus entzündlichen Zellen. Eine seltener anzutreffende sonometrische Unterschätzung der Tumordicke kann durch nicht detektierbare dünne Tumorstränge begründet werden, deren Dicke unterhalb des Auflösungsvermögens des Schallkopfes liegt.

Nach einer aktuell publizierten Multicenterstudie zum malignen Melanom beträgt die Korrelation zwischen sonographischer und histologischer Tumordicke r=0,97; die nach klinischer Palpation geschätzte

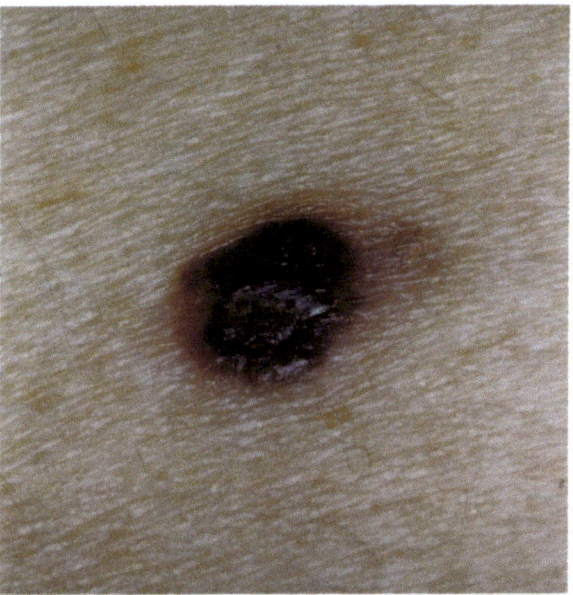

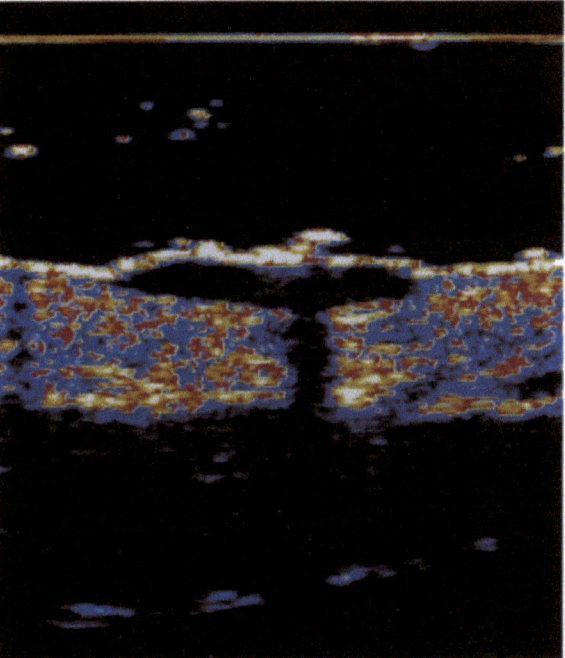

Abb. 149. a Malignes Melanom der Rückenhaut, histometrische Tumordicke 0,85 mm. **b** 20-MHz-Bild des Melanoms: Echoarmer, spindelförmiger Tumor in der oberen Dermis. Im Bereich der aufliegenden zentralen Kruste ist das Eingangsecho unregelmäßig verbreitert. Die Kruste führt zur dorsalen Schallauslöschung. Sonometrische Tumordicke 0,88 mm

Tumordicke wurde mit einer schlechteren Korrelation r=0,59 zur Histologie evaluiert.

Die sekundären Ultraschallphänomene können diagnostische Hinweise bieten: Hyperkeratosen oder Hornperlen in Tumoren z. B. in einer Verruca seborrhoica, einem Plattenepithelkarzinom oder Angiokeratom verursachen neben einem ausgeprägten Eintrittsecho oft einen partiellen oder totalen Schall-

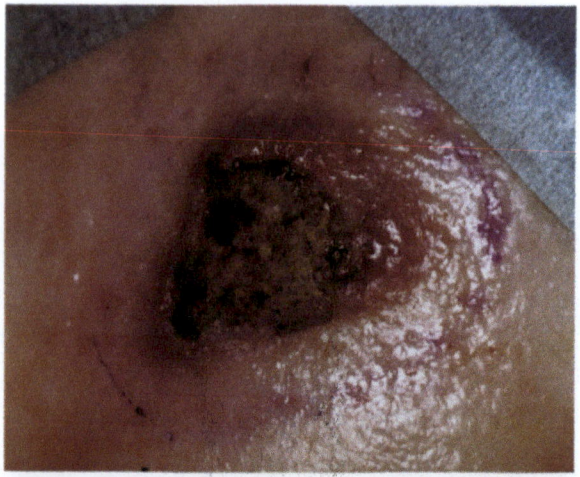

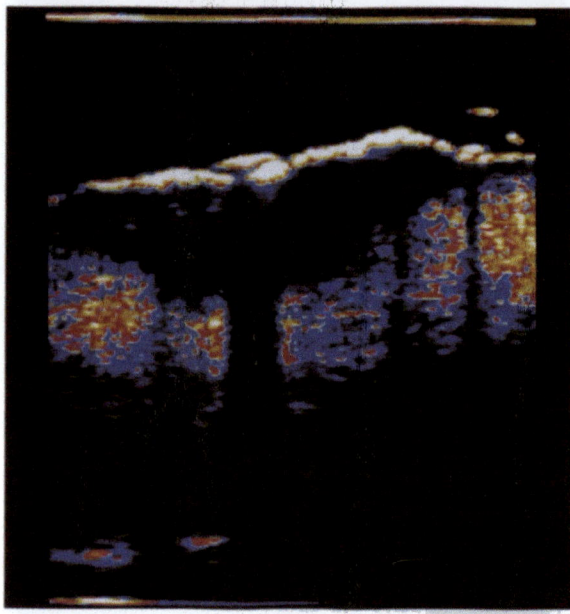

Abb. 150. a Plattenepithelkarzinom an der Stirn. **b** 20-MHz-Bild des Tumors: Echoarmer, wannenförmiger Tumor mit Ausdehnung in die untere Dermis. Im Bereich der aufliegenden zentralen Kruste ist das Eingangsecho unregelmäßig verbreitert. Die Kruste führt zur dorsalen Schallauslöschung. Die seitliche Begrenzung kann aufgrund der Tumorausdehnung und der aktinischen Elastose nicht sicher abgegrenzt werden

8.5
Entzündliche Dermatosen im Ultraschallbild

Die 20-MHz-Sonographie hat sich zur Hautdicken- und Hautdichtemessung vor Therapiebeginn und im Therapieverlauf bei entzündlichen Dermatosen bewährt. Der sonographische Befund der Sklerodermie zeigt im entzündlichen Stadium ein verbreitertes und echovermindertes Korium, während im sklerotischen Stadium der Sklerodermie ein sehr echoreiches und verbreitertes Korium zur Darstellung kommt. Bei Faszienbeteiligung erkennt man eine Zunahme der Fasziendicke. Ein verbreitertes, echoreiches Korium findet man ebenfalls bei kutanen Strahlenfibrosen und bei der chronischen Graft-versus-Host-Erkrankung.

Bei Ekzemen, Psoriasis vulgaris und Lichen ruber planus besteht ein echoarmes Band im oberen Korium als Korrelat der Infiltration mit entzündlichen Zellen. Die klinisch meist eindrucksvollere Besserung zeigt sich im Ultraschall als Verschmälerung bzw. Rückbildung des echoarmen Bandes. Die atrophogene Potenz topischer Glukokortikoide an der Haut kann im 20-MHz-Bild vergleichend dokumentiert werden.

8.6
Klinischer Stellenwert und Grenzen der Methode

Die Hauptindikation der hochfrequenten Sonographie ist die Darstellung von Tumoren der Haut. Besonders beim malignen Melanom stellt die präoperative Sonometrie der vertikalen Tumordicke ein wichtiges Entscheidungskriterium für den zu wählenden Sicherheitsabstand bei der Exzision des Tumors dar (s. Abb. 149 a, b). Klinisch okkulte Satellitenmetastasen in der Dermis können dabei entdeckt werden.

Die Invasionstiefe eines Basalioms oder Plattenepithelkarzinoms am Ohr oder an der Nase kann zuverlässig dargestellt werden. Eine nachweisbare Tumorausdehnung bis dicht an oder in den Knorpel verbessert die präoperative Planung unter Berücksichtigung ästhetischer Aspekte dieser Region (s. Abb. 151 a, b). Die leichte Überschätzung der Tumordickenmessung im Ultraschall aufgrund des subtumoralen entzündlichen Begleitinfiltrats wurde oben bereits erörtert.

Bei einem sklerodermiformen Basaliom ist der solide Tumoranteil gut abgrenzbar, wogegen filiforme Ausläufer aus wenigen Zellverbänden auch in der 50- und 100-MHz-Sonographie nicht entdeckt werden. Weiterhin können die meisten benignen Tumoren der Dermis, z. B. seborrhoische Keratosen, Histiozytome und dermale Naevi (s. Abb. 148 b), abgebildet werden. Der diagnostische Nutzen gegenüber der klinischen Untersuchung ist gering. Eine differentialdiagnostische Abgrenzung zwischen einem benignen Pigment-

schatten. Im Gegensatz dazu können noduläre oder adenoid-zystisch differenzierte Basaliome eine subtumorale Schallverstärkung aufweisen.

In aktinisch geschädigter Haut der Kopf-Hals-Region ist die Ultraschallanatomie verändert. Die aktinische Elastose korreliert mit einem echoarmen Band unter dem Eingangsecho. Die Abgrenzung kutaner Tumoren in lateraler Ausdehnung wird erschwert. Eine Verbesserung kann durch manuelles Spannen der Haut erreicht werden: die Echogenität des kollagenen Fasernetzes in der Elastose steigt bei unveränderter Echogenität des Tumors, der somit besser abgrenzbar wird.

Abb. 151. a Plattenepithelkarzinom am ventralen Helixrand. **b** 20-MHz-Bild des Tumors: Echoarm begrenzter, walzenförmiger Tumor mit multiplen echogenen Binnenstrukturen und Ausdehnung in die untere Dermis. Es fand sich kein Hinweis auf Infiltration in den tiefer liegenden, echoarmen Knorpel der Helix. Die Größe des Tumors erfordert mehrere Bildsegmente in einer Reihe. Links Tumorrand, rechts Tumorzentrum

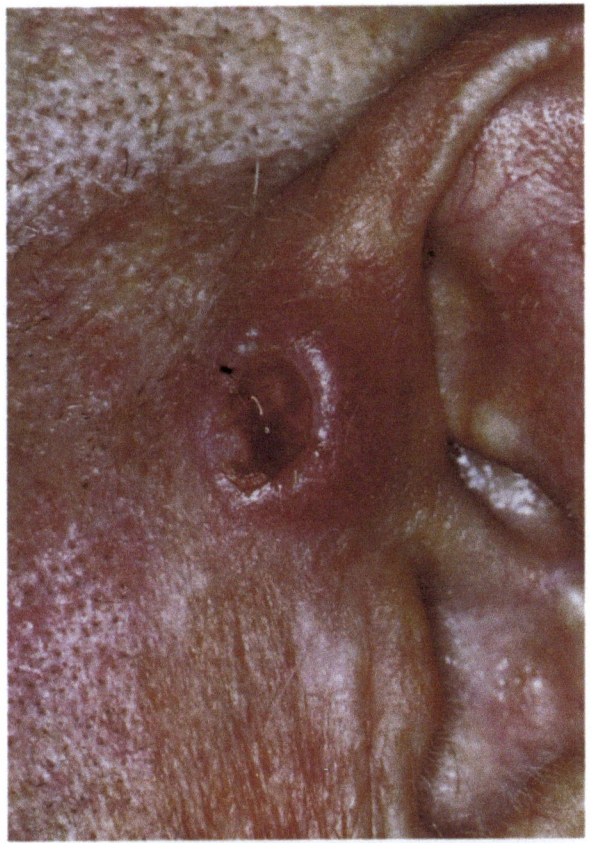

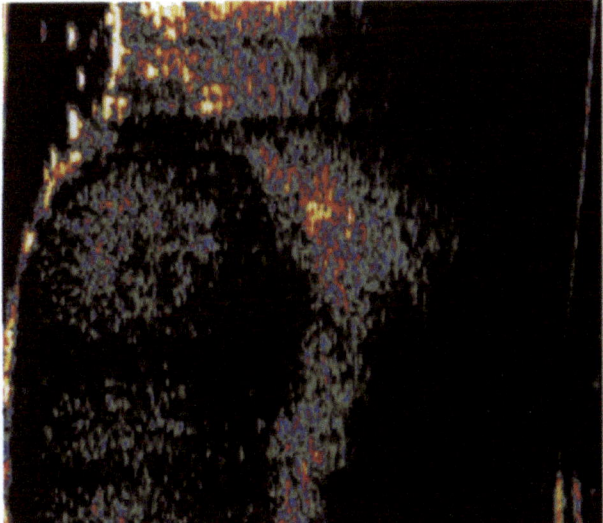

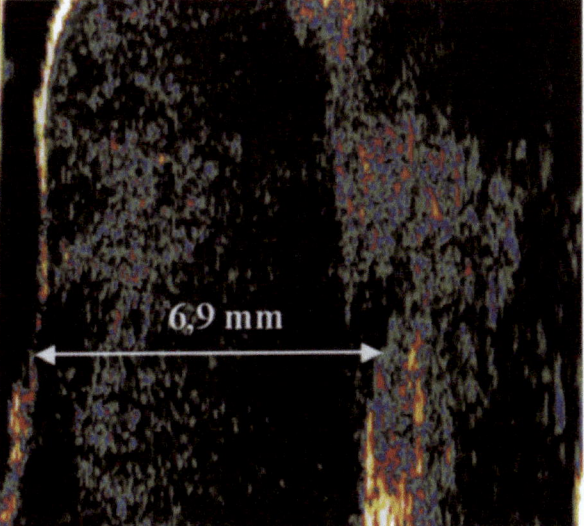

nävus und einem malignen Melanom ist sonomorphologisch nicht möglich.

Bei Säuglingen und Kleinkindern kann die sonographisch bestimmte Dicke von kutanen Hämangiomen in den sog. Problemlokalisationen (Auge, Nase, Genitale) eine wertvolle Information zur Therapieplanung sein. Bei klinischem Verdacht oder zum Ausschluss einer kutan-subkutanen Ausdehnung ist die Untersuchung mit 7,5- bis 15-MHz-Sonden sinnvoller, da die Beurteilung der Vaskularisation in der farbkodierten Duplexsonographie eine bessere Einschätzung der Therapieindikation erlaubt.

Bei entzündlichen Hauterkrankungen wie Kollagenosen, Strahlenfibrosen und Ekzemen liefert die 20-MHz-Sonographie die notwendigen Schnittbilder für Verlaufskontrollen mit Hautdicken- und Elastizitätsmessungen.

KAPITEL 9

Weiterentwicklung der digitalen sonographischen Verfahren

9.1
Dreidimensionale Sonographie im Kopf-Hals-Bereich

9.1.1
Prinzip des dreidimensionalen Ultraschalls

Mit dem konventionellen B-Bild werden Strukturen in mehreren Ebenen untersucht und die einzelnen Bilder werden vom Arzt in ihrem räumlichen Aufbau mental zusammengesetzt, um ihre Struktur zu erfassen. Dabei gibt es Probleme in der Erfassung von Details des Befundes. Das Ziel der dreidimensionalen Ultraschalldarstellung ist es, dem Untersucher durch ein dreidimensionales Bild, das aus den Informationen mehrerer einzelner Schnittbilder zusammengesetzt wurde, einen verbesserten Einblick in die Struktur des untersuchten Originals zu liefern. Über derartige erfolgreiche Sekundärrekonstruktionen wurde bereits auf verschiedensten anderen medizinischen Gebieten berichtet, beispielsweise in der Radiologie für die Computertomographie und die Magnetresonanztomographie bis hin zur Histopathologie. Gerade in der Sonographie des Kopf-Hals-Bereiches erscheint eine dreidimensionale Darstellung geeignet, da sie zwischen der Palpation außen und der Spiegelung innen eine räumliche, naturgetreue Erfassung der Pathologie mittels 3-D-Rekonstruktion auf die Therapieplanung (konservativ und insbesondere operativ) wichtigen Einfluss haben kann. Bisher konnten sonographisch nur auf der Körperoberfläche senkrecht stehende Ebenen dargestellt werden, die dritte, zur Körperoberfläche parallele Ebene (C-Bild), konnte nicht gesehen werden. Die sich anbietende Lösung dieses Problems ist eine dreidimensionale Darstellung eines mit Ultraschall untersuchten Volumens. Dieses erfordert die vom Computer erstellte Rekonstruktion eines Untersuchungsbefundes aus lückenlosen, regelhaften 2-D-Datensätzen gleicher Abstände. Diese in Folge angeordneten, nahe beieinander liegenden einzelnen Ultraschallschnitte erfassen jeweils einzelne Schnittebenen eines Volumens. Von diesem Volumen wird durch einen Computer unter Verwendung aller Einzelschnitte eine räumliche dreidimensionale, perspektivische Darstellung berechnet und auf dem Bildschirm dargestellt. Dies bezeichnet man als dreidimensionalen Ultraschall (3-D-Ultraschall). Die meisten Geräte (Kretz, Siemens, früher auch Dornier) bieten auch die Möglichkeit zu einer detaillierten Volumenanalyse mittels Darstellung der 3 aufeinander senkrecht stehenden Raumebenen (x-, y- und z-Ebene). Das Novum bei diesem Verfahren ist das C-Bild (Constant depth scan). Hierbei handelt es sich um eine zur Oberfläche parallele Darstellung der z-Schnittebene. Diese wird vom Computer berechnet, indem er von jedem B-Bild in gleichem Abstand von der Oberfläche die einzelnen Graustufenwerte der konventionellen B-Bilder über die gesamte Scanbreite herausgreift und zum C-Bild zusammensetzt.

9.1.2
Methoden

Bisher wurden verschiedene Methoden in der dreidimensionalen Sonographie entwickelt. Sie unterscheiden sich prinzipiell in der Befunderhebung und in der Bildverarbeitung.

9.1.2.1
Befunderhebung

Bei jedem bildgebenden Verfahren, das aufeinanderfolgende Serienschnitte erstellt, lässt sich aus einem Satz von Serienschnitten ein dreidimensionales Bild erstellen. Um aus den einzelnen B-Bild-Schnitten ein unverzerrtes und maßstabgetreues 3-D-Bild zu erhalten, müssen die einzelnen Schichten in der exakten räumlichen Orientierung rekonstruiert werden, in der sie aufgenommen wurden. Hierfür müssen alle 3 Raumkoordinaten jedes zweidimensionalen Ultraschallschnittes sowie die Relation zueinander bekannt sein. Um diese Raumkoordinaten genau zu bestimmen, wurden verschiedene Systeme entwickelt. Die Berechnung nach der Befunderhebung ist am einfachsten, wenn die Einzelebenen immer gleich orientiert und anhand eines regelmäßigen Schemas, meist parallel, erstellt werden (Abb. 152). Eine Alternative dazu stellt ein System dar, das die Einzelschnitte an-

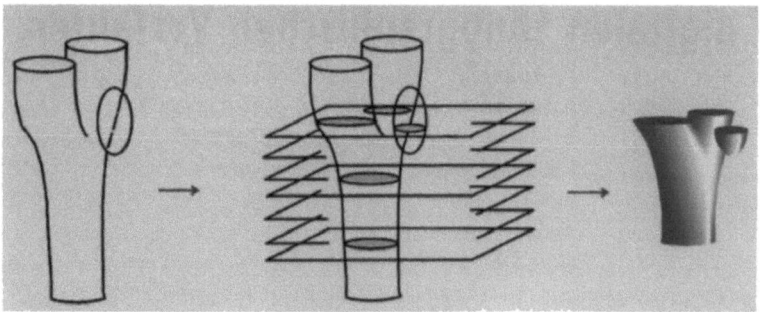

Schematische Darstellung der Karotisgabel mit vergrößertem Halslymphknoten

B-Bild-Schnittbildserie des Befundes mittels Parallelverschiebumg

3-D-Befunddarstellung errechnet aus der Summe der B-Bild-Einzelschnitte

Abb. 152. Befunddarstellung in B-Schnittbildserien und Berechnung der 3-D-Darstellung aus allen B-Bild-Einzelschnitten

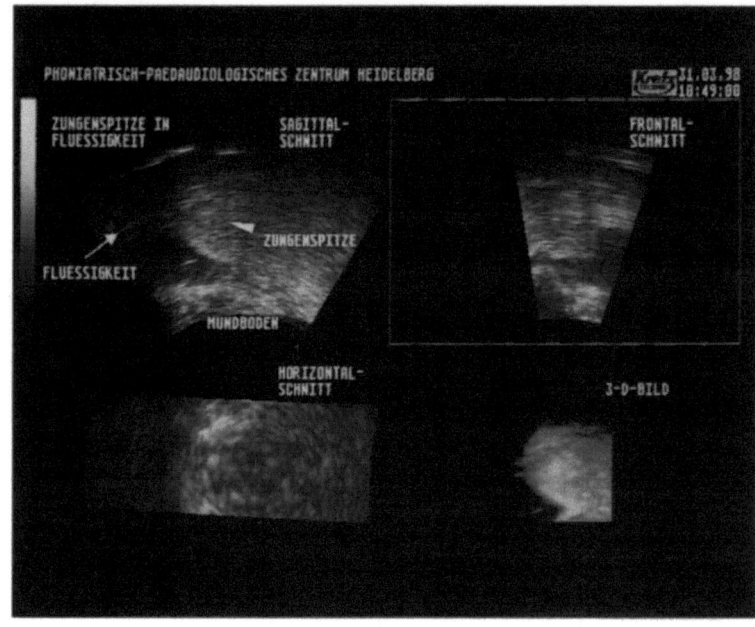

Abb. 153. 3-D-Darstellung des Mundinnenraums

ders angeordnet, z. B. im Schichtenfächer oder axial rotiert. Es ist auch möglich, dass die Einzelschnitte willkürlich angeordnet sind; dies erfordert aber eine hohe Rechnerleistung bei der 3-D-Rekonstruktion und detaillierte Information über die Orientierung der Schnittebene im Raum.

9.1.2.2
Befunddarstellung

Die verschiedenen Entwicklungen in der Befunddarstellung unterscheiden sich darin, wie der vom Ultraschallgerät dreidimensional erhobene Befund abgebildet wird. Auf dem Bildschirm kann der dreidimensionale Befund durchsichtig (Ringstrukturdarstellung), halbdurchsichtig (Graustufenbilder) oder undurchsichtig (3-D-Oberflächendarstellung) zur Abbildung kommen. Vorteilhaft erscheint ein halbdurchsichtiges Graustufenbild (Abb. 153). Hierbei fließen die meisten der 2-D-Bildpunkte in die 3-D-Darstellung ein. Man erzielt eine möglichst große Objektivität. Allerdings stellt diese Darstellungsform hohe Anforderungen an den Untersucher. Er benötigt viel Erfahrung.

9.1.3
Ausblicke

Die Rechenzeit des Computers für die Bildverarbeitung und -darstellung steigt mit der Anzahl der verwendeten Datensätze an. Eine echte Real-time-Darstellung eines dreidimensionalen Bildes ist heute noch nicht möglich. Die dreidimensionale Darstellung von Ultraschallbefunden kann als wünschenswerte Verbesserung und Entwicklung der Ultraschalluntersuchung angesehen werden. Sie trägt zur Optimierung der diagnostischen Verlässlichkeit bei. Eine Verkürzung der Untersuchungszeit oder Befunddokumentation ist heute noch nicht realisierbar. Eine dreidimensionale Volumenberechnung ist dagegen möglich und ist ein wesentliches Kriterium in der Sonographie im Hinblick auf eine exakte klinische Verlaufskontrolle von Raumforderungen oder für die Planung einer entsprechenden chirurgischen Therapie. Dies wurde in anderen medizinischen Gebieten mit der Computertomographie bereits beschrieben. Die 3-D-Sonographie kann auch einen wichtigen Beitrag bei der Konzeption ultraschallgestützter Eingriffe anbieten, wodurch die Sensitivität der ultraschallgeführten Feinnadelaspirationszytologie von derzeit 76% (bei 100% Spezifität) noch gesteigert werden könnte. Ein weiterer Vorteil dieser Ultraschallmethode lässt sich auch in einer größtmöglichen Objektivität sehen, da eine untersucherabhängige Befundselektion wie bei anderen, oben beschriebenen 3-D-Ultraschallmethoden entfällt. Diese aufwendige Untersuchungsmethode erlaubt es dem weniger erfahrenen Untersucher nicht, schneller und sicherer Befunde erheben zu können. Sie ist apparatetechnisch und zeitlich aufwendig. Die Erweiterungen (C-Bild, 3-D-Anwendungen) der Untersuchungsmethode versprechen jedoch eine Verbesserung in der Beantwortung diagnostischer und differentialdiagnostischer Fragestellungen in der Zukunft.

9.2 Panoramabildverfahren

9.2.1 Physikalische Grundlagen

Panoramabildverfahren erlauben die Erzeugung von Ultraschallbildern mit einem gegenüber der normalen Schallkopfapertur erweiterten Bildfeld. Durch die rechnergestützte Zusammensetzung vieler einzelner Bilder zu Panoramabildern können beispielsweise große Organe oder Raumforderungen besser dargestellt, aber auch anatomische Zusammenhänge verdeutlicht werden.

Aufgrund des hohen Übereinstimmungsgrades zwischen den einzelnen Bildern im Real-time-Betrieb ist es möglich, Bildvergleichtechniken zu verwenden, um die Schallkopfbewegungen über den Körper zu ermitteln. Nach der Erfassung werden die Bilder in mehrere Unterbilder geteilt, um Bewegungen zu vergleichen und zu messen. Das Aufzeichnungsverfahren auf der Basis von Einzelbildern besteht aus 3 Hauptprogrammen:

- einem Bewegungsfehlerkorrekturprogramm, das Ungenauigkeiten bei der Bewegungsberechnung beseitigt;
- einem Gesamtbewegungsberechnungsprogramm, das die gemessenen lokalen Bewegungsvektoren erfasst, kombiniert und einen Gesamtbewegungsvektor für das Bild erzeugt;
- einem Bilddarstellungsprogramm, das die geometrische Bildtransformation durchführt und mehrere Bilder zusammenfügt.

Die neuesten Versionen von Panoramabildverfahren nutzen bereits zusätzlich die Farbdopplertechnik zur Bilddarstellung.

9.2.2 Untersuchungsgang

Der Panoramabildmodus kann am Ultraschallgerät per Tastendruck aktiviert werden. Die Bilddarstellung beginnt mit einem Standardbildfeld, das erweitert wird, indem der Schallkopf in Längsrichtung langsam über die zu untersuchende Region geführt wird. Die optimale Bewegungsgeschwindigkeit des Schallkopfes

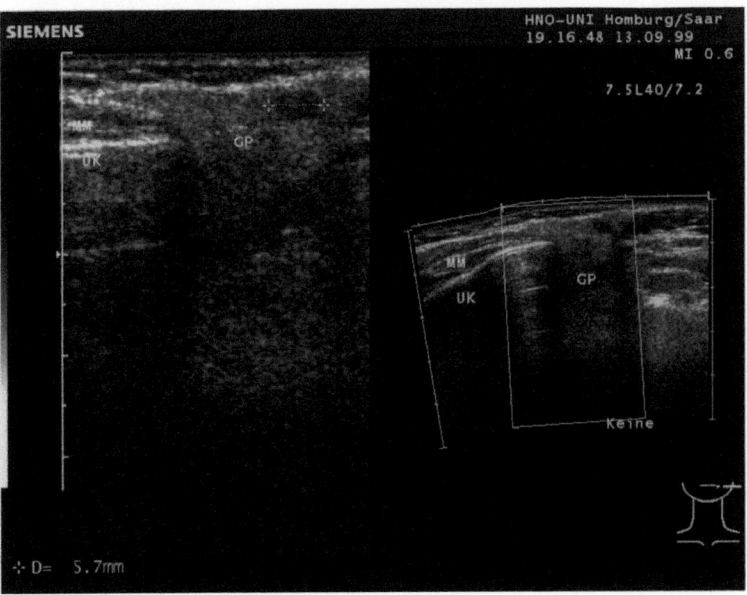

Abb. 154. Darstellung eines Querschnitts im Bereich der linken Glandula parotis (+ vergrößerter Lymphknoten) im Cine-Modus mit Panoramabild und einem einzelnen vergrößerten Bildausschnitt. *GP* Glandula parotis, *MM* M. masseter, *UK* Unterkiefer

lässt sich während des Bildaufbaus über eine Geschwindigkeitsanzeige am Bildschirm finden. Abrupte oder ungleichförmige Bewegungen sind zu vermeiden, will man ein möglichst artefaktfreies Bild erzielen. Bildanfang und Bildende werden per Tastendruck definiert. Der Schallkopf sollte parallel zur Oberfläche und in vollem Kontakt mit der Haut geführt werden. Das gewonnene Bild kann dabei auf eine einzige Schallebene beschränkt sein oder sich auf mehreren Ebenen befinden, um beispielsweise einem gewundenen Gefäßverlauf zu folgen. Das letztlich gewonnene Bild kann nachbearbeitet werden. Es kann in seiner Größe verändert und rotiert bzw. geschwenkt werden. Die Einzelbilder können im Cine-Modus zur Durchsicht abgerufen werden (Abb. 154), selbst die Bestimmung von Größen und Distanzen lässt sich im Panoramabildmodus problemlos und genau durchführen.

9.2.3
Möglichkeiten und Wertung

Durch die übersichtliche weiträumige Darstellungsweise der Panoramabildverfahren können große Organe oder ausgedehnte pathologische Befunde mit den sie umgebenden unauffälligen Strukturen komplett abgebildet werden, was die topographische Orientierung erleichtert. Dies bietet sich unter anderem bei der Untersuchung von Tumoren im gesamten Kopf-Hals-Bereich an, aber auch größere entzündliche Veränderungen lassen sich so besser erfassen. Ebenfalls können multipel auftretende kleinere Veränderungen gut in ihrer Gesamtheit und in ihrer Lage zueinander zur Darstellung kommen, wie dies z. B. bei einem malignen Lymphom mit Befall der Zervikalregion der Fall sein kann. Eine weitere Möglichkeit der Darstellung besteht darin, durch eine beidseitige Erfassung von paarig angelegten Organen auffällige Befunde im

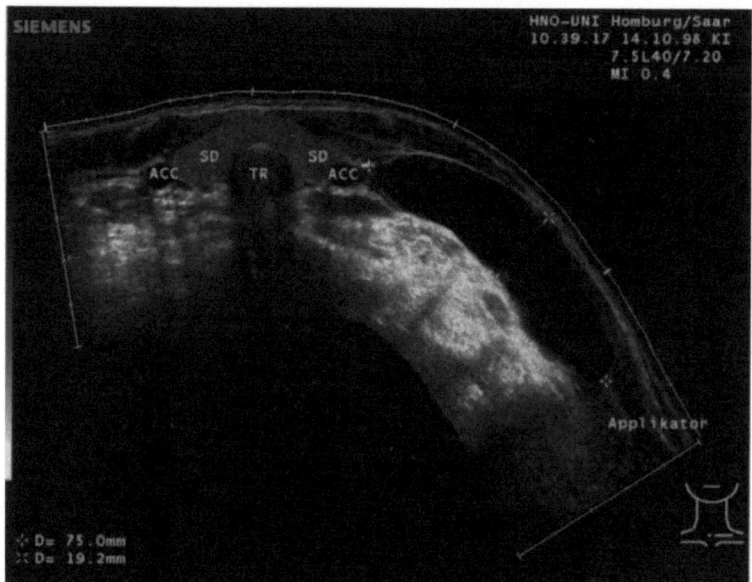

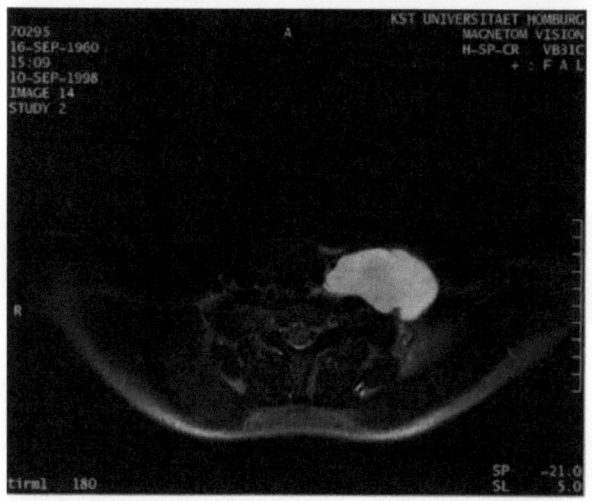

Abb. 155. a Panoramabild im Querschnitt bei einer großen zystischen Raumforderung am linken Hals supraklavikulär (Histologie: zystische Erweiterung des Ductus thoracicus). *ACC* A. carotis communis, *SD* Schilddrüse, *TR* Trachea. **b** Gleicher Befund in der MRT

Seitenvergleich leichter erkennen zu können. Die Anfertigung solcher Schnittbilder empfiehlt sich unter anderem im Mundbodenbereich unter Einbeziehung der Unterkieferspeicheldrüsen, oder in den kaudalen Halsabschnitten in Höhe der Schilddrüse.

Mit Hilfe der Panoramabildverfahren kann sich die B-Bild-Sonographie daher durchaus mit den sonstigen etablierten Schnittbildtechniken wie der Computertomographie oder der Kernspintomographie messen lassen (Abb. 155 a, b). Dabei verfügt die Ultraschalldiagnostik über die zusätzlichen Vorteile, deutlich kostengünstiger und schneller durchführbar zu sein und den Patienten keiner Strahlenexposition auszusetzen. Die hohe Auflösung der B-Bild-Sonographie verringert sich im Panoramabildmodus nicht, auch wenn die dargestellten Strukturen auf dem Monitor oder dem Printbild kleiner abgebildet werden als sonst üblich. Sollen innerhalb eines bestimmten Abschnittes eines solchen Panoramabildes einzelne Details noch besser zur Darstellung kommen, kann dies mit Hilfe des Cine-Modus erreicht werden, der das erfasste Bild in Form von Einzelbildern auflöst und dabei vergrößert. Weiterhin bietet die Sonographie den Vorteil, in der Wahl der Schnittrichtung sehr viel flexibler als andere bildgebende Methoden zu sein. So können beispielsweise Schnittbilder in Längsrichtung, aber auch in schräger oder gekrümmter Verlaufsrichtung problemlos ausgeführt werden. Dies erleichtert vor allem die Darstellung von länglichen Strukturen wie z. B. Gefäßen oder aufgestauten Speicheldrüsengängen. Die Anfertigung mehrerer Schnittbilder verbessert schließlich zusätzlich die räumliche Orientierung. Durch die Möglichkeit, erfasste Befunde ausmessen zu können, empfiehlt sich das neue Verfahren auch für die Verlaufsbeobachtung und die Tumornachsorge.

Darüber hinaus bestehen die übrigen bekannten Grenzen der ultrasonographischen Diagnostik weiterhin: Knöcherne Strukturen können allenfalls an ihrer Oberfläche erfasst werden, und den Ultraschallwellen nicht zugängliche Regionen (z. B. distal von knöchernen Strukturen, zu tief gelegene Strukturen) kommen ebenfalls nicht zur Darstellung. Die Grenzen des neuen Verfahrens werden bei stark unregelmäßig gekrümmter Hautoberfläche (z. B. stark vorspringende Halslymphknotenmetastasen) oder sehr unruhigen Patienten (z. B. Kinder, heftige Atemexkursionen bei Dyspnoe) erreicht, weil es dann zu den sog. Mehrlagenartefakten kommen kann, die eine exakte Befunderhebung verhindern und das Ausmessen von Veränderungen unmöglich machen können.

Im Kapitel B-Bild-Sonographie werden weitere Beispiele der Panoramabildtechnik demonstriert (s. Kap. 3, Abb. 33, 45, 49 c, 58, 62 a, 69 c, 72, 73).

9.3 Tissue harmonic imaging

9.3.1 Physikalische Grundlagen

Es ist bekannt, dass Ultraschallbilder aufgrund von Defokussierung oder Phasenverschiebungen, die durch Inhomogenitäten im Gewebe verursacht werden, einen signifikanten Verlust an lateraler Auflösung und Kontrastauflösung erfahren. Die Verringerung der Auflösung hängt mit der Verbreiterung der Hauptschallkeule und der Verstärkung von Nebenkeulen zusammen. Dieser Auflösungsverlust stellte bisher eine wesentliche Hürde auf dem Weg zu einer weiteren Verbesserung der klinischen Aussagekraft von Ultraschallbildern dar.

Ein neues Verfahren, Tissue harmonic imaging, verwendet die Nichtlinearität des im Gewebe propagierenden Schalls und ermöglicht eine Korrektur der defokussierenden Effekte. In Verbindung mit den fortgeschrittenen Techniken der Signalverarbeitung basiert das Ultraschallbild auf den empfangenen, nichtlinearen, höheren harmonischen Anteilen des ausgesendeten Signals.

Die neue Technologie verbessert die räumliche Auflösung und die Kontrastauflösung des Gewebes im Vergleich zu konventionellen B-Bildern nicht nur bei adipösen Patienten, sondern auch bei vielen anderen Anwendungen. Die erzielten Bilder erscheinen klarer und schärfer.

9.3.2 Anwendung

Das einfache Ein- und Ausschalten und die optimierten Voreinstellungen erlauben ein schnelles und unkompliziertes Arbeiten mit Tissue harmonic imaging. Es können Schallkopfsendefrequenzen von 1,8–7,0 MHz verwendet werden. Tissue harmonic imaging kann auch im Panoramabildmodus eingesetzt werden.

Ungewohnt erscheint der erhöhte Kontrast der TMI-Bilder, welcher zu einer Veränderung der Gewebemusterdarstellung führt.

Ein weiteres Anwendungsgebiet der Bildgebung mit harmonischen Frequenzanteilen stellt *Contrast harmonic imaging* dar. Genutzt werden hierbei Frequenzen, die auf Grund von Resonanzen der Echosignalverstärker (ESV = Ultraschallkontrastmittel) entstehen. Die Präsentation dieser Frequenzen läßt die Perfusion mit dem ESV gegenüber dem Gewebe stärker hervortreten und erlaubt eine bessere Beurteilung des Perfusionsmusters sowie dessen zeitliches Verhalten.

KAPITEL 10

Genehmigungs- und Qualitätssicherungsverfahren

> Vom Deutschen Ärztetag wurde 1992 eine neue Musterweiterbildungsordnung beschlossen, die zwischenzeitlich von den Landesärztekammern verabschiedet wurde und damit in Kraft getreten ist. Die Voraussetzungen für die Ausführung und Abrechnung ultrasonographischer Leistungen in der vertragsärztlichen Tätigkeit haben sich damit auch verändert. Die Qualitätsanforderungen in der Ultraschalldiagnostik mussten neu festgelegt werden. Im folgenden Kapitel sollen die neuen Richtlinien für das Genehmigungs- und Qualitätssicherungsverfahren dargestellt werden.

10.1
Ultraschallrichtlinien

Bei der Ultraschalldiagnostik handelt es sich um ein relativ neues Untersuchungsverfahren, das noch nicht Bestandteil aller Weiterbildungskataloge ist. Viele niedergelassene Ärzte konnten daher diese Methode im Rahmen ihrer Weiterbildung nicht erlernen. Von der Kassenärztlichen Bundesvereinigung (KBV) wurden deshalb bereits am 15.8.1980 Richtlinien zur Durchführung sonographischer Untersuchungen erlassen, denen 1981/82 Apparaterichtlinien folgten. In diesen Richtlinien wurden Ausbildungswege und Untersuchungszahlen festgelegt, außerdem Untersuchungsmethoden für die einzelnen Fachgebiete, auch wurde die Ausstattung der Geräte definiert. In einer Novellierung der Ultraschallrichtlinien 1985 wurde ein dreistufiges Kurssystem eingeführt, das vor allem den niedergelassenen Ärzten den Einstieg in diese neue Untersuchungsmethode erleichtern sollte. Es hat sich dann gezeigt, dass die Kurse einen unerwartet hohen Anklang fanden und auch im Rahmen der Klinikweiterbildung gerne als Einstieg in die verschiedenen Ultraschallmethoden genutzt wurden. Die vom Deutschen Ärztetag 1992 beschlossene Musterweiterbildungsordnung wurde von den Landesärztekammern verabschiedet und ist zwischenzeitlich (beispielsweise Bayern 1993, Baden-Württemberg 1995) als gültige Weiterbildungsordnung (WBO) in Kraft getreten. Die Qualifikationsanforderungen in der Ultraschalldiagnostik wurden 1993 durch die KBV neu gefasst.

Die Ultraschallvereinbarung in den Verträgen der Kassenärztlichen Bundesvereinigung regelt die Voraussetzungen für die Ausführung und Abrechnung von Leistungen der Ultraschalldiagnostik durch den Vertragsarzt (Qualifikationsvoraussetzungen gemäß § 135, Abs. 2 SGB V). Die vertragsärztliche Tätigkeit in der Ultraschalldiagnostik setzt eine Genehmigung durch die Kassenärztliche Vereinigung voraus. Für das Erlangen einer solchen Genehmigung ist der Nachweis der fachlichen Befähigung (s. Kap. 10.1.2) des Antragsstellers und der Erfüllung geltender Anforderungen an die apparative Ausstattung (s. Kap. 10.1.6) notwendig. Diese Voraussetzungen muss der Vertragsarzt gegenüber der Kassenärztlichen Vereinigung (Landes-KV) in seinem Antrag auf Genehmigung nachweisen.

10.1.1
Genehmigungsverfahren (§ 9 WBO)

Anträge auf Erteilung einer Genehmigung zur Durchführung sonographischer Untersuchungen im Rahmen der Vertragsärztlichen Tätigkeit sind an die zuständige Kassenärztliche Vereinigung (Landes-KV) zu stellen. Über diese Anträge – wie auch über die Rücknahme erteilter Genehmigungen – entscheiden die zuständigen Stellen der Kassenärztlichen Vereinigung. Dem Antrag sind beizufügen:

- Angaben zur Person und Tätigkeit des Antragsstellers sowie der genauen Bezeichnung der Anwendungsgebiete.
- Zeugnisse über den Nachweis der fachlichen Befähigung (§ 5), ständige oder begleitende Tätigkeit, ggf. einschließlich des Nachweises der Qualifikation des Ausbilders (§ 7) oder
- Zeugnisse über den Nachweis der fachlichen Befähigung (§ 6 Kurssystem) mit den darin geforderten Angaben (s. Kap. 10.1.2.2). Für jeden der Anwendungsbereiche sind mit dem Antrag 40 Dokumentationen (s. Kap. 10.2.2) von Patientenuntersuchungen vorzulegen. Dabei muss mindestens die Hälfte pathologische Befunde dokumentieren.

- Nachweis der Erfüllung der Anforderungen an die apparative Ausstattung (s. Kap. 10.1.6) in der Regel mit einer Gewährleistungsgarantie der Herstellerfirma. Der Gerätenachweis (Kauf oder Leasing) ist für den Antrag obligat.

Die vorgelegten Zeugnisse, Zertifikate und Bescheinigungen werden von der Kassenärztlichen Vereinigung überprüft und dem jeweiligen Fachberater der Sonographiekommission (s. Kap. 10.2.1) vorgelegt. Danach kann die Genehmigung ausgesprochen werden.

10.1.2
Fachliche Befähigung

Die fachliche Befähigung im Gebiet Hals-Nasen-Ohren-Heilkunde kann über 3 mögliche Wege erreicht werden:

- über die Weiterbildungsordnung,
- über eine ständige oder begleitende Tätigkeit,
- über Ultraschallkurse.

10.1.2.1
Weiterbildungsordnung

Die vom Deutschen Ärztetag 1992 beschlossene Musterweiterbildungsordnung wurde von den Vertreterversammlungen der Landesärztekammern verabschiedet und ist damit in Kraft getreten (s. Kap. 10.1). Eine grundsätzliche Neuregelung wird für die Ultraschalluntersuchungsverfahren in den Richtlinien der Landesärztekammern über den Inhalt der Weiterbildung niedergelegt. Es wird dabei der Erwerb der Weiterbildungsinhalte dezidiert festgeschrieben (beispielsweise in den Richtlinien der Landesärztekammer Baden-Württemberg über den Inhalt der Weiterbildung vom 17.3.1995).

Untersuchungsverfahren und Behandlungsverfahren: Selbständige Durchführung, Befundung und Dokumentation der Ultraschalldiagnostik durch:
- 200 B-Mode-Sonographien der Gesichts- und Halsweichteile (ohne Schilddrüse),
- 100 A-Mode-Sonographien der Nebenhöhlen,
- 100 B-Mode-Sonographien der Nebenhöhlen,
- 200 cw-Doppler- und Duplexsonographien der extrakraniellen hirnversorgenden Gefäße in Zusammenhang mit operativen Eingriffen des Gebietes.

Kann ein Arzt nachweisen, dass er seine Weiterbildung entsprechend der Inhalte dieser „neuen" Weiterbildungsordnung durchgeführt hat, so kann ihm die Genehmigung zur Durchführung sonographischer Leistungen in der kassenärztlichen Tätigkeit durch die Landesstelle der Kassenärztlichen Vereinigung erteilt werden. Im Einzelfall erfolgt dies erst nach der Vorlage einer dezidierten Bescheinigung (Anzahl der Untersuchungen, Anwendungsgebiete, spezielle Untersuchungsverfahren), durch den zur Weiterbildung ermächtigten Arzt.

Erwerb der fachlichen Befähigung innerhalb der Facharztweiterbildung (ab 1995). Voraussetzung: Weiterbildungsermächtigung des Ausbilders im Fach HNO (§ 4).

Richtzahlen (neue Weiterbildungsordnung der Landesärztekammern):
- 200 B-Mode-Sonographien der Gesichts- und Halsweichteile (ohne Schilddrüse),
- 100 A-Mode-Sonographien der Nebenhöhlen,
- 100 B-Mode-Sonographien der Nebenhöhlen,
- 200 cw-Doppler- und Duplexsonographien der extrakraniellen hirnversorgenden Gefäße.

Damit ist die fachliche Befähigung nachgewiesen.

Der Erwerb eingehender Kenntnisse, Erfahrungen und Fähigkeiten in der Ultraschalldiagnostik ist in den vergangenen Weiterbildungsordnungen im Fachgebiet – zumindest bis 1995 – nicht vorgeschrieben. Daher bleibt der Weg des Erwerbs der Befähigung nach § 4 (Erwerb der fachlichen Befähigung nach der Weiterbildungsordnung) für den Hals-Nasen-Ohren-Arzt, der seine Weiterbildung vor 1996 abgeschlossen hat (s. Kap. 10.1.2), verschlossen. Für ihn gibt es 2 andere Möglichkeiten des Nachweises der fachlichen Befähigung (Abb. 156):

- ständige/begleitende Tätigkeit (s. Kap. 10.1.2.2),
- Ultraschallkurse (s. Kap. 10.1.2.3).

10.1.2.2
Erwerb der fachlichen Befähigung in einer ständigen oder begleitenden Tätigkeit (§ 5)

Gefordert wird eine mindestens 4monatige ständige oder 24monatige begleitende Tätigkeit in der Ultraschalldiagnostik. Diese Tätigkeit muss unter Anleitung erfolgen. Die Anleitungsberechtigung (s. Kap. 10.1.5.1) oder die Weiterbildungsermächtigung des Ausbilders ist ggf. dann beim Antrag nachzuweisen, wenn der Ausbilder nicht im Kassenbereich des Antragstellers tätig ist. Handelt es sich um den selben KV-Bereich, erübrigt sich dieser Nachweis. Die Zeit der Ausbildung kann in einer klinischen und/oder praktischen Tätigkeit liegen und kann diese in den Zusatzanforderungen genannten Zeiten verkürzen.

Der Diagnostikbereich „Nasennebenhöhlen, Gesichtsweichteile und Weichteile des Halses" (einschließlich der Speicheldrüsen, ausschließlich der Halsgefäße und Schilddrüse, extrakranielle hirnver-

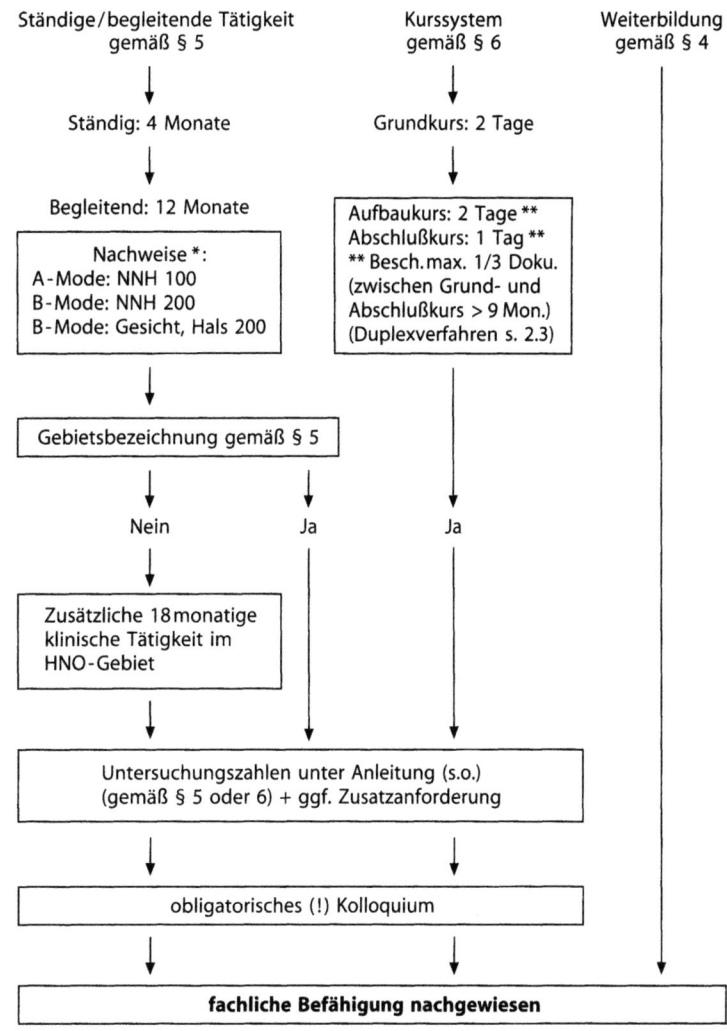

Abb. 156. Erwerb der fachlichen Befähigung einschließlich der gestellten Anforderungen außerhalb der Facharztweiterbildung

* Sollte ein Bereich (z.B. Nasennebenhöhlen oder Halsweichteile) schon anerkannt sein, ist nur noch der Nachweis von 50% des neubeantragten Anwendungsbereichs zu erbringen (Bonus)

sorgende Gefäße) ist „facheigen". Das heißt, für den Hals-Nasen-Ohren-Arzt sind neben den o.g. Voraussetzungen keine weiteren Zusatzanforderungen zu erbringen. Dasselbe gilt auch für andere Fachärzte (Kinderheilkunde, Mund-Kiefer-Gesichts-Chirurgie und radiologische Diagnostik). Fachärzte für Chirurgie und Innere Medizin können unter diesen Voraussetzungen die fachliche Befähigung erwerben, allerdings nur für den Bereich Gesichts- und Halsweichteile. Für „fachfremde" Anwender (Fachärzte, die oben nicht genannt sind) gelten Zusatzanforderungen. Es wird der Nachweis einer länger dauernden Tätigkeit im Fachgebiet Hals-Nasen-Ohren-Heilkunde oder Mund-Kiefer-Gesichts-Chirurgie (s. Ultraschallvereinbarung vom 10. Februar 1993) gefordert.

Für den Antrag auf Genehmigung ist eine definierte Anzahl unter Anleitung erbrachter sowie selbstständig durchgeführter Untersuchungen, einschließlich ihrer diagnostischen Beurteilung, nachzuweisen:

- Nasennebenhöhlen
  - A-Mode-Verfahren: 100 Patienten,
  - B-Mode-Verfahren: 200 Patienten;
- Gesichts- und Halsweichteile
  - B-Mode-Verfahren: 200 Patienten;
- extrakranielle hirnversorgende Gefäße
  - Doppler- und Duplexsonographie: 200 Patienten.

Die Untersuchung der Schilddrüse im B-Mode-Verfahren ist für den Hals-Nasen-Ohren-Arzt „fachfremd". Das bedeutet, er benötigt für das Antragsverfahren eine mindestens 18monatige ständige Tätigkeit im Fachgebiet Chirurgie, Innere Medizin oder Nuklearmedizin (Nachweis der Untersuchung von mindestens 200 Patienten). Führt er den Nachweis der Qualifikation im B-Mode-Verfahren in einem anderen Anwendungsbereich, so verringert sich die geforderte Untersuchungszahl auf 100 während einer 2monatigen ständigen oder 12monatigen begleitenden Tätigkeit in diesem Bereich der Ultraschalldiagnostik.

Dasselbe galt für die Gefäßdiagnostik mit dem cw-Doppler-, dem pw-Doppler- und dem Duplexverfahren nach der Weiterbildungsordnung bis 1995. Auch diese Untersuchungsverfahren waren daher für den Hals-Nasen-Ohren-Arzt (s. auch Kap. 10.1.2) „fachfremd" und machten den Nachweis erbrachter Zusatzanforderungen notwendig.

Sind die o. g. Voraussetzungen erfüllt, so wird der Antragsteller von der Kassenärztlichen Vereinigung zu einem Kolloquium (s. Kap. 10.1.4) geladen. Nach erfolgreicher Teilnahme an dieser Maßnahme kann letztendlich die Genehmigung zur Ausführung und Abrechnung von Ultraschallleistungen erreicht werden.

10.1.2.3
Erwerb der fachlichen Befähigung durch Ultraschallkurse (§ 6)

Das Kurssystem wird vom Arzt dann angestrebt, wenn er eine Weiterbildung nach § 4 oder 5 nicht nachweisen kann. Wie dort ist auch im Kurssystem die für den Anwendungsbereich spezifische Untersuchungszahl (s. Kap. 10.1.2.2) unter der Anleitung eines qualifizierten Ausbilders (s. Kap. 10.1.5.2) zu erbringen. Da an den HNO-Ausbildungsstätten die Ultraschalluntersuchung im A-Bild-Verfahren weitgehend verbreitet ist und im B-Bild-Verfahren zunehmend Eingang gefunden hat, wird der Erwerb der fachlichen Befähigung über das Kurssystem zunehmend seltener in Anspruch genommen. Für „fachfremde" Anwender sind die in § 5 genannten Zusatzanforderungen (s. Kap. 10.1.2.2) im Anwendungsgebiet zu erbringen.

Das Kurssystem gliedert sich in allen Anwendungsbereichen der Hals-Nasen-Ohren-Heilkunde in 3 Abschnitte:

- **Grundkurs** über Indikationsbereich und physikalisch-technische Basiskenntnisse unter Einschluss praktischer Übungen.
- **Aufbaukurs** zur Korrektur und Verbesserung der Untersuchungstechnik unter Einschluss praktischer Übungen.
- **Abschlusskurs** zur Vervollständigung der Kenntnisse und Fähigkeiten.

Für die Gefäßdiagnostik mit dem cw-Doppler und dem Duplexverfahren entfällt die Anforderung nach einem Grundkurs.

Für die Durchführung der Kurse gelten allgemeine Anforderungen: zwischen Grund- und Abschlusskurs muss ein Zeitraum von mindestens 9 Monaten liegen.

Der Grundkurs kann interdisziplinär durchgeführt werden, der Aufbau- und Abschlusskurs müssen sich jedoch auf spezifische Anwendungsbereiche beziehen, wobei die Bereiche Nasennebenhöhlen und Gesichts-, Halsweichteile in einem Abschlusskurs bescheinigt werden können.

In den Ergebnissen einer Seminarveranstaltung über die Durchführung der Richtlinien für Ultraschalluntersuchungen der KBV am 19./20. Juni 1986 in Berlin ist festgehalten, dass Grund- und Aufbau-/Abschlusskurs bei verschiedenen Veranstaltern durchgeführt werden können. Aufbau- und Abschlusskurse sollten „in jedem Falle" bei demselben Veranstalter besucht werden. Eine Besonderheit besteht im Kurssystem der gesamten Gefäßdiagnostik (Abs. 2 Nr. 12 der Ultraschallvereinbarung). Hier muss der Grundkurs interdisziplinär durchgeführt werden.

Für die Durchführung der Kurse im *HNO-Bereich* (Nasennebenhöhlen, Gesichtsweichteile und Weichteile des Halses einschließlich Speicheldrüsen) gelten bezüglich des zeitlichen Ablaufs spezielle Anforderungen:

- Grundkurs: 16 h an jeweils mindestens 2 Tagen,
- Aufbaukurs: 16 h an jeweils mindestens 2 Tagen,
- Abschlusskurs: 12 h an jeweils mindestens 2 Tagen.

Bei der Gefäßdiagnostik mittels cw-Doppler und Duplexverfahren entfällt der Grundkurs.

In den übrigen Anwendungsgebieten kann der Grundkurs interdisziplinär abgehalten werden, eine Bescheinigung über einen abgelegten Grundkurs kann beim Antrag auf Genehmigung in einem anderen Anwendungsbereich anerkannt werden. Der Aufbaukurs kann durch eine mindestens 4wöchige Hospitation unter Anleitung eines qualifizierten Ausbilders (s. Kap. 10.1.5.2) ersetzt werden. Im Aufbaukurs können bereits vom Kursteilnehmer vorgelegte Dokumentationen bestätigt werden, wenn sie schriftlich und apparatetypisch den fachlichen Anforderungen entsprechen. Die Höchstzahl der im Zertifikat zu bestätigenden Dokumentationen (A-Bild bis zu 33, B-Bild bis zu 66 Dokumentationen) ist dabei auf 1/3 der in § 5 genannten Zahlen begrenzt. Im Abschlusskurs ist die erforderliche Anzahl von durchgeführten Ultraschalluntersuchungen nachzuweisen, soweit sie nicht im Aufbaukurs bereits anerkannt wurden. Hier gilt – wie im Aufbaukurs – die zahlenmäßige Begrenzung der Bescheinigung vorgelegter Dokumentationen auf 1/3 der notwendigen Gesamtzahl (§ 5). Für die *Gefäßdiagnostik* (Duplexverfahren einschließlich Farbkodierung in Kombination mit dem cw-Doppler) gilt abweichend von den o. g. Anforderungen (Grundkurs entfällt):

- Aufbaukurs: 20 h an mindestens 3 Tagen,
- Abschlusskurs: 16 h an mindestens 2 Tagen.

Auch nach dem Kurssystem ist die erfolgreiche Teilnahme an einem von der Kassenärztlichen Vereinigung anberaumten Kolloquium (s. Kap. 10.1.4) Voraussetzung für eine Genehmigung zur Durchführung und Abrechnung von Ultraschallleistungen im Rahmen der kassenärztlichen Tätigkeit.

10.1.3
Zeugnisse (§ 11)

Die Zeugnisse, die zur Erlangung der Genehmigung eingereicht werden, müssen von einem anleitungsberechtigten (§ 5) oder zur Weiterbildung berechtigten (§ 4) Arzt unterzeichnet sein (s. Kap. 10.1.5).

Die nach § 5 (s. Kap. 10.1.2.2) erstellten *Zeugnisse* enthalten folgende Angaben:

- Überblick über die Zusammensetzung des Krankheitsgutes der Abteilung, in der die Weiterbildung stattfand.
- Beschreibung der durchgeführten Untersuchungen und angewandten Techniken.
- Zahl der vom Antragsteller unter Anleitung erbrachten Befunde sowie Zahl der selbständig durchgeführten Untersuchungen und diagnostischen Beurteilungen. Anzahl der pathologischen Befunde.
- Beurteilung der Befähigung des Antragstellers zur selbständigen Durchführung ultraschalldiagnostischer Untersuchungen.

Die Zertifikate, die im Kurssystem nach § 6 (s. Kap. 10.1.2.3) erteilt werden, enthalten Angaben über den Anwendungsbereich und den Kursinhalt. Im Aufbaukurs wird zusätzlich bestätigt, dass höchstens 10 Kursteilnehmer in der Ausbildungsgruppe gleichzeitig unterwiesen wurden. Es können bis zu 1/3 der in § 5 genannten Dokumentationen (Angabe der Anzahl erforderlich), die vom Kursteilnehmer vorgelegt wurden, bescheinigt werden. Sie müssen dabei den schriftlichen und apparatetechnischen fachlichen Anforderungen genügen. Das Zertifikat muss neben den o. g. Angaben (Anwendungsbereich, Kursinhalt, Teilnehmerzahl, Dokumentationen) insbesondere die Bestätigung der erfolgreichen Abschlussprüfung enthalten und die Beurteilung der Befähigung des Antragstellers zur selbständigen Durchführung der Ultraschalldiagnostik im Anwendungsbereich.

Wenn die fachliche Befähigung nach § 5 (ständige oder begleitende Tätigkeit) oder § 6 (Ultraschallkurse) erworben wird, muss die Genehmigung zur Durchführung und Abrechnung von Leistungen in der Ultraschalldiagnostik nach erfolgreicher Teilnahme durch ein Kolloquium (s. Kap. 10.1.4) erfolgen.

10.1.4
Kolloquium

Wird die fachliche Befähigung nach § 5 (s. Kap. 10.1.2.2) oder nach § 6 (s. Kap. 10.1.2.3) erworben, muss der Antragsteller seine Kenntnis in einem Fachgespräch (Kolloquium) nachweisen. Über die Zulassung zum Kolloquium entscheidet die KV, nachdem sich die Kommission davon überzeugt hat, dass die Voraussetzungen (§ 5 oder 6) für dieses Verfahren erfüllt sind. Die KV bietet dem antragstellenden Arzt mit einer Frist von mindestens 4 Wochen einen Termin für das Kolloquium an. Die Kommission setzt sich aus mindestens 3 Ärzten zusammen, die in ihrem betreffenden Fachgebiet besonders erfahren sind. Die Dauer des Kolloquium beträgt in der Regel mindestens 30 min. Die inhaltliche Gestaltung obliegt der Kommission. Möglich und sinnvoll ist eine Gliederung der Inhalte dieses Fachgespräches nach:

- Ultraschallphysik,
- Untersuchungstechnik,
- Beurteilung der Befunde (Beurteilung des sonographischen Befundes bei der Untersuchung; Beurteilung pathologischer Fälle anhand von Diapositiven oder am Patienten).

Die Kommissionsmitglieder bilden sich nach Abschluss des Kolloquiums in Abwesenheit des Antragsstellers ein Urteil darüber, ob die erforderliche fachliche Befähigung nachgewiesen wurde. Ist dies der Fall, erteilt die KV die beantragte Genehmigung.

Kann die Befähigung nicht hinreichend nachgewiesen werden, kann die KV die erneute Zulassung zum Kolloquium von der Vorlage entsprechender Nachweise (Durchführung von Ultraschalluntersuchungen im Rahmen der ärztlichen Tätigkeit unter Anleitung, Ausgleich von Wissenslücken durch Seminare, Fortbildungskurse etc.) abhängig machen. Die erneute Teilnahme an einem Kolloquium ist frühestens nach Ablauf von 3 Monaten möglich.

10.1.5
Qualifikation der Ausbilder (§ 7)

10.1.5.1
Qualifikation des weiterbildenden Arztes (§ 4) und des Arztes, unter dessen Anleitung die Befähigung zur Ultraschalldiagnostik in einer ständigen oder begleitenden Tätigkeit (§ 5) nachgewiesen wird

Qualifizierte Ausbilder im Sinne der Ultraschallvereinbarungen sind anleitende und ausbildende Ärzte, die folgende Mindestvoraussetzungen erfüllen:

- Fachliche und apparative Voraussetzungen für den jeweiligen Anwendungsbereich.
- Mindestens die 10fache Zahl der Untersuchungen, die nach den Richtlinien (§ 5) im jeweiligen Fachbereich verlangt werden.
- Mindestens 36monatige eigenverantwortliche Tätigkeit in der Ultraschalldiagnostik.
- Abgeschlossene Facharztweiterbildung.

Darüber hinaus sollte der anleitende Arzt selbst die Genehmigung zur Durchführung der Ultraschalldiagnostik durch die Kassenärztliche Vereinigung besitzen. Mit diesen Mindestanforderungen kann man die Anerkennung der fachlichen Qualifikation eines anleitenden Arztes gemäß § 7 von der Landes-KV erhalten.

Ärzte, die unter Anleitung eines qualifizierten Arztes tätig werden möchten, sollten sich vor Beginn ihrer Tätigkeit vergewissern, ob er eine entsprechende Qualifikation nachweisen kann.

Der Antrag auf Anerkennung als qualifizierter Ausbilder (gemäß § 7 der gültigen Ultraschallvereinbarung vom 1.4.1993) wird an die Kassenärztliche Vereinigung gestellt. Er muss folgende Angaben enthalten:

- Genaue Angaben über den Zeitraum der sonographischen Ausbildung in begleitender oder ständiger Tätigkeit.
- Überblick über die Zusammensetzung des Krankheitsgutes der Abteilung, in der die Weiterbildung stattfand.
- Beschreibung der durchgeführten Untersuchungen und angewandten Techniken.
- Zahl der unter Anleitung erbrachten, Anzahl der selbstständig durchgeführten Untersuchungen und diagnostischen Beurteilungen sowie Zahl der pathologischen Befunde.
- Beurteilung der Befähigung zur selbstständigen Durchführung ultraschalldiagnostischer Untersuchungen.

Gemäß § 11 der Ultraschallvereinbarung müssen diese Zeugnisse von dem ausbildungsberechtigten Arzt, der den Antragsteller aus- oder weitergebildet hat, unterzeichnet vorliegen.

Neben den Angaben zur Person muss der Antragsteller Fragen zur Funktion (Krankenhaus, niedergelassener Arzt), zu bestehenden Weiterbildungsermächtigungen, zu Ausbildungsberechtigungen (z.B. DEGUM), zum Bestehen einer Sonographiegenehmigung und zur apparativen Ausstattung beantworten. Mit dem Antrag gibt der Antragsteller in einer Eigenerklärung außerdem an:

- Anzahl der in einem Zeitraum von einem Jahr selbstständig durchgeführten Untersuchungen.
- Zahl der insgesamt durchgeführten Untersuchungen.
- Untersuchungsfrequenz/Jahr in der Praxis bzw. im Krankenhaus.

Die Anleitungsberechtigung kann dabei *nicht* dem Qualifikationsnachweis für die Genehmigung zur kassenärztlichen Durchführung von Ultraschalluntersuchungen gleichgesetzt werden. Diese 2 unterschiedlichen Anliegen werden durch die Kassenärztliche Vereinigung getrennt behandelt und entschieden. Die Anleitungsberechtigung beschränkt sich ausschließlich auf die im Antragsverfahren genannte Tätigkeit. Bei einem Wechsel des Krankenhauses oder der Krankenhausabteilung ist eine neue Anleitungsberechtigung zu beantragen.

10.1.5.2
Fachliche Qualifikation des ärztlichen Kursleiters nach § 6 der Ultraschallvereinbarung

Aufgrund der Tatsache, dass die Qualifikation eines Arztes, der am Kurssystem teilnimmt, durch das Kolloquium geprüft und festgestellt wird, wurden zunächst keine Mindestanforderungen an die Qualifikation des Kursleiters formuliert. Da der Kursleiter jedoch ein Zertifikat über die erfolgreiche Teilnahme am Kurs ausstellt und die Qualität der vorgelegten Dokumentationen bescheinigt, muss er entsprechend den o.g. Ausführungen qualifiziert sein. Als qualifiziert gelten in jedem Falle die von der DEGUM (Deutsche Gesellschaft für Ultraschall in der Medizin e.V.) benannten „Seminarleiter".

Ärzte, die am Kurssystem teilnehmen, sollten sich vorher über die Qualifikation des Kursleiters vergewissern. Außerdem sollte vor dem Beginn des Kurses geklärt sein, ob die formellen Voraussetzungen – die Teilnehmerzahl, der zeitliche Ablauf, der Kursinhalt und andere (s. Kap. 10.1.3) – erfüllt werden.

10.1.6
Apparative Ausstattung

Die apparative Ausstattung für die Ultraschalldiagnostik muss Mindestanforderungen an die Gerätesicherheit, biologische Sicherheit und technische Leistungsfähigkeit erfüllen.

Für die Gerätesicherheit bestehen gesetzliche Bestimmungen. Sie sind durch die Medizingeräteverordnung, das Gerätesicherheitsgesetz, das Hochfrequenzgesetz sowie die entsprechenden nationalen Normen geregelt. Es dürfen in der vertragsärztlichen Versorgung nur Geräte verwendet werden, die der IEC-Norm 1157 entsprechen. Den Nachweis einer gesetzeskonformen Gerätekonfiguration erhält man in der Regel mit der Gewährleistungsgarantie der Herstellerfirma. Die technische Leistungsfähigkeit und die Ausstattung der Geräte richten sich nach der Anwendungsklasse. Die Gerätemerkmale müssen Mindestanforderungen genügen. Bei allen Geräten muss eine interne oder externe anschließbare Prüfmöglichkeit ihrer wesentlichen Systemeigenschaften gewährleistet werden. Für die Untersuchung sind anwendungsspezifisch ein geeigneter Schallkopf und eine geeignete Nennfrequenz zu verwenden. Alle Angaben, die schallgeschwindigkeitsabhängig sind (Maßstäbe etc.), müssen auf eine Schallgeschwindigkeit von 1540 m/s bezogen sein (s. auch Kap. 10.1.6.1 u. 10.1.6.2).

10.1.6.1
A-Mode-Gerät mit Amplitudenzeitdarstellung

Im A-Mode-Gerät muss ein elektronischer Laufzeit- bzw. Entfernungsmaßstab enthalten sein. Der Messfehler darf dabei 3% des Objektabstandes nicht überschreiten. Bei Messstrecken kleiner als 17 mm ist ein absoluter Messfehler von 0,5 mm (=0,65 µs) zulässig (laterale Auflösung). Zur Überprüfung dieser Eigenschaften kann ein geeignetes Testobjekt mit bekannter Echolaufzeit verwendet werden. Die Sendeleistung und/oder die Empfangsverstärkung müssen kalibriert und einstellbar sein. Außerdem ist eine systemübliche Bilddokumentation mit Maßstabsinformation vorgeschrieben. Für den Nasennebenhöhleneinsatz ist eine Nennfrequenz von 3–5 MHz vorgeschrieben, es müssen mindestens 2 einstellbare Messbereiche (Fokusbereiche, z.B. Stirn- und Kieferhöhlenbereich) möglich sein.

10.1.6.2
B-Mode-Gerät zur Schnittbilddarstellung mit automatischer Abtastung

Die Bilddarstellung wird mit Hilfe eines Bildspeichers und mit mindestens 16 Graustufen ermöglicht. Mittels elektronischer Marker werden Distanzen im Standbild auf dem Bildschirm direkt angezeigt. Der Messfehler darf 3% des Objektabstandes nicht überschreiten. Für Messstrecken <33 mm ist ein absoluter Messfehler bis zu 1 mm zulässig (vertikale und laterale Auflösung). Die kalibrierte Sendeleistung und/oder die Empfangsverstärkung sowie der Tiefenausgleich müssen einstellbar sein. Eine systemübliche Bilddokumentation mit Maßstabsinformation, Anzeige der Nennfrequenz, von Messwerten (Abstand, Fläche) und besonderen Signalverarbeitungsmethoden (laufzeitabhängige Verstärkung, Reverse etc.) sind gefordert. Eine graphische Darstellung der Schallkopfposition zum untersuchten Objekt (pictogram) ist wünschenswert. Für die Untersuchung der Nasennebenhöhlen ist eine Nennfrequenz von 5–8 MHz (Ultraschallvereinbarung 5–7,5 MHz) geeignet. Der Fokusbereich sollte zwischen 1,5 und 6 cm (Ultraschallvereinbarung 1,5–2,5 cm!) möglich sein. Die laterale Auflösung sollte im Fokusbereich mindestens 1,5 mm betragen (Ultraschallvereinbarung kleinster Abbildungsbereich: kleiner/gleich 4 mm). Im Bereich der Gesichtsweichteile und Weichteile des Halses (einschließlich Speicheldrüsen) wird eine Nennfrequenz von mindestens 5 MHz empfohlen. Der Arbeitsbereich soll zwischen 0,5 und 6 cm liegen, und die laterale Auflösung soll mindestens 1,5 mm betragen. Sektorscanner müssen mit einer integrierten Vorlaufstrecke betrieben werden.

Geräte zur Time-motion-Darstellung (M-Mode) für die funktionelle Untersuchung sowie Geräte zur Erfassung von Strömungen (Doppler) und Duplexscanner müssen zusätzlichen Anforderungen genügen (Anlage I der Ultraschallvereinbarung).

10.2
Qualitätssicherung

Die Qualitätssicherung in der ärztlichen Berufsausübung hat in den letzten Jahren zunehmende Bedeutung erlangt. Den Anstoß zu diesem wachsenden Interesse hat zum einen die Kostenexplosion in der Medizin gegeben, zum anderen auch die Fülle der neuen Medizintechnologien, deren methodische Beherrschung ebenso erlernt werden muss wie ihr rationeller, gezielter Einsatz. Nicht zuletzt gewinnt das Thema durch den kritischen Anspruch der Öffentlichkeit an die ärztliche Berufsausübung große Bedeutung. Qualitätssichernde Maßnahmen sind das Anliegen und die Aufgabe verschiedener Institutionen:

- Universitäten und Lehrkrankenhäuser in der Ausbildung des Studenten zum Arzt;
- Ärztekammern für die Strukturierung und Aufsicht der Weiterbildung zum Gebietsarzt;
- wissenschaftliche Gesellschaften für die Entwicklung und Standardisierung neuer Methoden, für den Vorschlag zur Benennung anleitender Ärzte

sowie für die Sicherung eines qualifizierten Kursangebotes;
- kassenärztliche Vereinigungen in ihrer Kontrollaufgabe über die vollwertige Erbringung vertraglicher Leistungen, um sachgerechte Vergütungsregelungen vereinbaren zu können.

Die Durchführung von Qualitätssicherungsmaßnahmen wird dabei in Bestimmungen durch die jeweilige Landes-KV geregelt. Diese Bestimmungen richten sich nach den gesetzlichen, satzungsmäßigen und vertraglichen Bestimmungen und Richtlinien für Vertragsärzte (Qualitätssicherungsrichtlinien der KBV gemäß § 135, Abs. 3 SGB V). Sie gelten sinngemäß auch für die im Rahmen der Qualitätssicherung gebildeten Kommissionen. Die Durchführung dieser Maßnahmen wird in den einzelnen Landesstellen der Kassenärztlichen Vereinigung unterschiedlich praktiziert (s. Kap. 10.1). Beispielhaft wird im Folgenden das Vorgehen in der KV Nordbaden dargestellt. Auf Anfrage bei der Landes-KV können für den jeweiligen Geltungsbereich die Leitlinien der Qualitätssicherung vor Ort erfragt werden.

10.2.1
Kommission zur Qualitätssicherung

In den Kassenärztlichen Vereinigungen der Länder werden für bestimmte Leistungsbereiche (z.B. Ultraschall, Röntgendiagnostik, Zytologie, Onkologie, Laborleistungen, Schmerztherapie u.a.) Fachkommissionen zur Durchführung der Qualitätssicherung eingerichtet. Der Vorstand der KV benennt die Mitglieder und ihre Stellvertreter für die jeweilige Kommission. Die Kommissionsmitglieder selbst schlagen Fachberater für bestimmte Leistungsbereiche (z.B. Hals-Nasen-Ohren-Heilkunde) vor, die dann vom Vorstand bestellt werden. Diese Kommissionen beraten in Sitzungen oder im schriftlichen Umlaufverfahren. Ihre wichtigsten Aufgaben sind u.a.:

- Die Ultraschallkommission führt Verfahren bei Anträgen zur Erlangung von Genehmigungen (s. Kap. 10.1.1) durch. Sie erarbeitet einen Entscheidungsvorschlag für den Vorstand der KV.
- Sie überprüft und beurteilt die auf Anforderung vom Vertragsarzt eingesandten Ultraschalldokumentationen zur Durchführung von Qualitätskontrollen (s. Kap. 10.2.2.3).
- Die Kommission für Kolloquien (Mitglieder, Stellvertreter und/oder Fachberater) dokumentiert schriftlich Inhalt und Ergebnis der durchgeführten Kolloquien (s. Kap. 10.1.4).

10.2.2
Dokumentation: Antragsverfahren, Dokumentationspflicht, Qualitätskontrolle

In der Ultraschalldiagnostik bestehen Leitlinien über die Durchführung von Qualitätskontrollen. Die Dokumentation von Ultraschalluntersuchungen ist für den Kassen-/Vertragsarzt unter 3 Gesichtspunkten von Bedeutung:

- als einmalige Dokumentation zur Vorlage im Antragsverfahren (s. Kap. 10.2.2.1),
- als laufende Dokumentation in der täglichen Praxis (s. Kap. 10.2.2.2),
- für die Vorlage zur Qualitätskontrolle auf Anforderung durch die KV (s. Kap. 10.2.2.3).

10.2.2.1
Dokumentation im Rahmen des Antragsverfahrens über das Kurssystem

Die Dokumentation im Rahmen des Antragsverfahrens über das Kurssystem (s. Kap. 10.1.1) umfasst 40 Befunde von Patientenuntersuchungen, von denen 20 pathologisch sein müssen. Die Dokumentationen müssen reichhaltig gegliedert sein, d.h. es müssen Untersuchungen aus allen Organsystemen des beantragten Anwendungsgebietes enthalten sein. Für jede Patientenuntersuchung sind im A-Bild-Verfahren mindestens eine, im B-Bild-Verfahren mindestens 3 Aufnahmen erforderlich. Die Aufnahmen sind als Einzelbilder in einem Format einzureichen, das ohne optische Hilfsmittel eine einwandfreie Beurteilung erlaubt. Die Aufnahmen müssen eine eindeutige Patientenidentifikation aufweisen, die Platzierung des Schallkopfes (Schnittebene) muss ersichtlich sein. Die **schriftliche Dokumentation der Untersuchung** umfasst:

- Patientendaten (1),
- Untersuchungsdatum (2),
- Fragestellung/Verdachtsdiagnose, die zur sonographischen Untersuchung führte (3),
- Beschreibung des sonographischen Befundes (4),
- Enddiagnose aus der sonographischen Untersuchung mit Stellungnahme zur ursprünglichen Fragestellung (5),
- Unterschrift des untersuchenden Arztes (6).

Die Ergebnisse bei **pathologischen Veränderungen** müssen im B-Mode-Verfahren detailliert niedergelegt werden. Im Bereich der *Nasennebenhöhlen* müssen beschrieben sein:

- Lage (Abstand des untersuchten pathologischen Objekts vom Schallkopf),
- Schallcharakteristik und Beschreibung des Objekts.

Im Bereich des *Halses und der Halsorgane* müssen beschrieben werden:

- Halsweichteile (Halszysten und -fisteln, Tumoren) mit Gefäßscheide (Lymphknoten), Muskulatur,
- laterale Pharynxwand,
- parapharyngealer und retromandibulärer Raum,
- Hypopharynx und Kehlkopf,
- im Bereich des Gesichtes und der Gesichtsweichteile: Speicheldrüsen, Mundboden, Zunge und Zungengrund.

Zu beschreiben sind dabei die Lage, Größe, Form, Begrenzung und Konsistenz. Bei pathologischem Befund sollte die Zuordnung oder Abgrenzung von parenchymatösen Organen, Kompressibilität und Verschiebbarkeit, Ausbreitungsrichtung des Prozesses zu Gefäßen und Organen, eine Differenzierung zwischen zystisch und solide vorgenommen werden.

Bei nichtpathologischen Befunden genügen die Angaben zu (1)–(3) und eine Kurzfassung zu (4)–(5), ggf. der Hinweis „keine pathologische Veränderungen" oder „o. B.". Die Unterschrift des Untersuchers ist obligat (6). Es werden nur Befunde anerkannt, die vom Antragsteller selbst erstellt und verantwortlich unterzeichnet wurden.

10.2.2.2
Laufende Dokumentation in der täglichen Praxis

Die Notwendigkeit der laufenden Dokumentation in der täglichen Praxis ergibt sich aus:

- den Bestimmungen des Berufsrechtes, insbesondere den Berufsordnungen der Landesärztekammern,
- den Vorschriften der für den kassenärztlichen Bereich gültigen Verträge mit den Kostenträgern (Bundesmantelvertrag/Ärzte; Arzt/Ersatzkassenvertrag),
- den gültigen Vorschriften über die Abrechnung der erbrachten Leistungen.

Im A-Bild-Verfahren ist jeweils eine untersuchungs- und apparatetypische Dokumentation zu erstellen und bei den Patientendaten aufzubewahren. Im B-Bild-Verfahren ist für jede durchgeführte und abgerechnete Organuntersuchung mindestens ein Bild anzufertigen. Bei Normalbefunden ist es zulässig, die untersuchten Organe ggf. auf einem Bild darzustellen. Dagegen ist bei einem pathologischen Befund das untersuchte Organ als Einzelbild und vollständig zu dokumentieren.

10.2.2.3
Dokumentation im Rahmen der Qualitätssicherungsmaßnahmen durch die Kassenärztlichen Vereinigungen der Länder

Neben der Pflicht der laufenden Dokumentation in der Praxis bilden die graphischen und schriftlichen Aufzeichnungen der Ultraschalluntersuchung die Grundlage für die Beurteilung der fachlichen Befähigungen des Kassenarztes im Rahmen der Qualitätssicherungsmaßnahmen durch die KV. Neben den allgemeinen Empfehlungen zu den Dokumentationsinhalten (s. Kap. 10.2.2.1 u. 10.2.2.2) gibt es für das Verfahren der Qualitätssicherung weitere Forderungen.

Die Bilddokumentation ist in einem Format einzureichen, das ohne zusätzliche optische Hilfsmittel eine einwandfreie Beurteilung erlaubt (z. B. ist das Kleinbildformat 24×36 mm nicht ausreichend). Bei einer Dokumentation über ein Videoband sind „befundtypische" Standbilder anzufertigen, die eine einwandfreie Beurteilung erlauben. Die Aufnahmen müssen eine Patientenidentifikation ermöglichen und das Untersuchungsdatum aufweisen. Die schriftlichen Befunde müssen den Aufnahmen eindeutig und unverwechselbar zuzuordnen sein. Die Platzierung des Schallkopfes muss aus der Dokumentation hervorgehen. Der Fachberater der Sonographiekommission ist – da er bei der Untersuchung selbst nicht anwesend war – nur so in der Lage, eine Beurteilung vorzunehmen.

Die Qualitätskontrollen werden in den einzelnen Landesstellen der Kassenärztlichen Vereinigungen variabel gehandhabt. Die jeweils bestehenden Richtlinien des Bundesausschusses der Ärzte und Krankenkassen zu den Kriterien der Qualitätsbeurteilung werden beachtet (§ 136, Absatz 2, SGB V). Im Folgenden wird das Qualitätsmanagement der Landes-KV Nordbaden beispielhaft dargestellt.

Die Auswahl der Vertragsärzte, bei denen eine Qualitätskontrolle durchzuführen ist, erfolgt durch die Geschäftsstelle der KV. Es wird dabei ein Stichprobenverfahren zugrunde gelegt, das von der Kommission mit Zustimmung des Qualitätssicherungsbeauftragten der KV festgelegt wird. Die ausgewählten Ärzte werden von der Geschäftsstelle aufgefordert, die für die Kontrolle erforderlichen Unterlagen der Leistungsdokumentation (Bild- und Schriftdokumentation) binnen 4 Wochen einzureichen. Mit der Überprüfung der Dokumentationen wird von der Kommission ein Mitglied oder der Fachberater beauftragt. Dieser berichtet der Kommission über seine Feststellungen. Im Prüfverfahren werden folgende Kriterien beurteilt:

- Aufnahmequalität (medizinisch/technisch),
- Nachvollziehbarkeit der Diagnose/Befundung,
- schriftliche Befundung,
- Übereinstimmung der Leistung mit der abgerechneten Ziffer (Aufnahme und Befund).

Für die Beurteilung gelten folgende Kriterien:
- keine Beanstandungen,
- geringfügige Beanstandungen,
- erhebliche Beanstandungen.

Soweit Beanstandungen geltend gemacht werden, werden diese erläutert und anhand von Beispielfällen durch das Kommissionsmitglied schriftlich begründet. Aufgrund dieser festgestellten Beanstandungen können von der KV folgende Maßnahmen eingeleitet werden:

- bei erheblichen Beanstandungen Anordnung einer Wiederholungsprüfung in einem angemessenen Zeitraum, der dem betroffenen Arzt eine Reaktion auf die Beanstandung ermöglicht,
- Mitteilung an die zuständige Abrechnungsstelle mit Berichtigung der Leistungsabrechnung,
- Anordnung eines Kolloquiums,
- Widerruf der Genehmigung durch den Vorstand.

Der Widerruf der Genehmigung ist möglich, wenn nach einer 2. Wiederholungsprüfung weiterhin erhebliche Beanstandungen bestehen oder nach einem Kolloquium, ggf. auch früher, wenn dies im Interesse einer ordnungsgemäßen vertragsärztlichen Versorgung der Patienten geboten ist.

Der Vertragsarzt wird über die bei der Qualitätskontrolle getroffenen Feststellungen unterrichtet. Diese Mitteilungen durch die Kommissionen sind Informationen über die weitere vertragsärztliche Tätigkeit, ein Rechtsbehelf ist dabei nicht möglich. Gegen die Mitteilung einer Berichtigung der Leistungsabrechnung kann allerdings ein Rechtsbehelf geltend gemacht werden.

10.3
Abrechnung von Ultraschalluntersuchungen

Sonographische Untersuchungen von Organen bzw. Körperregionen können nur dann berechnet werden, wenn die in der Ultraschallvereinbarung festgelegten Anforderungen an die persönliche Qualifikation und die apparative Mindestausstattung erfüllt werden. Die Abrechnung sonographischer Untersuchungen setzt eine entsprechende Genehmigung der Kassenärztlichen Vereinigung voraus (s. Kap. 10.1).

Die Abrechnung der Ultraschalluntersuchungen hat sich mit dem neuen EBM und der Novellierung der GOÄ nach dem 1.1.1996 wesentlich geändert. Nicht nur die Zuordnung der Gebührennummern (Ziffern), sondern auch die Abrechenbarkeit selbst ist neu festgelegt worden.

Das A-Bild-Verfahren als Diagnostikum bei Nasennebenhöhlenerkrankungen ist nicht mehr gesondert abrechnungsfähig. Die dafür bis 1995 geltenden Ziffern 1440 (EBM) und 404 (GOÄ) sind nicht mehr getrennt neben anderen Leistungen abrechenbar, sie

Tabelle 5. Abrechnung von Ultraschalluntersuchungen ab dem 1.7.1996

	Ziffer (Punktzahl)	
	EBM	GOÄ
Nasennebenhöhlen A-Bild	Nicht mehr gesondert abrechnungsfähig	
B-Bild	375 (200)	410 (200)
Gesichtsweichteile und Weichteile des Halses	375 (200)	410 (200)
BMÄ: Abstaffelung ab 255 Fälle/Quartal: (150)	378 (150)	–
GOÄ: bis zu 3 weiteren Organuntersuchungen je Sitzung zusätzlich	–	420 (80)
Gefäße cw-Doppler, extrakranielle hirnversorgende Gefäße	680 (600)	645 (650)
Zuschlag: Frequenzspektrumanalyse	682 (200)	404 (nicht neben 645)
Duplex, extrakranielle hirnversorgende Gefäße (GOÄ: ggf. einschließlich Farbkodierung	686 (800)	410+401 (nicht neben 286: 200+400)
Zuschlag farbkodierte Duplexuntersuchung	689 (300)	(200+400)

sind in den Untersuchungsziffern 1 (EBM) und 6 (GOÄ) integriert. Damit wird die Leistung einer nichtinvasiven, validierten Untersuchung mit einer gesonderten apparatetechnischen Ausstattung nicht mehr als eigene Leistung bewertet, sie gilt mit der Ordinations- bzw. Konsultationsgebühr abgegolten.

Am 1.7.1996 trat erneut eine Änderung des BMÄ in Kraft. Die Leistungsposition Nr. 375 wurde neu aufgenommen. Es wurden die Leistungen nach der „alten" EBM-Nr. 375 (Gesichts- und Weichteile des Halses) und der Nr. 1441 (Nasennebenhöhlen) darunter subsummiert und diese Leistung mit der Bewertung der Sonographie der Nasennebenhöhlen (200 Punkte) beziffert.

Die direktionale dopplersonographische Untersuchung der hirnversorgenden Arterien wird mit den Ziffern 680 (EBM) und 645 (GOÄ) abgerechnet. Wird zusätzlich eine Frequenzspektrumanalyse durchgeführt und graphisch oder bildlich dokumentiert, kann dafür die Ziffer 682 (GOÄ 404, jedoch nicht neben 645 ansetzbar) angesetzt werden. Die Punktzahl für die Doppleruntersuchung liegt bei 600 (GOÄ 650), für die Frequenzanalyse bei 250. Die Ziffer 682 darf nicht neben der höherbewerteten Ziffer 686 für die duplexsonographische Untersuchung der extrakraniellen und/oder intrakraniellen Hirngefäße eingesetzt werden. Letztere hat eine Punktzahl von 800 (GOÄ 410 und 401, Ziffern für duplexsonographische Untersuchung ggf. einschl. Farbkodierung). Wird die Duplexsonographie farbkodiert durchgeführt, kann im BMÄ die Ziffer 689 eingesetzt werden. Ihre Punktzahl ist 300 (GOÄ 200+400) (Tabelle 5).

10.4 Ultraschall-Qualitätsmanagement

Das Ultraschall-Qualitätsmanagement wird aufgeteilt in die Bereiche Struktur-, Prozess- und Ergebnisqualität.

10.4.1 Strukturqualität

Präambel. In Praxen und Krankenhäusern sind neben den jeweiligen Trägern insbesondere die Mediziner entscheidend verantwortlich für die zu Grunde gelegte Strukturqualität. Aufgrund einer mangelhaften Strukturqualität mit entsprechenden diagnostischen und therapeutischen Folgen können sich juristische Konsequenzen ergeben. Folgerichtig müssen Fragen zur Strukturqualität vom Untersucher verantwortlich mitbestimmt werden.

	A-Scan (NNH)	B-Scan (NNH)	B-Scan (Hals- u. Gesichtsweichteile)
Schallköpfe	3–5 MHz	5–8 MHz	Mindestens 5 MHz
TCG	–	Variabel	Variabel
Schallankopplung	Möglich durch kleinen Schallkopf	Sicherzustellen durch Wahl des Schallkopfes	Sicherzustellen durch Wahl des Schallkopfes (Form und Größe)
Arbeitsbereich	Mind. 2 verschiedene einstellbar	0,6–6 cm, Vorlaufstrecke u./od. Fokuss.	0,6–6 cm, Optimierung über eine Wasservorlaufstrecke u./o. Fokuss.
Auflösung	Axial mind. 5 mm	Lateral mind. 1,5 mm	Lateral mind. 1,5 mm
Doku			
Abb. verhältn.	1:1	–	–
Darstellung	Zweidimens. u. grafisch	–	–
Allgemein		NNH: pro untersuchter Nasennebenhöhle muss eine Doku dem gesetzlichen Stand der Dinge (datenschutzrechtliche Bestimmungen, KV-Bestimmung, Aufbewahrungspflicht) und den technischen Vorschriften entsprechend durchgeführt werden	Hals u. Gesicht: die Doku hat dem gesetzlichen Stand der Dinge (s. NNH) und den technischen Vorschriften zu entsprechen. Auf Bildschirm und Bild sowie in Befundbericht: Patientenidentifikation, Datum, Institution, Geräteeinstellung, Maßstab und Schnittebene (Text o. Picto.)

Weitere Ausführungen zu technischen Details sind der IEC-Norm 1157 zu entnehmen.

10.4.2 Prozessqualität

Allgemeines. Hinsichtlich der Sicherung der Prozessqualität soll entweder eine Untersuchungsfrequenz festgelegt werden, die KV-Zulassungskriterien herangezogen werden oder die Untersuchung unter Anleitung eines befähigten Ausbilders erbracht werden.

	A-Scan (NNH)	B-Scan (NNH)	B-Scan (Hals- u. Gesichtsweichteile)
Indikation	Primärdiagnose, Therapieplanung, Verlaufskontrolle, Rezidiverkennung		Zusätzlich zu NNH: Staging, Therapieüberwachung, Nachsorge
Untersuchungsablauf	Überprüfung der Geräteeinstellung, Untersuchung in sitzender Position, 2 versch. Kopfpositionen (gebeugt, aufr.), Befunddoku und -beschreibung müssen einander entsprechen, organtypische Doku mit nachvollziehbarem Maßstab von 1:1		dto., Patient in liegender Position, bei Abweichung ist dies zu beschreiben, zusätzl. zu NNH sind mind. 2 Schnittebenen zu dokumentieren, eindeutige Beschriftung der Bilder (untersuchte Region, Schnittebene, Bildränder, optionale Bilddetails)
Topographie eines Befundes	Stärke (Amplitude), Größe (zeitliche Dauer), Dichte (Abstand d. Echos), Gleichmäßigkeit (Uniformität) und Artefakterkennung	Echogenität, Grenzechos, Binnenechogenität, Berücksichtigung von möglichen Fehlinterpret. bei lufthaltigen Räumen	Darstellung von: Grenzechos, Nachbarschaftsechos (relat. Schallverstärkung, Schallauslöschung), Binnenechogenität (Intens., Homogenität), ggf. Artefakte, Topographie des Befundes unter bes. Berücksicht. therapierelevanter Strukturen

10.4.3 Ergebnisqualität

Dokumentation. Die Dokumentation muss für einen am Untersuchungsablauf Unbeteiligten erkennbar und nachvollziehbar sein. Der Befundbeschreibung zugehörig sind: Indikation, Untersuchungsablauf (B-Bild) und Befundumfang (alle untersuchten Organe müssen benannt, pathologische Befunde müssen beschrieben werden, s. Prozessqualität).

Statische Organregionen. Hier sind zu nennen:
- Nasennebenhöhlen einzeln (A- und B-Scan),
- Gesichtsweichteile,
- Speicheldrüsen (einzeln),
- laterale Pharynxwand,
- parapharyngealer und retromandibulärer Raum,
- Mundboden,
- Zunge/Zungengrund,
- Hypopharynx/Larynx,
- Halsweichteile einschließlich Gefäßscheide.

Funktionelle Diagnostik. Motilität und Koordination der oralen und perioralen, pharyngealen und peripharyngealen Muskulatur bei Sprech- und Sprachstörungen. Beurteilung der oralen und pharyngealen Phase des Schluckaktes bei Störungen.

Beurteilung. Die Befundbeurteilung muss nachvollziehbar und verständlich sein, auch für nicht an der Untersuchung Beteiligte. Die Beurteilung hat unter Berücksichtigung der prinzipiellen Grenzen der sonographischen Untersuchungsmöglichkeiten zu erfolgen. Sich aus der Ultraschalluntersuchung ergebende Konsequenzen sollen niedergelegt und dargestellt werden.

Literatur

Kapitel 1

Auenbrugger L (1761) Inventum novum ex percussione thoracis humani ut signo abstrusos interni pectoris morbos detegendi. Wien

Keidel WD (1947) Über die Verwendung des Ultraschalls in der klinischen Diagnostik. Ärztl Fortschr 20/21: 349

Uttenweiler V (1982) Einführung in physikalische Grundlagen und die Ultraschall-Diagnostik der Nasennebenhöhlen. In: Berufsverband Deutscher HNO-Ärzte e. V. (Hrsg). Akademie für Fortbildung HNO: 106-111

Uttenweiler V (1984) Einführung in die physikalische Grundlagen und die Untersuchungstechnik der Nasennebenhöhlen-Sonographie. In: Berufsverband Deutscher HNO-Ärzte e. V. (Hrsg). Akademie für Fortbildung HNO: 74-76

Uttenweiler V (1987) Vermeidbare Fehlerquellen und Fehler in der Ultraschalldiagnostik im A- und B-Bild-Verfahren. In: Berufsverband Deutscher HNO-Ärzte e. V. (Hrsg). Akademie für Fortbildung HNO: 71-74

Uttenweiler V (1990) Terminologie der Sonogrammbeschreibung im A- und B-Bild-Verfahren. In: Berufsverband Deutscher HNO-Ärzte e. V. (Hrsg). Akademie für Fortbildung HNO: 70-73

Uttenweiler V, Stange G (1979) Ultraschalldiagnostik und Nasennebenhöhlen-Erkrankungen. Fortschr Med 97/13: 595-598

Uttenweiler V, Fernholz H-J, Stange G (1980) Die Anwendung von Ultraschall in der Nasennebenhöhlendiagnostik. Laryng Rhinol 59: 773-781

Kapitel 2

Buch A (1949) Non-diagnosed maxillary sinusitis. Acta Otolaryngol Suppl (Stockh) 77: 1-17

Illum P, Jeppesen F, Langeboek E (1972) X-ray examination and sinoskopie in maxillary sinus disease. Acta Otolaryngol 74: 287-292

Mann W (Hrsg) (1984) Ultraschall im Kopf-Hals-Bereich. Springer, Berlin Heidelberg New York

Mc Neill RA (1963) Comparison of the findings on transillumination, X-ray and lavage of the maxillary sinus. J Laryng 77: 1009-1013

Uttenweiler V (1982) Einführung in physikalische Grundlagen und die Ultraschall-Diagnostik der Nasennebenhöhlen. In: Berufsverband Deutscher HNO-Ärzte e. V. (Hrsg). Akademie für Fortbildung HNO: 106-111

Uttenweiler V (1983) Ultraschall-Diagnostik der Nasennebenhöhlen. In: Berufsverband Deutscher HNO-Ärzte e. V. (Hrsg). Akademie für Fortbildung HNO: 116-123

Uttenweiler V, Stange G (1979) Ultraschalldiagnostik und Nasennebenhöhlen-Erkrankungen. Fortschr Med 97/13: 595-598

Uttenweiler V, Fernholz H-J, Stange G (1980) Die Anwendung von Ultraschall in der Nasennebenhöhlendiagnostik. Laryng Rhinol 59: 773-781

Vuorinen P, Kauppila A, Pulkkinen K (1962) Comparison of results of roentgen examination and puncture and irrigation on the maxillary sinuses. J Laryng 76: 359-364

Kapitel 3

Ahuja A, Ying M, Evans R, King W, Metreweli C (1995) The application of ultrasound criteria for malignancy in differentiating tuberculous cervical adenitis from metastatic nasopharyngeal carcinoma. Clin Radiol 50: 391-395

Baatenburg de Jong RJ, Rongen RJ (1993) Guidelines for the use of ultrasound in the head and neck. ORL 55: 309-312

Baatenburg de Jong RJ, Knegt P, Verwoerd CDA (1993) Assessment of cervical metastatic disease. ORL 55: 273-280

Baatenburg de Jong RJ, Rongen RJ, Lameris JS, Knegt P, Verwoerd CD (1998) Ultrasound in the diagnosis of cervical tuberculous adenitis. Auris Nasus Larynx 25: 67-72

Boesen T, Jensen F (1992) Preoperative ultrasonographic verification of peritonsillar abscesses in patients with severe tonsillitis. Eur Arch Otorhinolaryngol 249: 131-133

Brinkmann G, Brix F, Beigel A (1990) Sonographie, Computer- und Kernspintomographie bei Weichteilprozessen im Kopf-Hals-Bereich. Röntgenbl 43: 58-64

Bruneton JN, Roux P, Caramella E, Manzoni JJ, Vallicioni J, Demard F (1986) Tongue and tonsil cancer: staging with US. Radiology 158: 743-746

Bruneton JN, Mourou MY (1993) Ultrasound in salivary gland disease. ORL 55: 284-289

Byers RM, El-Naggar AK, Lee Y-Y et al. (1998) Can we detect or predict the presence of occult nodal metastases in patients with squamous carcinoma of the oral tongue? Head Neck 20: 138-144

Dammann F, Claussen CD (1995) Moderne radiologische Diagnostik für den HNO-Arzt. HNO 43: 590-595

Dewes W, Gritzmann N, Hirschner A, Koischwitz D (1996) Die hochauflösende Small-parts-Sonographie (7,5 MHz) der Kopf-Hals-Region. Radiologe 36: 12-21

Eichhorn T, Schroeder H-G, Glanz H, Scherk WB (1987) Histologisch kontrollierter Vergleich von Palpation und Sonographie bei der Diagnose von Halslymphknotenmetastasen. Laryngo Rhino Otol 66: 266-274

Eichhorn T, Schroeder H-G, Glanz H, Schwerk WB (1987) Die Rolle der Sonographie bei der posttherapeutischen Kontrolle von Tumoren im Kopf-Hals-Bereich. HNO 35: 462-467

Eistert B, Schröder HG (1989) A-mode-Echographie bei Stirnhöhlenaplasie. HNO 37: 501-503

El Silimy O, Corney C (1993) The value of sonography in the managment of cystic neck lesions. J Laryngol Otol 107: 245-251

Emshoff R, Bertram S, Strobl H (1999) Ultrasonographic cross-sectional characteristics of muscles of the head and neck. Oral Surg Oral Med Oral Pathol Oral Radiol Endod 87: 93-106

Evans RM, Ahuja A, Metreweli C (1993) The linear echogenic hilus in cervical lymphadenopathy - a sign of benignity or malignancy? Clin Radiol 47: 262-264

Frühwald F, Neuhold A, Seidl G, Mailath G, Schweighofer B (1985) Zum Einsatz der Sonographie in der Diagnostik pathologischer Veränderungen im Mundboden-Zungenbereich. Röntgenbl 38: 312-316

Gooding GA (1990) Diagnostic imaging in the diagnosis of malignant invasion of the carotid artery: ultrasound, computed tomography, magnetic resonance imaging. CancerTreat Res 52: 31-46

Gooding GA (1993) Malignant carotid invasion: sonographic diagnosis. ORL 55: 263-272

Gosepath K, Hinni M, Mann W (1994) The state of the art of ultrasonography in the head and neck. Ann Otolaryngol Chir Cervicofac 111: 1-5

Grasl MC, Neuwith-Riedl K, Gritzmann N, Schurawitzki H, Braun O (1989) Wertigkeit sonomorphologischer Kriterien bei der Identifikation regionärer Metastasen von Plattenepithelkarzinomen des HNO-Bereichs. HNO 37: 333-337

Gritzmann N (1993) Sonographische Diagnostik der Schildrüse und der umgebenden Halsweichteile. Bildgebung 60: 273-275

Gritzmann N, Gras MG, Helmer M, Steiner E (1990) Invasion of the carotid artery and jugular vein by lymph node metastases-detection with sonography. Am J Roentgenol 154: 411-414

Gritzmann N, Koischwitz D (1993) Ultrasound of the neck. J Otolaryngol 22: 315-20

Hajek PC, Salomonowitz E, Türk R, Tscholakoff D, Kumpan W, Czembirek H (1986) Lymph nodes of the neck: evaluation with US. Radiology 158: 739-742

Hedtler W, Berchtold C, Wey W (1988) Zur Bedeutung von Computertomographie und Sonographie bei der Stadienermittlung (TNM-Klassifizierung) von Zungen- und Mundbodenkarzinomen. HNO 36: 33-39

Heppt W, Haels J, Lenarz T, Mende U, Gademann G (1989) Nachweis und Beurteilung von Halslymphknotenmetastasen bei Kopf-Hals-Tumoren. Ein Methodenvergleich. Laryngo Rhino Otol 68: 327-332

Heppt W, Tasman AJ (1991) Retrotonsillarabszeß. Diagnostik durch flexible Endosonographie. HNO 39: 236-240

Iro H, Nitsche N (1989) Enorale Sonographie bei Mundhöhlen- und Zungengrundmalignomen. HNO 37: 329-332

Iro H, Kaarmann H, Födra C (1992) Darstellung von Speichelsteinen mittels Sonographie und Nativröntgenaufnahmen. Ultraschall Klin Prax 7: 208

Ishii J, Amagasa T, Tachibana T, Shinozuka K, Shioda S (1991) US and CT evaluation of cervical lymph node metasis from oral cancer. J Cran Max Facial Surg 19: 123-127

Jecker P, Engelke JC, Rickert D, Westhofen M (1998) Topographische Darstellung der Kopf- und Halsweichteile durch ein neues Schnittbildverfahren in der Ultraschalldiagnostik. Laryngo Rhino Otol 77: 547-550

Jecker P, Engelke JC, Westhofen M (1998) Über die Einsatzmöglichkeit eines Signalverstärkers für die Duplexsonographie in der Hals-Nasen-Ohrenheilkunde. Laryngo Rhino Otol 77: 289-293

John DG, Williams SR, Ahuja A, Evans R, King WWK, Van Hasselt CA (1993) Palpation compared with ultrasound in the assessment of malignant cervical lymph nodes. J Laryngol Otol 107: 821-823

Klimek L, Mösges R, Wein B, Schmelzer B, Kuth G (1993) Surgical or medical treatment of questionable peritonsillar abscess? The use of B-mode ultrasonography. Acta Otorhinolaryngol Belg 47: 439-442

Knapp I, Mann W, Wachter W (1989) Stellenwert der ultraschallgesteuerten Feinnadelbiopsie in der Diagnostik unklarer Halstumoren. Laryngol Rhino Otol 68: 683-689

Koch T, Vollrath M, Reimer P, Milbrath H (1989) Die Relevanz der sonographischen Halslymphknotendiagnostik bei Tumoren des Kopf- und Halsbereiches. HNO 37: 144-147

Langman AW, Kaplan MJ, Dillon WP, Gooding GAW (1989) Radiologic assessment of tumor and the carotid artery: correlation of magnetic resonance imaging, ultrasound and computed tomography with surgical findings. Head Neck Surg 11: 443-449

Lenz M, Kersting-Sommerhoff B, Gross M (1993) Diagnosis and treatment of the No neck in carcinomas of the upper aerodigestive tract: current status of diagnostic procedures. Eur Arch Otorhinolaryngol 250: 432-438

Mann W (1989) Ultraschalldiagnostik. Arch Oto-Rhino-Laryng (Berlin) [Suppl I]: 71-98

Mann WJ, Beck A, Schreiber J, Maurer J, Amedee RG, Gluckmann JL (1994) Ultrasonography for evaluation of the carotid artery in head and neck cancer. Laryngoscope 104: 885-888

Maurer J, Willam C, Schroeder R, Hidajad N, Hell B, Bier J, Weber S, Felix R (1997) Evaluation of metastases and reactive lymph nodes in Doppler sonography using an ultrasound contrast enhancer. Invest Radiol 32: 441-446

Mende U, Zöller J, Dietz A, Wannenmacher M, Born IA, Maier H (1996) Die Sonographie im Primärstaging von Kopf-Hals-Tumoren. Radiology 36: 207-216

Neuhold A, Frühwald F, Balogh B, Wicke L, Stiglbauer R, Braunsteiner A (1985) Real-time-Sonographie in Diagnostik und Verlaufskontrolle maligner Zungentumoren. Teil I: Anatomische Grundlagen. Fortschr Röntgenstr 143: 640-644

Nitsche N, Iro H (1992) Ultraschalldiagnostik in der Hals-Nasen-Ohren-Heilkunde: Möglichkeiten und Grenzen, Teil 1. Otorhinolaryngol Nova 2: 135-146

Nitsche N, Iro H (1992) Ultraschalldiagnostik in der Hals-Nasen-Ohren-Heilkunde: Möglichkeiten und Grenzen, Teil 2. Otorhinolaryngol Nova 2: 178-194

Quetz JU, Rohr S, Hoffmann P, Wustrow J, Mertens J (1991) Die B-Bildsonographie beim Lymphknotenstaging im Kopf-Hals-Bereich. HNO 39: 61-63

Rainer T, Öfner G, Marckhgott E (1993) Sonographische Diagnostik regionärer Halslymphknotenmetastasen bei Patienten mit Kopf-Hals-Malignomen: Sonomorphologische Kriterien und diagnostische Treffsicherheit. Laryngo Rhino Otol 72: 73-77

Reilly JS, Hotuling AJ, Chiponis D, Wald ER (1989) Use of ultrasound in detection of sinus disease in children. Int J Pediatr Otorhinolaryng 17: 225-230

Righi PD, Kopecky KK, Caldemeyer KS, Ball VA, Weisberger EC, Radpour S (1997) Comparsion of ultrasound-fine needle aspiration and computed tomography in patients undergoing elective neck dissection. Head Neck 19: 604-610

Rohstein SG, Persky MS, Hori S (1988) Evaluation of malignant invasion of the carotid artery by CT scan and ultrasound. Laryngoscope 98: 321-324

Rubaltelli L, Sponga T, Candiani F, Pittarelli F, Andretta M (1987) Infantile recurrent sialectatic parotitis: the role of sonography and sialography in diagnosis and follow-up. Br J Radiol 60: 1211-1214

Sader R, Zeilhofer H-F, Deppe H, Horch H-H, Nuber B, Hornung B (1995) Neue Möglichkeiten der computergestützten Bildverarbeitung für die Ultraschalldiagnostik in der Mund-Kiefer-Gesichtschirurgie. Bildgebung 62: 38-43

Schäfer CB, Bartzsch OM, Feldmann HJ, Molls M, Allgäuer M (1996) Sonographische Volumetrie von Halslymphknoten unter Strahlentherapie als Methode zum Therapiemonitoring. Ultraschall Med 17: 289-294

Schroeder H-G, Schwerk WB, Eichhorn T (1985) Hochauflösende Real-time-Sonographie bei Speicheldrüsenerkrankungen. Teil II: Speicheldrüsentumoren. HNO 33: 511-516

Schwerk WB, Schroeder H-G, Eichhorn T (1985) Hochauflösende Real-time-Sonographie bei Speicheldrüsenerkrankungen. Teil I: Entzündliche Erkrankungen. HNO 33: 505-510

Steinkamp HJ, Knöbber D, Schedel H, Mäurer J, Felix R (1993) Palpation und Sonographie in der Nachsorge von Kopf-Hals-Tumorpatienten: Vergleich sonographischer Dignitätsparameter. Laryngo Rhino Otol 72: 431-438

Steinkamp HJ, Heim T, Zwicker C, Mathe F, Felix R (1993) Möglichkeiten der bildgebenden Differentialdiagnostik der Halslymphome. Akt Radiol 3: 226-237

Swischuk LE, John SD (1997) Neck masses in infants and children. Radiol Clin North Am 35: 1329-1340

Tiedjen KU, Hildmann H (1988) Sonographie im Halsbereich - Indikation und Wertigkeit. HNO 36: 267-276

Troell RJ, Terris DJ (1995) Detection on metastases from head and neck cancers. Laryngoscope 105: 247-250

Westhofen M (1987) Ultrasound B-scans in the follow-up of head and neck tumors. Head Neck Surg 9: 272-278

Willam C, Mäurer J, Steinkamp HJ, Vogl TJ, Felix R (1996) Zur Differentialdiagnostik zervikaler Lymphknotenvergrößerungen: Sono- und Histomorphologie reaktiver Lymphknoten. Bildgebung 63: 113-119

Williams CE, Lamb GHR, Roberts D, Davies J (1989) Venous thrombosis in the neck. The role of real time ultrasound. Eur J Radiol 9: 32-36

Yoshimura Y, Inoue Y, Odagawa T (1989) Sonographic examination of sialolithiasis. J Oral Maxillofac Surg 47: 907–912

Kapitel 4

Arning C (1995) Farbkodierte Duplexsonographie der hirnversorgenden Arterien. Thieme, Stuttgart
Barnes RW, Russel HE, Wu KK, Hoak JC (1976) Accuracy of Doppler ultrasound in clinically suspected venous thrombosis of the calf. Surg Gynecol Obstet 143: 425–428
Benzel W, Zenk J, Iro H (1995) Farbdopplersonographische Untersuchungen von Parotistumoren. HNO 43(1): 25–30
Benzel W, Zenk J, Winter M, Iro H (1996) Farbdopplersonographische Untersuchungen von benignen und malignen Halslymphknoten. HNO 44: 666–671
Brennecke R (1989) Grundlagen der farbkodierten Dopplerbildechokardiographie. In: Grube E: Farb-Doppler und Kontrast-Echokardiographie. Thieme, Stuttgart
Fischer M, Wuppermann T (1985) Einführung in die Dopplersonographie. Periphere Gefäße und hirnversorgende Arterien. Urban & Schwarzenberg, München
Foley WD (1991) Color Doppler flow imaging. Andover Medical Publishers, Boston
Grant EG, White EM (1989) Duplex sonography. Springer, Berlin Heidelberg New York
Gutmann R, Wollenberg B, Krampert B, Mees K (1993) Häufigkeit dopplersonographisch erfaßbarer Stenosen zervikaler arterieller Gefäße bei Patienten mit kochleovestibulären Symptomen. Laryngorhinootologie 72 (10): 502–505
Haerten R, Mück M (1992) Doppler- und Farbdopplersonographie. Eine Einführung in die Grundlagen. Siemens AG, Erlangen
Hayreg SS, Dass R (1962) The ophthalmic artery. I. Origin and intracranial and intracanalicular course. Br J Ophthalmol 46: 46
Hennerici M, Aulich A, Freund HJ (1988) Carotid system syndromes. In: Vinken PJ, Bruyn GW, Klawans HL Handbook of clinical neurology, Vol 53. Elsevier, Amsterdam, pp 291–337
Koyuncu M, Celik O, Luleci C, Inan E, Ozturk A (1995) Doppler sonography of vertebral arteries in patients with tinnitus. Auris Nasus Larynx 22(1): 24–28
Krayenbühl H, Yasargil MG, Huber P (1979) Zerebrale Angiographie für Klinik und Praxis, 3. Aufl. Thieme, Stuttgart
Krünes U, Bürger K (1994) Erste Erfahrungen mit der Ultraschallangiographie im Bereich der extrakraniellen und extremitätenversorgenden Gefäße. Bildgebung 61: 197–201
Laméris JS (1993) Color flow imaging of the head and neck region. ORL 55: 281–283
Leuwer R, Westhofen M, Henke RP (1996) Was leistet die farbkodierte Duplex-sonographie in der Diagnostik von Kopf-Hals-Tumoren? Laryngorhinootologie 75: 95–99
Mees K, Gutmann R, Wollenberg B (1992) Braucht der Otorhinolaryngologe die Dopplersonographie? Laryngorhinootologie 71(2): 91–94
Neuerburg-Heusler D, Hennerici M (1995) Gefäßdiagnostik mit Ultraschall. Thieme, Stuttgart
Oates CP, Wilson AW, Ward-Booth RP, Williams ED (1990) Combined use of Doppler and conventional ultrasound for the diagnosis of vascular and other lesions in the head and neck. Int J Oral Maxillofac Surg 19: 235–239
Ranke C, Creutzig A (1996) Der dopplersonographische Befund an den Hirnarterien. HNO 44: 533–547
Reinert S, Lentrodt J (1991) Farbdoppler-Sonographie – ein neues bildgebendes Verfahren in der Kiefer- und Gesichtschirurgie. Dtsch Z Mund Kiefer Gesichtschir 15: 58–63
Schröder R-J, Mäurer J, Hidajat N et al. (1998) Signalverstärkte farbkodierte Duplexsonographie reaktiv und metastatisch vergrößerter Lymphknoten. Rofo Fortschr Geb Röntgenstr Neuen Bildgeb Verfahr 168: 57–63
Schwipper V (1988) Die Ultraschall-Doppler-Sonographie zur Arterienabbildung des Kopfes – Anatomische Grundlagen und klinische Bedeutung bei gefäßgestielten Lappenplastiken. Hanser, München
Steinkamp HJ, Mueffelmann M, Bock JC, Thiel T, Kenzel P, Felix R (1998) Differential diagnosis of lymph node lesions: a semiquantitative approach with colour Doppler ultrasound. Br J Radiol 71: 828–833
Tismer R, Böhlke J (1986) Die Anatomie der Carotisgabel – Ein Beitrag zur Real-Time-Sonographie der extrakraniellen A. Carotis (abstr). Ultraschall Klin Prax [Suppl 1]: 86
Vibert D, Rohr-Le-Floch J, Gauthier G (1993) Vertigo as manifestation of vertebral artery dissection after chiropractic neck manipulations. ORL 55(3): 140–142
Werner JA, Lippert BM, Gottschlich S, Folz BJ, Fleiner B, Hoeft S, Rudert H (1998) Ultrasound-guided interstitial Nd:YAG laser treatment of voluminous hemangiomas and vascular malformations in 92 Patients. Laryngoscope 108: 463–470
Westhofen M (1987) Differentialdiagnose gefäßbedingter Erkrankungen des Halses mittels Doppler- und B-mode-Sonographie. Laryngol Rhinol Otol 66(10): 529–533
Widder B (1995) Doppler- und Duplex-Sonographie der hirnversorgenden Arterien, 4. Aufl. Springer, Berlin Heidelberg New York

Kapitel 5

Barber FE, Baker DW, Nation AW, Strandness DE, Reid JM (1974) Ultrasonic duplex echo Doppler scanner. IEEE Trans Biomed Eng 21: 109–113
Bartolome G (1995) Schluckstörungen. Funktionelle Behandlungsmethoden. Logos 3: 164–176
Berry WR (ed) (1983) Clinical dysarthria. College Hill Press, San Diego
Böckler R, Wein B, Klajman S, Döring WH (1988a) Die Ultraschalluntersuchung der Pseudoglottis bei Kehlkopflosen. HNO 36: 115–118
Böckler R, Wein B, Neumann H (1988b) Zungensonographische Unterstützung der Anbahnung des /k/-Lautes bei einem gehörlosen Kind. Hörgeschädigtenpädagogik 42: 337–343
Böckler R, Wein B, Klajman S (1989) Ultraschalluntersuchung der aktiven und passiven Beweglichkeit der Zunge. Folia Phoniatr 41: 277–282
Böhme G (1988a) Echolaryngographie. Ein Beitrag zur Ultraschalldiagnostik des Kehlkopfes. Laryng Rhinol Otol 67: 551–558
Böhme G (1988b) Ultraschalldiagnostik der phonatorischen Leistungen des Laryngektomierten. Laryng Rhinol Otol 67: 651–656
Böhme G (1990a) Ultraschalldiagnostik der Epiglottis. HNO 38: 355–360
Böhme G (1990b) Ultraschalldiagnostik der Zunge. Laryng Rhinol Otol 69: 381–388
Böhme G (1991) Duplexsonographie des Kehlkopfes. 1. Bewegungsanalyse intralaryngealer Strukturen. Otorhinolaryngol Nova 1: 338–342
Böhme G (1992) Duplexsonographie des Kehlkopfes. 2. Farbcodierte Bewegungsanalyse intralaryngealer Strukturen. Otorhinolaryngol Nova 2: 43–45
Bowman JP, Combs CM (1968) Discharge patterns of lingual spindle afferent fibres in the hypoglossal nerve of a rhesus monkey. Exp Neurol 21: 105–119
Egel RT, Bowman JP, Combs CM (1968) Calibre spectra of a lingual and hypoglossal nerves of a rhesus monkey. J Comp Neurol 134: 163–174
Frühwald F (1988) Mundhöhle und Oropharynx. In: Czembirek H, Frühwald F, Gritzmann N (Hrsg) Kopf-Hals-Sonographie. Springer, Berlin Heidelberg New York
Gabriel P, Chilla R, Kozielski P (1976) Zur sprachlichen Entwicklung der Vorschulkindes. Folia Phoniat 28: 26–33
Gerste RD (1994) Dysphagie – der Ernstfall für eine interdisziplinäre Diagnostik. Kongreßbericht: Jahrestagung 1994 der Vereinigung Westdeutscher Hals-Nasen-Ohren-Ärzte in Bonn. HNO aktuell 2: 231–236
Hannig M, Wuttge-Hannig A (1993) Radiologische Diagnostik und Therapiekontrolle neurologischer Schluckstörungen. In:

Bartolome G (Hrsg) Diagnostik und Therapie neurologisch bedingter Schluckstörungen. Fischer, Stuttgart

Herz C, Lindström K, Sonesson B (1970) Ultrasonic recording of vibrating vocal folds: preliminary report. Acta Otolaryngol (Stockh) 69: 223-230

Holmer N-G, Kitzing P, Lindström K (1973) Echo glottography. Acta Otolaryngol (Stockh) 75: 454-463

Kaneko T, Suziku H, Uchida U, Tameska T, Komatsu K, Shimada A (1983) The movement of the inner layers of the vocal fold during phonation-observation by ultrasonic method. In: Bless DM, Abbs JH (eds) Vocal fold physiology: contemporary research and clinical issues. College Hill Press, San Diego, pp 223-228

Keller E (1987) Mesures ultrasoniques des movements du dos de la langue en production de la parole: aspects cliniques. Folia Phoniat 39: 51-60

Kelsey CA, Minifie FD, Hixon TJ (1969) Applications of ultrasound in speech research. J Speech Hear Res 12: 564-574

Klajman S, Huber W, Neumann H, Wein B, Böckler R (1988) Ultrasonographische Unterstützung der Artikulationsanbahnung bei gehörlosen Kindern. Sprache-Stimme-Gehör 12: 117-120

Logemann J, Lazarus C, Jenkins P (1982) The relationship between clinical judgement and radiographic assessment of aspiration. Paper presented at the American Speech Language Hearing Association annual meeting, Toronto, November 1982. In: Logemann J (ed) Evaluation and treatment of swallowing disorders. College Hill Press, San Diego

Luchsinger R, Arnold G (Hrsg) (1949) Lehrbuch der Stimm- und Sprachheilkunde. Springer, Berlin Heidelberg New York

Malin J-P, Schliack H (1992) Schluckstörungen aus neurologischer Sicht. Dtsch Ärztebl 41: 2102-2106

Mann W (1989) Ultraschalldiagnostik. Arch Oto-Rhino-Laryng (Berlin) [Suppl I]: 71-98

Mensch B (1964) Analyse par exploration ultrasonicque du movement des cordes vocales isolées. C R Séances Soc Biol Fil 58: 2295-2296

Minifie FD, Kelsey CA, Hixon TJ (1968) Measurement of vocal motion using an ultrasonic Doppler velocity monitor. J Acoust Soc Am 43: 1165-1169

Miura T (1969) Mode of vocal cord vibration. A study with ultrasonoglottography. J Otolaryngol Jpn 72: 985-1002

Pavelka R, Frühwald F, Seidl G (1987) Transcutane B-Scan-Sonographie der Zunge, des Mundbodens und des präepiglottischen Raums zur Verbesserung des Tumorstagings und der Rezidivdiagnostik. Zbl HNO 134, Heft 6: 457

Radke C, Gundlach P, Scherer H (1989) Möglichkeiten des Einsatzes der Endosonographie in der Hals-Nasen-Ohrenheilkunde. Endoskopie heute 2/2: 21-24

Schindler O, Gonella ML, Pisani R (1990) Doppler ultrasound examination of the speed of vocal folds. Folia Phoniatr 42: 265-272

Shawker TH, Sonies BC (1985) Ultrasonic biofeedback for speech training. Instrumentation and preliminary results. Invest Radiol 20: 90-93

Sohn C, Rudofsky G (1989) Die dreidimensionale Ultraschalldiagnostik - ein neues Verfahren für die klinische Routine? Ultraschall Klin Prax 4: 219-224

Uttenweiler V (1986a) Neue diagnostische Möglichkeiten in der HNO-Heilkunde durch das B-Scan-Verfahren. Vortrag anläßlich der 20. Jahrestagung der Deutschen Gesellschaft für Biomedizinische Technik. Karlsruhe, 17.-19.9.1986

Uttenweiler V (1986b) Bildgebende Verfahren in der HNO-Heilkunde. Ultraschall im Kopf-Hals-Bereich. In: Boenick U, Schaldach M (Hrsg) Biomedizinische Technik, Bd 31, Ergänzungsband, S 169-172. Schiele & Schön, Berlin

Uttenweiler V (1992a) Die Ultraschalluntersuchung in der funktionellen Diagnostik. In: Berufsverband Deutscher HNO-Ärzte e. V. (Hrsg). Akademie für Fortbildung HNO: 73-77

Uttenweiler V (1992b) Schluckstörungen. Vortrag, Rehabilitationsklinik Karlsbad-Langensteinbach, 5.12.1992

Uttenweiler V (1993) Durch die Haut geschaut. Funktionelle Diagnostik mittels Ultraschall. Logos Interdisziplinär 1/2: 122-125

Wängler HH (1974) Grundriß einer Phonetik des Deutschen. Elwert, Marburg

Wein B, Alzen G, Tolxdorff T, Böckler R, Klajman S, Huber W (1988) Computersonographische Darstellung der Zungenmotilität mittels Pseudo-3D-Rekonstruktion. Ultraschall Med 9: 95-97

Wein B, Böckler R, Huber W, Klajman S, Willmes K (1990) Computersonographische Darstellung von Zungenformen bei der Bildung der langen Vokale des Deutschen. Ultraschall Med 11: 100-103

Wein B, Böckler R, Meixner R, Klajman S (1991) Ultraschalluntersuchungen der Zunge bei der Artikulation. Die Sprachheilarbeit 36: 24-27

Yorkston KM, Beukelman DR, Bell KR (eds) (1987) Clinical management of dysarthric speakers. Tayler & Francis, London

Kapitel 6

Atula TS, Grénman R, Varpula MJ, Kurki TJI, Klemi P-J (1996) Palpation, ultrasound, and ultrasound-guided fine-needle aspiration cytology in the assessment of cervical lymph node status in head and neck cancer patients. Head Neck 18: 545-551

Atula TS, Varpula MJ, Kurki TJI, Klemi P-J, Grénman R (1997) Assessment of cervical lymph nodes status in head and neck cancer patients: palpation, computed tomography and low field magnetic resonance imaging compared with ultrasound-guided fine-needle aspiration cytology. Eur J Radiol 25: 152-161

Baatenburg de Jong RJ, Rongen RJ, Verwoerd CDA, Overhagen H, Laméris JS, Knegt P (1991) Ultrasound-guided fine-needle aspiration biopsy of neck nodes. Arch Otolaryngol Head Neck Surg 117: 402-404

Berg JW, Robbins GF (1962) A late look at the safety of aspiration biopsy. Cancer 15: 826-827

Cohen MB, Ljung BM, Boles R (1986) Salivary gland tumors. Fine needle aspiration vs. frozen section diagnosis. Arch Otolaryngol Head Neck Surg 112: 867-869

Crile GC, Hawk WA (1973) Aspiration biopsy of thyroid nodules. Surg Gynecol Obstet 136: 241-245

Eneroth CM, Zajicek J (1966) Aspiration biospy of salivary gland tumors. Acta Cytol 10: 440-454

Eneroth CM, Franzen S, Jajicek J (1967) Cytologic diagnosis on aspirate from 1000 salivary gland tumors. Acta Otolaryngol 224: 168-172

Frable WJ (1976) Thin needle aspiration biopsy. Am J Clin Pathol 65: 168-182

Frable WJ, Frable MA (1974) Thin-needle aspiration biopsy in the diagnosis of head and neck tumors. Laryngoscope 84: 1069-1077

Frable WJ, Frable MA (1979) Thin-needle aspiration biopsy: the diagnosis of head and neck tumors revisited. Cancer 43: 1541-1548

Freudenberg N (1988) Zytopathologie. Schattauer, Stuttgart

Knapp I, Mann W, Wachter W (1989) Stellenwert der ultraschallgesteuerten Feinnadelbiopsie in der Diagnostik unklarer Halstumoren. Laryngol Rhino Otol 68: 683-689

Kuriloff D, Greenebaum E (1998) Fine needle aspiration cytology in the head and neck. In: Blitzer A, Pillsbury HC, Jahn AF, Binder WJ (eds) Office-based surgery in otolaryngology. Thieme, Stuttgart, pp 395-418

Layfield L (1997) Cytopathology of the head and neck. ASCP Theory and practice of cytopathology, vol 7. ASCP (American Society of Clinical Pathology) Press, Chicago

Orell SR, Sterrett GF, Walters MNI, Whitacker D (1999) Punktionszytologie. Thieme, Stuttgart

Powers CN, Frable WJ (1996) Fine needle aspiration biopsy of the head and neck. Butterworth-Heinemann, Boston

Qizilbash AH, Sianos J, Young JEM, Archibald SD (1985) Fine needle aspiration biopsy cytology of major salivary glands. Acta Cytol 29: 503-512

Sack MJ, Weber RS, Weinstein GS, Chalian AA, Nisenbaum HL, Yousem DM (1998) Image-guided fine-needle aspiration of the head and neck. Arch Otolaryngol Head Neck Surg 124: 1155-1161

Seifert G (1996) Methoden der morphologischen Diagnostik (Oralpathologie I). In: Doerr W, Seifert G, Uehlinger E, Spezielle pathologische Anatomie, Bd 1/I, 2. Aufl. Springer Berlin Heidelberg New York, S 54–61

Takahashi M (1987) Farbatlas der onkologischen Zytologie. Perimed, Erlangen

Takes RP, Righi P, Meeuwis CA et al. (1998) The value of ultrasound with ultrasound-guided fine-needle aspiration biopsy compared to computed tomography in the detection of regional metastases in the clinically negative neck. Int J Radiat Oncol Biol Phys 40: 1027–1032

Van den Brekel MW, Stel HV, Castelijns JA, Croll GJ, Snow GB (1991) Lymph node staging in patients with clinically negative neck examinations by ultrasound and ultrasound-guided aspiration cytology. Am J Surg 162: 362–366

Van den Brekel MW, Castelijns JA, Stel HV, Golding RP, Meyer CJ, Snow GB (1993) Modern imaging techniques and ultrasound-guided aspiration cytology for the assessment of neck node metastases: a prospective comparative study. Eur Arch Otorhinolaryngol 250: 11–17

Young JA (1995) Fine needle aspiration cytopathology. In: de Burgh Norman JE, McGurk M (eds) Color atlas and text of the salivary glands. Mosby-Wolfe, London, pp 90–104

Kapitel 7

Becker D, Bair HJ, Becker W, Gunter E, Lohner W, Lerch S, Hahn EG (1997) Thyroid autonomy with color-coded image-directed Doppler sonography: internal hypervascularization for the recognition of autonomous adenomas. J Clin Ultrasound 25: 63–69

Braun B, Blank W (1994) Color Doppler sonography-guided percutaneous alcohol instillation in the therapy of functionally autonomous thyroid nodules. Dtsch Med Wochenschr 119: 1607–1612

Brunn J, Block U, Ruf G, Bos I, Kunze WP, Scriba PC (1981) Volumenanalyse der Schilddrüsenlappen mit B-Bild-Sonographie. Dtsch Med Wochenschr 106: 1338–1340

Cox MR, Marshall SG, Spence RA (1991) Solitary thyroid nodule: a prospective evaluation of nuclear scanning and ultrasonography. Br J Surg 78: 90–93

Emrich D, Reinhardt M (1989) Ergebnisse der definitiven Behandlung der Autonomie bei Jodmangelstruma. Nuklearmedizin 28: 11–16

Jarlov AE, Hegedus L, Gjorup T, Hansen JM (1991) Observer variation in the clinical assessment of the thyroid gland. J Intern Med 229: 159–161

Pristautz H, Petritsch W, Schreiber F et al. (1989) Sonography and cytology of cold thyroid nodules. Rofo Fortschr Geb Rontgenstr Nuklearmed 150: 250–254

Reinwein D, Benker G (1985) Stage diagnosis „thyroid gland"-epidemiologic and methodological prerequisites. Internist (Berl) 26: 155–161

Rothlin M, Metzger U, Largiader F (1988) Present indications and future expectations of ultrasound in surgery. Surg Endosc 2: 176–179

Thermann M, Raute KU, Blomenkamp K (1992) Incidence of carcinoma in follicular neoplasia of the thyroid gland. Chirurg 63: 817–820

Kapitel 8

Alexander H, Miller DL (1979) Determining skin thickness with pulsed ultrasound. J Invest Dermatol 72: 17–19

Altmeyer P, El-Gammal S, Hoffmann K (1992) Ultrasound in dermatology. Springer, Berlin Heidelberg New York

Breitbart EW, Hicks R, Kimmig W, Brockmann W, Mohr P (1992) Ultraschall in der Dermatologie. DERM-A-MED Verlag, Kreuzlingen

Eisenbeiss C, Welzel J, Schmeller W (1998) The influence of female sex hormones on skin thickness: evaluation using 20 MHz-sonography. Br J Dermatol 139: 462–467

El Gammal S (1997) 50 und 100 MHz-Sonographie der normalen Haut, entzündlichen Dermatosen und Hauttumoren. Habilitationsschrift

El Gammal S, Altmeyer P, Auer T, Kaspar K, Hoffmann K, Paßmann C, Ermert H (1995) Der Stellenwert der 20, 50 und 100 MHz Sonographie in der Dermatologie. Akt Dermatol 21:11–21

El Gammal S, Hoffmann K, Stücker M, Altmeyer P (1997) Bildgebende Verfahren in der Dermatologie. Hautarzt 48: 432–450

Garbe C (Hrsg) (1998) Diagnostische und therapeutische Standards in der dermatologischen Onkologie. Qualitätssicherung in der Onkologie 5.2 der Deutschen Krebsgesellschaft. Zuckschwerdt, München, Berlin, Wien, New York

Garbe C, Blum A (Hrsg) (1999) Ultraschalldiagnostik der Haut und Lymphknoten. Steinkopff, Darmstadt

Gniadecka M, Gniadecki R, Serup J, Sondergaard J (1994) Ultrasound structure and digital image analysis of the subepidermal low echogenic band in aged human skin: diurnal changes and interindividual variability. J Invest Dermatol 102: 362–365

Gottlöber P, Kerscher M, Korting HC, Peter RU (1997) Sonographic determination of cutaneous and subcutaneous fibrosis after accidental exposure to ionizing radiation in the course of the tschernobyl nuclear power plant accident. Ultrasound Med Biol 23: 9–13

Hoffmann K, El-Gammal S, Altmeyer P (1990) B-scan-Sonographie in der Dermatologie. Hautarzt 41: W7–16

Hoffmann K, Stücker M, El-Gammal S, Altmeyer P (1990) Digitale 20 MHz-Sonographie des Basalioms im B-scan. Hautarzt 41: 333–339

Hoffmann K et al. (1999) Stellenwert der 20-MHz-Sonographie des malignen Melanoms und pigmentierter Läsionen in der Routinediagnostik (Multicenterstudie). Ultraschall Med 20: 104–109

Korting HC, Gottlöber P, Schmid-Wendtner MH, Peter RU (1998) Ultraschall in der Dermatologie – ein Atlas. Blackwell, Berlin

Nitsche N, Hofmann K, Iro H (1992) Ultraschalldiagnostik von Hauttumoren. HNO 40: 97–100

Rompel R, Petres J (1993) Ultrasonographische Darstellung von Narbengewebe und abgeheilten Wunden unterschiedlicher Genese. Akt Dermatol 19: 27–31

Rompel R, Petres J (1993) Variationen im ultrasonographischen Bild des malignen Melanoms. Hautarzt 44: 372–375

Scheija A, Akesson A (1997) Comparison of high frequency (20 MHz) ultrasound and palpation for the assessment of skin involvement in systemic sclerosis (scleroderma). Clin Exp Rheumatol 15: 283–288

Seidenari S, Nardo D, Pepe P, Gianetti A (1991) Ultrasound B scanning with image analysis for assessment of allergic patch test reactions. Contact Dermatitis 24: 216–222

Stiller MJ, Driller J, Shupack JL, Gropper Cg, Rorke MC, Lizzi FL (1993) Three-dimensional imaging for diagnostic ultrasound in dermatology. J Am Acad Dermatol 29: 171–175

Tacke J, Haagen G, Hornstein OP, Huettinger G, Kiesewetter F, Schell H, Diepgen TL (1995) Clinical relevance of sonometry derived tumour thickness in malignant melanoma – a statistical analysis. Br J Dermatol 132: 209–214

Vaillant L, Berson M, Machet L (1994) Ultrasound imaging of psoriatic skin: a noninvasive technique to evaluate treatment of psoriasis. Int J Dermatol 33: 786–790

Kapitel 9

Brinkley JF, Muramatsu SK, McCallum WD, Popp RL (1982) In vitro evaluation of an ultrasonic three-dimensional imaging and volume system. Ultrason Imaging 4: 126–139

Castelijns JA (1991) Diagnostic radiology of head and neck oncology. Curr Opin Oncol 3: 512–518

Fine D, Perring S, Herbetko J, Hacking CN, Fleming JS, Dewbury KC (1991) Three-dimensional (3-D) ultrasound imaging of the gallbladder and dilated bilary tree: reconstruction from real-time B-Scans. Br J Radiol 64: 1056–1057

Greenleaf JF (1982) Threedimensional imaging in ultrasound. J Med Syst 66: 579–589

Halliwell M, Key H, Jenkins D, Jackson PC, Wells NT (1989) New scans from old: digital reformatting of ultrasound images. Br J Radiol 62: 824–829

Kakaaki K, Shin T (1993) A three-dimensional reconstructive study of the layer structure of the human vocal cord. Eur Arch Otorhinolaryngol 250: 190–192

Klimek L, Schrieber J, Amedee RG, Mann WJ (1998) Three-dimensional ultrasound evaluation in the head and neck. Otolaryngol Head Neck Surg 118: 267–271

Koivukangas J, Ylitalo J, Alasaarela E, Tauriainen A (1986) Three-dimensional ultrasound imaging of brain for neurosurgery. Ann Clin Res 18 [suppl 47]: 65–72

Lafferty CM, Sartoris DJ, Tyson R, Resnick D, Kursonoglu D, Pate D, Sutherland D (1986) Acetabular alterations in untreated congenital dysplasia of the hip: computed tomography with multiplanar reformation and three-dimensional analysis. J Comput Assist Tomogr 10(1): 84–91

Liebrecht CA (1994) Technik und klinische Wertigkeit der dreidimensionalen Sonographie im Kopf-Hals-Bereich. Dissertation, München

Sohn C, Rudofsky G (1989) Die dreidimensionale Ultraschalldiagnostik – ein neues Verfahren für die klinische Routine? Ultraschall Klin Prax 4: 219–224

Tiedjen KU, Hildmann H (1988) Sonographie im Halsbereich – Indikation und Wertigkeit. HNO 36: 267–276

Van den Brekel MW, Stel HV, Castelijns JA, Croll GJ, Snow GB (1991) Lymph node staging in patients with clinically negative neck examinations by ultrasound and ultrasound-guided aspiration cytology. Am J Surg 162: 362–366

Vogl T, Dresel S, Bilaniuk LT, Grevers G, Kang K, Lissner J (1990) Tumors of the nasopharynx and adjacent areas: MR imaging with Gd-DTPA. AJNR 11: 187–194

Kapitel 10

Neuerburg-Heusler D (1992) Qualitätssicherung. In: Vorstand der Deutschen Gesellschaft für Ultraschall in der Medizin DEGUM (Hrsg). Degumecho 1: 5–6. Druck & Verlagshaus Köln

Wezel H, Liebold R (Hrsg) (1996) Handkommentar zum EBM mit BMÄ, E-GO und GOÄ mit BG-GOÄ. 33. Lieferung. Asgard, Sankt Augustin

Glossar

Abschlusskurs	Erwerb der fachlichen Befähigung in der Ultraschalldiagnostik durch das Kurssystem. Abschlusskurs (3. Baustein) zur Vervollständigung der Kenntnisse und Fähigkeiten
Absorption	Umwandlung der Schallenergie in Wärme im Verlauf der Schallstrecke durch Gewebe
Absorptionskoeffizient	Schwächungsgrad der Ultraschallstrahlung abhängig von den Eigenschaften der durchstrahlten Materie
Akustische Grenzfläche	Übergang zwischen Geweben mit verschiedenen akustischen Eigenschaften
Akustische Größen	Reflexion, Schallabsorption, Schallgeschwindigkeit, Schallschwächung, Streuung
A-Mode	eindimensionales Echogramm
Amplituden-Zeit-Verfahren	technisch einfachste Darstellung der Echosignale, Amplitudenwiedergabe der Grenzflächenechos über die Laufzeit
Ankopplung	Kontakt des Schallkopfes an die 1. Gewebeschicht (Körperoberfläche, Schleimhaut, 1. Grenzfläche)
Arbeitsbereich	Eindringtiefe bei der Ultraschalluntersuchung, abhängig u. a. von der Frequenz des Ultraschalls und der Beschaffenheit des durchstrahlten Gewebes
Artefakte	künstlicher, primär nicht im zu untersuchenden Organbereich entstandener Messparameter (z. B. Mikrowelle-Ultraschall)
Aufbaukurs	Erwerb der fachlichen Befähigung in der Ultraschalldiagnostik durch das Kurssystem. Aufbaukurs (2. Baustein) zur Korrektur und Verbesserung der Untersuchungstechnik unter Einschluss praktischer Übungen
Auflösung	a) axial: maximale Auflösung zweier getrennter Punkte in Längsrichtung; b) lateral: maximale Auflösung zweier getrennter Punkte in Querrichtung
Ausbilder	qualifizierter Ausbilder im sonographischen Gebiet (Mindestempfehlungen der KBV: § 7 der Ultraschallrichtlinien)
Beugung	Abweichung der Schallwellen von ihrer geradlinigen Ausbreitung
Binnenecho	Echosignale, die an Grenzflächen innerhalb eines Organes oder innerhalb eines pathologischen Befundes (z. B. Zyste) entstehen
B-Mode	„Brightness-Modulation": zeilenförmig aufgebautes, zweidimensionales Schnittbild. Darstellungsebene in Schallausbreitungsrichtung
Befähigung, fachliche	Genehmigung zur Ausführung und Abrechnung von Leistungen der Ultraschalldiagnostik nach Erwerb eingehender Kenntnisse, Erfahrungen und Fertigkeiten durch ständige (§ 4) oder begleitende Tätigkeit (§ 5) oder durch Ultraschallkurse (§ 6 Ultraschallvereinbarung der KBV)
Brechung	Veränderung der Ausbreitungsrichtung der Ultraschallwellen an schräg liegenden Grenzflächen

Brightness	unterschiedliche Echointensitäten werden als Bildpunkte unterschiedlicher Dichte zu Helligkeits- oder „Grauwertstufen" (Graustufendarstellung) elektronisch verarbeitet
C-Modus	Darstellungsebene senkrecht zur Schallausbreitungsebene
CINE	Untersuchungsablauf kann über einen begrenzten Zeitraum gespeichert werden und einzelne Schritte dieser Untersuchung können danach aufgesucht und dargestellt werden
Color-flow-mapping (CFM)	Zusätzlich zur Grauwertdarstellung im B-Bild wird die Dopplerfunktion eingesetzt
cw-Doppler-Verfahren	Continous-wave-Verfahren, das mit kontinuierlichen Ulatraschallwellen (Dauerschall) arbeitet
Dämpfung	Dämpfung der Schallintensität beim Durchlaufen von Organen durch Reflexion, Streuung und Brechung
DEGUM	Deutsche Gesellschaft für Ultraschall in der Medizin e.V.; Sekretariat: Lerchenweg 11, 71287 Weissach, Tel. 07044/33983
Dekrescendoecho	kontinuierliche Abnahme der Echoamplituden über die Zeit (Eindringtiefe), z.B. Kieferhöhlenschleimhaut an der ventralen knöchernen Kieferhöhlenwand
Dichte	Mediumdichte und Schallgeschwindigkeit bestimmen die akustische Impedanz
Dichteunterschied	Differenz der Mediumdichte aufeinanderfolgender unterschiedlicher Gewebe
DIN EN 61157	Deutsche Übersetzung der Internationalen Norm IEC 1157 (s. dort)
Direktionaler Doppler	Dopplerverfahren mit Anzeige der Strömungsrichtung
Dokumentation	Aufzeichnung der Ultraschalluntersuchung
Dopplereffekt	Frequenzverschiebung einer Schallwelle bei Relativbewegung von Schallquelle und Schallempfänger oder einer schallstreuenden Struktur
Dopplerparameter	Blutflussgeschwindigkeit, Geschwindigkeitsspektrum, Strömungsart
Dopplersonographie	a) cw-Doppler: 2 Piezoelemente (Sender und Empfänger) messen die Frequenzverschiebung zwischen ausgesandtem und empfangenem Schall (Ergebnis: Strömungsrichtung und Flussgeschwindigkeit). pw-Doppler: s. cw-Doppler, jedoch nur ein Piezoelement alternierend als Sender und Empfänger eingesetzt
Dopplerspektrum	Darstellung des zeitlichen Verlaufs der in einem Messvolumen gemessenen Dopplerverschiebungsfrequenzen oder der dort vorhandenen Strömungsgeschwindigkeiten
Dreidimensionalität	aus zweidimensionalen Schnitten zusammengesetztes räumliches Abtastverfahren
Duplexsonographie	Kombination von B-Bild und Dopplerdarstellung
Dynamikbereich	Verhältnis der Amplitude des größten Eingangssignals zur Amplitude des gerade noch erkennbaren Signals bei der Echobilddarstellung mit Angabe in dB
Echo	von einem Wandler empfangenes Antwortsignal, durch Reflexion oder Streuung von Ultraschall an einem Objekt erzeugt
Echoabstand	In einer Abbildung räumlich dargestellter Abstand zweier Echos, entspricht der Laufzeitdifferenz des Ultraschalls zwischen 2 Grenzschichten
Echoamplitude	Amplitudendarstellung des Schallhärtesprungs an akustischen Grenzflächen (Amplitudenwert von Verstärkung und Dichtesprung der durchschallten Medien abhängig)
Echodichte	qualitative Beschreibung der Echohäufigkeit (z.B. echoarm, echoreich, echofrei)
Echomuster	Verteilung der Echos im Ultraschallbild

Echotextur	mittels statistischer Parameter beschriebene Echomuster
Echouniformität	gleichmäßige Echos (z. B. Binnenechos)
Echtzeitdarstellung	Bildwiedergabe mit sofortigem Bildaufbau und dynamischem Verlauf
Eindimensionales Abtastverfahren	A-Modus, M-Modus
Eindringtiefe	von Schallkopffrequenz und Dämpfung abhängige Untersuchungstiefe
Energiedichte	abhängig von der Fokussierung des Schallstrahls
Ergebnisqualität	Qualitätsmerkmale des Untersuchungsergebnisses
Fachberater der Sonographiekommission	von der Landes-KV einberufene Fachberater, die für ihr Gebiet Fragen zur Genehmigung und qualitativen Überwachung von Antragsstellern bzw. Genehmigungen beantworten
Fachfremd	Leistungen, die nicht in den Untersuchungsbereich des Fachgebietes gehören
Fachliche Befähigung	s. Befähigung
Farbdoppler	farbkodierte Bilddarstellung der Dopplersignale einer Blutströmung innerhalb eines Echo-B-Bildes
Fehlerbeurteilungsquote	Quote der durch ein Untersuchungsverfahren falsch beurteilten Befunde
Fernfeld	Feld im Anschluss an das Nahfeld
Fokus	Bereich optimaler Darstellung. Mechanischer Fokus: fixer Fokus (Veränderungen durch Wasservorlaufstrecke möglich. Elektronischer Fokus: Verschiebung in beliebige Tiefen möglich)
Fokusebene	Ebene senkrecht zur Schallbündelachse mit kleinster Querschnittsfläche
Fokussierung	Bündelung von Ultraschallstrahl durch: Formgebung des Wandlers, zusammengesetzte Wandler, Interferenzverfahren, Linsen oder Spiegel
GAIN	Gesamtverstärkung (Empfangsverstärkung) sollte mit der Sendeintensität (vom Schallkopf ausgehende Sendeleistung) abgestimmt sein
Genehmigung	Genehmigung zur Ausführung und Abrechnung sonographischer Leistungen durch die zuständige Landesvertretung der KV
Genehmigungsverfahren	Antragsverfahren auf Genehmigung zur Ausführung und Abrechnung sonographischer Leistungen und Entscheidung über eine Genehmigung durch die zuständige Landesvertretung der KV
Gerätesicherheitsgesetz	Verordnung über die Sicherheit medizinisch-technischer Geräte (Medizingeräteverordnung – MedGV) vom 14.1.1985 (BGBl. I, S. 93) StVR 248. Lfg. Stand Dezember 1995
Grenzecho	Echo, das an der Grenzschicht von unterschiedlich schallhartem Gewebe entsteht
Grenzschichten	Ort, an dem Gewebe mit unterschiedlicher Dichte aneinander grenzt
Grundkurs	Erwerb der fachlichen Befähigung in der Ultraschalldiagnostik durch das Kurssystem. Grundkurs (1. Baustein) über Indikationsbereich und physikalisch-technische Basiskenntnisse unter Einschluss praktischer Übungen
Grundverstärkung	s. GAIN
Helligkeit	Maß für die Echointensität im B-Bild
Hertz	Schwingungen pro Sekunde
Hörschall	16 Hz–16 kHz (16–16 000 Schwingungen pro Sekunde)
Hydrophon	Ultraschallmikrofon zur Bestimmung des Schalldrucks in flüssigen Medien

Hyperschall	höher als 1 GHz (1 000 000 000 Hz)
IEC-Norm 1157	Festlegung für die Deklaration der akustischen Ausgangsgrößen von medizinischen Ultraschallgeräten, Deutsches Institut für Normung, Beuth-Verlag, 10772 Berlin (Juni 1995)
Infraschall	Schall mit einer Frequenz kleiner 16 Hz
Interferenz	Störung der Ausbreitung des Ultraschalls durch Auslöschung
Invasivität	seelische, körperliche oder gesundheitliche Belastung
Kavitation	Bildung kleiner Hohlraumbläschen in der Unterdruckphase einer Ultraschallwelle ab einem Intensitätsschwellenwert, die in der Überdruckphase implodieren
Kilohertz	1 kHz (1000 Hz)
Kolloquium	Fachgespräch (mit Fachberatern) zum Nachweis eingehender Kenntnisse, Erfahrungen und Fähigkeiten des Antragstellers in der Ultraschalldiagnostik mit dem Ziel der Genehmigung nach Absolvieren des Kurssystems
Kompressibilität	Eindrückbarkeit und Verformbarkeit von Organen bei der Ultraschalluntersuchung
Konvexschallkopf	Wandlerelemente (Piezoelemente) sind auf einer konvexen Schallkopfoberfläche angeordnet
Kurssystem	Ultraschallkurse, eingerichtet zur Schaffung der Voraussetzungen für den Erwerb der fachlichen Befähigung zur Ausführung und Abrechnung von Leistungen der Ultraschalldiagnostik
Laufzeit	Zeit, den die Ultraschallwelle benötigt, um auf eine Grenzfläche zu stoßen, ausgedrückt im Abstand zwischen 2 Amplituden auf dem Monitor des Ultraschallgerätes
Linearschallkopf	linear angeordnete 512 Wandlerelemente, die elektronisch in Gruppen angesteuert werden
Longitudinalwellen	Wellen mit Schwingungsrichtung der Mediumteilchen in Ausbreitungsrichtung
Lotstrahl	Ultraschallwelle, die senkrecht auf einen Reflektor trifft
Maßstabsinformation	Anzeige für die räumlichen Maßstäbe (cm) und die zeitlichen Maßstäbe (A-Bild: Abszisse, sec.)
Megahertz	1 MHz (1 000 000 Hz)
Mittenfrequenz	arithmetischer Mittelwert aus unterer und oberer Grenzfrequenz eines Schallimpulses
M-Mode	Verfahren zur Registrierung von Bewegungsabläufen durch Aneinanderreihen einer Bildzeile aus dem B-Bild in schneller Folge
Nahfeld	auch Fresnel-Zone, Bereich des Feldes vor dem Wandler bis zur Entfernung r2/l
Öffnungswinkel	Art der Abstrahlung der Ultraschallwellen aus dem Schallkopf (Bündelung)
Perkussion	durch Beklopfen der Körperoberfläche erhält man Rückschlüsse über die Beschaffenheit der darunterliegenden Organe durch unterschiedliche Schallreflexionen
Piezoelektrischer Effekt	Schallwellen, die durch Verformung von Kristallen oder Keramiken entstehen, an die man eine Wechselspannung anlegt
Prozessqualität	Qualitätsmerkmale, die den Prozess der Untersuchung erfassen
Prüfverfahren	Überprüfung der sonographischen Leistungen des Kassenarztes im Rahmen der Qualitätskontrolle

Pseudodreidimensionalität	separate Darstellung der 3 Raumebenen (getrennte Abbildungen), ohne einen wirklichen visuellen dreidimensionalen Eindruck zu erreichen
Qualifikation, Ausbilder	s. Ausbilder
Qualität, Ergebnis	s. Ergebnisqualität
Qualität, Prozess	s. Prozessqualität
Qualität, Struktur	s. Strukurqualität
Qualitätskontrolle	Verfahren zur Überprüfung der rechtmäßigen Erbringung und Abrechnung sonographischer Leistungen im Rahmen der kassenärztlichen Tätigkeit
Qualitätsmanagement	Organisation von Qualitätsmerkmalen in der Ultraschalldiagnostik
Qualitätssicherung	Maßnahmen zur Sicherstellung von Qualitätsansprüchen an die Ultraschalldiagnostik
Reflexion	Schallwellen werden an Grenzgeweben mit unterschiedlichem Schallwellenwiderstand reflektiert, es entstehen rückläufige Echosignale
Reflexionskoeffizient	Maß für die reflektierte Schallenergie
Richtzahlen	Anzahl der vorgeschriebenen Untersuchungen in den Organbereichen für den Erwerb der fachlichen Befähigung innerhalb der Facharztweiterbildung
Schallankopplung	s. Ankopplung
Schallapplikator	Schallkopf
Schallfeldgrößen	akustische Parameter zur Kennzeichnung von Schallfeldern
Schallgeschwindigkeit	Ausbreitungsgeschwindigkeit der Schallwellen
Schallhärtesprung	Impedanzänderung an Grenzschichten unterschiedlich schallharter Gewebe
Schallkopf	Vorrichtung zur Erzeugung, Sendung und Empfang von Ultraschallsignalen, verbunden mit der Abtastung eines Objektes
Schallkopfposition, sagittal	senkrecht
Schallkopfposition, transversal	horizontal, quer
Schallwellenwiderstand	abhängig von den Schallhärtesprüngen entlang der Ausbreitungsrichtung der Ultraschallwellen
Schwingung, longitudinal	s. Longitudinalwellen
Schwingung, transversal	s. Transversalwellen
Sektorscanner	mechanischer: Wandlerelemente werden durch Drehung in unterschiedliche Positionen gebracht; elektronischer: Elemente in linearer Anordnung werden durch phasenverschobene Ansteuerung über das Untersuchungsgebiet geschwenkt
Sendefrequenz	Ultraschallfrequenz des Schallkopfes
Sendeleistung	Gesamtverstärkung des Ultraschallsenders
Sonomorphologie	Aufbau der empfangenen und dargestellten Echos
Streuung	diffuse Reflexion, Brechung und Beugung von Ultraschall an Inhomogenitäten und rauhen Oberflächen bei der Schallausbreitung
Strukturqualität	Qualitätsmerkmale, die die Struktur der Untersuchung erfassen
Tiefenausgleich	tiefenabhängiger oder auch laufzeitabhängiger Ausgleich der Schallschwächung durch angepasste Regelung der Empfangsverstärkung. Später eintreffende Echosignale werden höher verstärkt (s. TGC)

TGC	Tiefenausgleich (time-gain-compensation) zum Ausgleich störender Dämpfungseffekte
Totalreflexion	gesamte Schallenergie wird reflektiert, kein weiteres Eindringen des Ultraschalls in folgende Abschnitte möglich
Transversalwellen	Teilchen des Wellenträgers schwingen quer zu der Fortpflanzungsrichtung der Wellenerscheinung
Ultraschall	16 kHz–1 GHz (16 000–1 000 000 000 Hz)
Ultraschallfeld	der von Ultraschallenergie durchsetzte Raum
Ultraschallvereinbarung	Richtlinien „Ultraschall" der Kassenärztlichen Bundesvereinigung vom 1.4.1993
Ultraschallwelle	zeitlich und räumlich periodischer Vorgang mit Energietransport durch Ausbreitung mechanischer Schwingungen im Frequenzbereich von 16 KHz–1 GHz
Validität	Ausdruck und Maß dafür, wie gut die in Frage stehende Abweichung/Krankheit erkannt wird
Verstärkung, Grundverstärkung	s. Grundverstärkung
Verstärkung, laufzeitabhängige	s. TGC
Visuelle Bio-Feedback-Therapie	Rückmeldung eines Therapieeffektes über visuelle Informationen an den Patienten
Vorderwandecho	Echo, das an der Vorderwand einer Nasennebenhöhle entsteht
Vorlaufstrecke	vor das zu untersuchende Organ gebrachte Strecke, die der Ultraschall durchlaufen muss. Dadurch rückt das Untersuchungsobjekt in den Bereich der optimalen Darstellung (s. Focus)
Wellenfront	Kopfwelle mit phasengleichen Punkten
Wellenlänge	Weg einer Welle zwischen 2 aufeinander folgenden gleichsinnigen Nulldurchgängen
Wellenwiderstände	Phänomene, die die Schallwellen in ihrer Ausbreitung beeinträchtigen oder verhindern
Wiederholungsecho	Syn.: Vielfachechos, Mehrfachreflexionen, Reverberationen. Bei Grenzflächen mit hohem Impedanzsprung wird eine große Schallenergie reflektiert, die wiederum am hohen Schallhärtesprung Haut-Schallkopf reflektiert wird und so diese Strecke mehrfach durchlaufen wird. Die Amplitude nimmt dabei durch den Verlust der Schallenergie ab

Übersicht der Kassenärztlichen Vereinigungen der Länder der Bundesrepublik Deutschland

Kassenärztliche Vereinigung	Ort	Straße	Vorwahl	Telefon	Fax
Bayern	81925 München	Arabellastraße 30	089	9 20 96-0	9 20 96-324
Berlin	10625 Berlin	Bismarckstraße 95–96	030	31 00 3-0	31 00 33 02
Brandenburg	14469 Potsdam	Gregor-Mendel-Straße 10–11	0331	2 86 80	2 86 81 75/ 2 86 81 91
Bremen	28209 Bremen	Schwachhauser Heerstr. 26–28	0421	34 04-0	34 04 1 09
Hamburg	22083 Hamburg	Humboldtstraße 56	040	2 28 02-0	22 80 24 20
Hessen	60325 Frankfurt/Main	Georg-Voigt-Straße 15	069	7 95 02-0	7 95 02 5 00
Koblenz	56073 Koblenz	Emil-Schüller-Straße 14–16	0261	3 90 02-0	39 00 21 11
Meklenburg-Vorpommern	19057 Schwerin	Neumühler Straße 22	0385	74 31-3	7 43 12 22
Niedersachsen	30175 Hannover	Berliner Allee 22	0511	3 80-03	3 80 32 36
Nordbaden	76185 Karlsruhe	Kesslerstraße 1	0721	59 61-0	59 61 1 88
Nordrhein	40547 Düsseldorf	Emanuel-Leutze-Straße 8	0211	59 70-0	59 70 2 87
Nord-Württemberg	70567 Stuttgart	Albstadtweg 11	0711	78 75-0	78 75 2 74
Pfalz	67433 Neustadt	Maximilianstraße 22	06321	8 93-0	8 93 1 19
Rheinhessen	55124 Mainz	Isaac-Fulda-Allee 14	06131	3 26-0	3 26-1 50
Saarland	66111 Saarbrücken	Faktoreistraße 4	0681	40 03-0	40 03 3 50
Sachsen	01099 Dresden	Schützenhöhe 12	0351	82 90 50	82 90 5 63
Sachsen-Anhalt	39120 Magdeburg	Doctor-Eisenbart-Ring 2	0391	6 27 60 00	6 27 84 03
Schleswig-Holstein	23795 Bad Segeberg	Bismarckallee 1–3	04551	8 83-0	8 83-209
Südbaden	79114 Freiburg	Sundgauallee 27	0761	8 84-0	84 1 07
Südwürttemberg	72770 Reutlingen	Haldenhaustraße 11	07121	9 17-0	9 17-1 00
Thüringen	99425 Weimar	Zum Hospitalgraben 8	03643	5 59-0	5 59 1 91
Trier	54290 Trier	Balduinstraße 10–14	0651	46 03-0	46 03 1 71
Westfalen-Lippe	44141 Dortmund	Robert-Schimrigk-Straße 4–6	0231	94 32-0	94 32 2 67

Sachverzeichnis

A
A. carotis, Infiltration 55
A. carotis communis 80, 118
A. carotis externa 80
A. carotis interna 30, 80
A. facialis 31
A. lingualis 61, 84
A. ophthalmica 80, 81
A. subclavia 81
A. supraorbitalis 81
A. supratrochlearis 81
A. vertrebralis 81
A-Bild 127
A-Bild-Sonographie 15-24
- Anwendungsbereich 15f.
- Echogrammtypen 17-24
- - Entzündungen 18f.
- - Normalbefunde 17f.
- - spezielle Befunde 22-24
- - Tumoren 19-22
- - Zysten 19
- Stellenwert 24
- Untersuchungstechnik 16f.
A-Bild-Verfahren 4, 10f.
Abrechnung, Gebührennummern 148
Absorption 3
Abszedierung 51
Abszess 61
Adenome
- monomorphe 39
- pleomorphe 39
Adnexen der Haut 128
Aliaseffekt/Aliasing 77
A-Mode 4
A-Mode-Gerät, elektronischer Laufzeit- bzw. Entfernungsmaßstab 145
Antrag auf Genehmigung 139
Anwender, „fachfremde" 141
Artefakte 8
Artikulationsstörungen 102
Aspiration 109
Auflösung 6
Aufzeichnungen, graphische und schriftliche 147
Ausbilder, qualifizierte 144
Ausstattung, apparatetechnische/ apparative 5
- Gerätesicherheit 145
- Gewährleistungssicherheit 145
- Mindestanforderungen 145

B
Base Line Shift 79
Basaliome 130
B-Bild-Sonographie 25-74, 127
- allgemeine Gesichtspunkte 25-27
- Artefakte 8
- Auflösung und Eindringtiefe 6

- distale Schallverstärkung 9
- distaler Schallschatten 8
- eletronische Fokussierung 6
- Gesichtsweichteile 43-46
- große Kopfspeicheldrüsen 28-42
- Hals 47-57
- Larynx und Hypopharynx 68f.
- lateraler Schallschatten 9
- Mundboden, Zunge und Oropharynx 58-67
- Nasennebenhöhlensystem 70-74
- Processing 7
- Schallfeldcharakteristik 6
- TGC (Time Gain Compensation) 7
- Wiederholungsechos 9
B-Bild-Verfahren 4, 11f.
Befund
- Dokumentation 12
- schriftlicher 147
- sonographischer, Dokumentation 129
Befundung, fehlerhafte 10ff.
Bichat-Fettpfropf 43
Bildartefakte 8
Bilddokumentation 147
Bildeinstellung 25
Bindegewebe, kollagenes 127
Binnenvaskularisation 93
B-Mode 4
Brechung 2
Brightness 13

C
C-Bild 127, 133
Cine 98
Cine-Modus 136
Contrast Harmonic Imaging 137
cw-Doppler 77
cw-Dopplerverfahren 142
- direktes 83
- indirektes 83

D
3-D-Oberflächendarstellung 134
3-D-Ultraschall 133
Dermis 127
Dermoidzysten 51
Dichte 13
Dickenmessung der Haut 128
Differenzierung 96
Dokumentation 12
- Befund- 12
- Bild- 12
- pathologische Veränderungen 146
- schriftliche 13
- tägliche Praxis 147
- Terminologie 14
- der Untersuchung 146

Dokumentationsmittel, Ultraschall 27
Doppler- und Duplexsonographie, Larynx 106
Doppler- und farbkodierte Duplexsonographie
- anatomische Grundlagen 80-82
- Beurteilung pathologischer Befunde 89-91
- Fehlerquellen 92
- Kopf-Hals-Bereich 75-96
- - Beurteilung pathologischer Befunde 89-91
- - Differentialdiagnostik 93-95
- - Differenzierung 96
- - Fehlerquellen 92
Dopplersonographie 77-79
- cw-Doppler 77
- Differenzierung 96
- Dopplerspektrum 79, 86
- Dopplerwinkel 85
- Farbdopplerverfahren 79
- gepulst (pw-Doppler) 77ff.
- Winkelkorrektur 86
Dopplerspektrum 79, 86
Doppleruntersuchung, Kopf-Hals-Bereich 83-88
Dopplerverfahren
- cw 142
- pw 142
Dopplerwinkel 85
Duplexsonographie 79
- farbkodierte 131
Duplexverfahren 142
Dysarthrie 102
Dysglossie 102
Dyslalie 102
Dysphagien 106, 109f.
- funktionelle Ultraschalldiagnostik 109f.
Dysphonien 105
Dyspraxie, myofunktionelle 103

E
Echogrammtypen 17
Echomuster 13
Echos
- Dichte 13
- Eingangsecho 129
- Flächengröße 13
- Helligkeit 13
Effekt, piezoelektrischer 2
Eindringtiefe 6
Einstellung des Gerätes 5
Eintrittsecho 127
Elastizitätsmessungen 131
Elastose, aktinische 130
Entzündung, phlegmonöse 51
Epidermoidzysten 51

Epiglottis 104
Ergebnisqualität 149

F
Facharztweiterbildung (§ 4) 140
Fachgespräch (Kolloquium) 143
- Gliederung der Inhalte 143
Fadengranulome 55
Farbdoppler 79, 135
Farbdopplerangiographie 79, 93
Farbdopplersonographie 85
Farbkodierung 79
Feinnadelbiopsie 27, 114 f.
- Komplikationen 116
- Punktionssets 113
Feinnadelpunktion 111
- Materialgewinnung 114
Fettgewebe 129
Flächengröße 13
Fokussierung, elektronische 6
Frakturen 43
Frequenzspektrum 87

G
Gebührennummern 148
Gefäßinfiltration 94
Gefäßkompression 94
Genehmigung- und Qualitätssicherungsverfahren 139–150
Genehmigungsverfahren 139 f.
Geräteeinstellung 11, 118
Gerätesicherheit 145
Gewährleistungssicherheit 145
Glandula parotis 28, 29
Glandula sublingualis 28, 33
Glandula submandibularis 28, 31
Glomustumoren 95
Graft-versus-Host-Erkrankung 130
Graustufenbilder 134
Grobnadelbiopsie 27, 115
- Gewebezylinder 115
- Implantationsmetastasen 116
- Komplikationen 116
- Nervenverletzungen 116
- Punktionssets 113
Grobnadelpunktion 111
Grundeinstellung 5

H
Halo-signs 124
Halsfisteln 51
Halszysten
- laterale 51
- mediane 51
Hämangiome 41, 54, 94, 131
Haut
- Dickenmessungen 127, 128, 131
- gesunde 17
Heerfordt-Syndrom 36
Helligkeit 13
Hinterwandecho 72
Hyoid 59

I
Invasionstiefe 130
- Basaliom 130
- Plattenepithelkarzinom 130

K
Kassenärztliche Bundesvereinigung (KBV) 139
Kaumuskulatur 46
Keilbeinhöhle 70
Kieferhöhle 16, 18, 70
- gesunde 17
- Polypen 19
- Sekretansammlung 18
Kinking 89, 94
Kompression 83
Konkremente s. Sialolithiasis 37
Kontrolluntersuchung 24
Kopf-Hals-Bereich
- Doppler- und farbkodierte Duplexsonographie 75–96
- - Beurteilung pathologischer Befunde 89–91
- - Differentialdiagnostik 93–95
- - Differenzierung 96
- - Fehlerquellen 92
- Doppleruntersuchung 83–88
Korium 127, 129
Kriterien, sonomorphologische 129
Kursleiter 145
Kurssystem 142
- Abschlusskurs 142
- Aufbaukurs 142
- Grundkurs 142

L
Landes-KV 146
Laryngektomie 105
Laryngozelen 68
Larynx, Doppler- und Duplexsonographie 106
Larynxdiagnostik 104
Larynxtumoren 68
Linearschallkopf 48
Lipome 41, 54
Lymphangiome 41, 54, 94
Lymphknoten 49
Lymphknotenstatus 55
Lymphknotenvergrößerungen 37
- Speicheldrüse 37

M
M. buccinator 43, 44
M. zygomaticus 43
M. digastricus 30
M. geniohyoideus 61
M. masseter 43, 44
M. mylohyoideus 61
M. omohyoideus 48
M. sternocleidomastoideus 30, 48, 118
Mandibula 55
Masseterhypertrophie 46
Maßnahmen, qualitätssichernde 146
Mehrfachreflexionen 9
Melanom, malignes 127, 129, 130
Mm. digastrici 61
Mm. genioglossi 33, 61
Mm. geniohyoideus 33
Mm. pterygoidei 44
Mm. scaleni 48
M-Mode 4
Morbus Basedow 120
Morbus Madelung 55
Morbus Sjögren 36
Mukozelen 22

N
N. facialis 30
Nebenhöhle 19
- kindliche 22
- Schleimhauthyperplasie 19
Nebenschilddrüsen (NSD) 126
- Sonographie 126
Neurinome 55
Neurofibrome 55

Nomenklatur 26
Non-Hodgkin-Lymphom 37
Nyquist-Grenze 79, 92

O
Ohrspeicheldrüse s. Glandula parotis
Ösophagus 49

P
Panoramabilder 135
Panoramabildverfahren 135 ff.
- physikalische Grundlagen 135
- Untersuchungsgang 135 f.
Papanicolaou, Klassifikation 115
Paragangliome 54
Phase
- orale 107
- pharyngeale 107, 109
Phlegmone 61
Phonation 106
Piktogramm 27
Planung, präoperative 105
Plaque 89, 92
Plattenepithelkarzinom 129, 130, 131
Polypen 19
Postprocessing 8
Pourcelot-Ratio (PR) 87
Powermodus 93
Preprocessing 8, 12
Processing 7
Processus styloideus 30
Prozessqualität 149
Prüfverfahren
- Beanstandungen 148
- Kriterien 147
Pulsatilitätsindex, mittlerer (MPI) 87
Pulsatilitätsparameter 87
Pulsrepetitionsfrequenz (PRF) 77
Punktion 124
- Feinnadel 111
- Grobnadel 111
- sonographisch gezielte 111–116
- - Indikationen 111 f.
- - Komplikationen 116
Punktionsschallköpfe 112
pw-Doppler 77 ff.
pw-Dopplerverfahren 142

Q
Qualitätskontrollen 146, 147
Qualitätsmanagement 150
- Prozessqualität 149
- Strukturqualität 149
Qualitätssicherung 145–148
- Dokumentation 146 f.
- Fachkommissionen 146
- Kontrollen 146
- Landes-KV 146
- Prüfverfahren 147 f.
- Ultraschallkommission 146

R
Reflexion 2
Region, supraglottische 65
Rezidiverkennung 67
Ringstrukturdarstellung 134
Röntgenuntersuchung 16

S
Schallfeldcharakteristik 6
Schallhärtesprünge 3, 15
Schallkopf 2
Schallkopfposition
- sagittale 100

– transversale 100
Schallschatten 101
– distaler 8
– lateraler 9
Schallverstärkung, distale 9
Schilddrüse 117, 141
– Farbdopplersonographie 125
– Größe 118
– Karzinome 124
– knotige Veränderungen 120–126
– – Karzinome 124
– Metastasen 124
– Normalwerte 118
– Sonographie 117–126
Schilddrüsengewebe, ektope 61
Schilddrüsenknoten 120
– heiße 121
– kalte 121
Schilddrüsenveränderungen, diffuse 119 f.
Schilddrüsenzysten 123
– Punktion 124
Schildknorpel 55
Schleimhauthyperplasie 19
– Nebenhöhle 19
Schlucken 103
Schluckstörungen 106–110
Schluckvorgang 107
Schwangerschaft 24
Sekretansammlung 18
– Kieferhöhle 18
Sektorschallköpfe 72
Sialadenitis
– akute 33
– chronische 36
Sialadenose 37
Siebbeinzellen 17
Siebbeinzellsystem 70
Sklerodermie 130
Sonden, 7,5 bis 10 MHz 127
Sonogramm, optimale Bildqualität 128
Sonographie 127
– dreidimensionale 133 ff.
– – Befunddarstellung 133
– – Befunderhebung 133 f.
– – Methoden 133
– – Prinzip 133
– hochauflösende 127–131
– – Grenzen 130 f.
– – Haut 127–131
– – klinischer Stellenwert 130 f.
– hochfrequente, Hauptindikation 130
– Lymphknoten 127
– physikalische Grundlagen 1 ff.
– Schilddrüse 117–126
– Subkutis 127
– Untersuchung 128 f.
– Verlaufskontrollen 131
Sonopalpation 25
Speicheldrüse
– Lymphknotenvergrößerungen 37
– kleine 28
– malignes Wachstum 41
– monomorphe Adenome 39
– pleomorphe Adenome 39
– Retentionszysten, ausgeprägte 61
– Zysten 37
Spektrumanalyse 89
Sprechen 99
Stenon-Gang 30, 43
Stenoseabschätzung 89
Stenosegrad 89
Stimmbänder 104
Stimmbandlähmungen 104

Stimmbandparesen 105
Stirnhöhle 16, 70
Störungen
– artikulatorische 102
– zentralmotorische 102
Strahlenfibrosen, kutane 130
Streustrahlung 3
Strukturqualität 149
Struma 119, 120
Struma diffusa 119
Struma nodosa 119, 123
Subkutis 127

T
Tätigkeit, ständige oder begleitende (§ 5) 140
Terminologie 12 ff., 14
Therapie, funktionelle 105
Thrombosen 94
Thyreoiditis de Quervain 120
Thyreoiditis Hashimoto 120
Tiefenausgleich 6
– laufzeitabhängiger 7
Time Gain Compensation (TGC) 7
Tissue Harmonic Imaging 137
– Anwendung 137
– physikalische Grundlagen 137
Tonsillarabszesse 61
Tonsille 61
Tonsillenloge s. Tonsille
Tonsillitis 61
Totalreflexion 70
Trachea 48, 118
Triplex-Mode 79
Tumorausdehnung 130
Tumordiagnostik 19
Tumordicke, vertikale 130
– histometrische 129
– sonometrische 129
Tumornachsorge 137

U
Ultraschall 1
– Dokumentationsmittel 27
– gepulster (A-Bild) 127
– piezoelektrischer Effekt 2
– Qualitätsmanagement 149 f.
Ultraschallanatomie der Haut 127 f.
Ultraschallbild
– entzündliche Dermatosen 130
– Tumoren 129 f.
Ultraschalldiagnostik
– apparatetechnische Ausstattung 5
– Epiglottis 104
– funktionelle 97–110
– – Dysphagien 109 f.
– – Dysphonien 104 f.
– – Schluckstörungen 106–110
– – Sprech- und Sprachstörungen 99–103
– – Sprechstörungen bei myofunktioneller Dyspraxie 103
– – Stimmstörungen 104–106
– – Untersuchungstechnik 100
– – Zunge 99 f.
– Grundlagen 1–14
– Haut 127
– Larynx 104
– Lymphknoten 127
– Schluckakt 107
– Stellenwert 14
– Subkutis 127
– Untersuchung 5–14
– Untersuchungstechnik 4 f.

Ultraschallgerät 127
– Anforderungen 112
Ultraschallkommission 146
Ultraschallkopf, 20-MHz-, Untersuchungsschema 128
Ultraschallkurse (§ 6) 142 f.
– Kurssystem 142
– – Abschlusskurs 142
– – Aufbaukurs 142
– – Grundkurs 142
Ultraschallphänomene, sekundäre 129
Ultraschallrichtlinien 139–145
– apparative Ausstattung 145
– Fachgespräch (Kolloquium) 143
– fachliche Befähigung 140–145
– Genehmigungsverfahren 139 f.
– Kursleiter 145
– Qualifikation der Ausbilder (§ 7) 144
– Zertifikate 143
– Zeugnisse 143
Ultraschalluntersuchungen, Abrechnung 148
– Gebührennummern 148
Untersuchung
– Dokumentation 12, 146
– Einstellung des Gerätes 5
– Fehlerquellen 5–14
– Grundeinstellung 5
– vermeidbare Fehler 5–14
Untersuchungsposition 16

V
V. facialis 31, 49
V. jugularis 48
V. jugularis interna 39, 49, 118
– Kompression 55
V. retromandibularis 30
Valsalva-Manöver 27, 49
Veränderungen, pathologische 146
Verfahren, digitale sonographische, Weiterentwicklung 133–137
Verformbarkeit 25
Verruca seborrhoica 129
Vorderwandecho 70
Vorlaufstrecke 128

W
Wachstum, malignes 65
Wahrnehmung, orale 103
Wasservorlaufstrecke 118
Weichteiltumoren, unklare 127
Weiterbildung
– Facharzt (§ 4) 140
– Inhalt 140
– ständige oder begleitende Tätigkeit (§ 5) 140
– Ultraschallkurse (§ 6) 142 f.
Wellenfrontvergrößerung 3
Wharton-Gang 32
Wiederholungsechos 9, 10
Winkelkorrektur 86

Z
Zertifikate 143
Zeugnisse 143
Zunge 99
Zungenbewegungen 100
Zungenformen 102
Zungengrund 101
Zungengrundstruma 120
Zungenmuskulatur 101
Zungenvorstoß 103
Zysten 19
– (s. auch Halszysten)

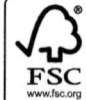

If you have any concerns about our products,
you can contact us on
ProductSafety@springernature.com

In case Publisher is established outside the EU,
the EU authorized representative is:
**Springer Nature Customer Service Center GmbH
Europaplatz 3, 69115 Heidelberg, Germany**

Printed by Libri Plureos GmbH
in Hamburg, Germany